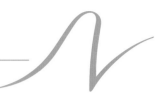

系統看護学講座

別巻

看護研究

坂下　玲子　兵庫県立大学教授

宮芝　智子　神奈川県立保健福祉大学教授

小野　博史　兵庫県立大学講師

医学書院

系統看護学講座　別巻　看護研究

発　　　行	2016年 2 月 1 日　第 1 版第 1 刷
	2022年 2 月 1 日　第 1 版第10刷
	2023年 1 月 6 日　第 2 版第 1 刷Ⓒ
	2024年 2 月 1 日　第 2 版第 2 刷

著者代表　　坂下玲子

発 行 者　　株式会社　医学書院
　　　　　　代表取締役　金原　俊
　　　　　　〒113-8719　東京都文京区本郷 1-28-23
　　　　　　電話　03-3817-5600（社内案内）
　　　　　　　　　03-3817-5657（販売部）

印刷・製本　三美印刷

はしがき

●本書の背景

　学校では，患者さんを尊重する精神と技術を学ぶ。誰しもが臨床でも患者さんを尊重したケアを行いたいと思い卒業する。しかし残念ながら，そうでない現実に壁を感じることもあるだろう。医学界と病院の実態を描いた山崎豊子の小説『白い巨塔』の連載が始まったのは1963年のことであるが，この作品が何度もテレビドラマ化や映画化され，そのたびに高視聴率を記録しつづけるのは，今に通じるところがあるからであろう。病院や保健施設の多くは，医師が長を務め，多職種が協働して成り立っている。医療補助だけではない看護の役割と意義を示し，本当に必要な働きを確保するだけでも，難しい現状がある。医療費を削減したいという経営的圧力も絶えずある。その中で，看護の役割を言語化し，その意義ある仕事の価値をみせていくことは非常に難しい。多くのとても優秀で，患者さんを第一に考える看護師が，その優秀さゆえに現場を去るのを見てきた。

　哲学は紀元前6世紀ごろより学問として認められてきた。医学がサレルノ大学で教えられるようになったのは1231年である。看護が大学で教えられるようになったのは1889年の米国のコロンビア大学においてであり，日本では1952年の高知女子大学においてが最初である。このように学問としての看護学は，まだその歴史は浅く発展途上にある。わかっていることよりも，わからないことが多い。そのような看護学において，学生の皆さんは先駆者（人に先立ち専門分野を開拓する人）なのだ。今，看護学を取り巻く環境は残念ながら十分ではない。だからこそ，皆さんの力が必要なのだ。

　まず，皆さんが，そのささやかな日常の中で，「どうなのかな？」「おかしいぞ？」と問い続けることから始めてほしい。そして，その小さな疑問を少しずつ解き明かしていくことこそが，明日の看護を作っていく。疑問を解決するための方法はある。それがこの本で示した研究法である。

●「研究力」の重要性と本書の構成

　研究法を学ぶことで，問題発見，問題分析，問題探究・調査，倫理的思考などの能力（本書ではこの力を「研究力」とよぶ）を身につけることができる。看護の対象者の問題を解決するため，他職種と協働するため，あるいは組織・経営者・行政機関を動かすために，説得力のある説明を行ったり，問題の改善案を示して計画・実践・評価することができるようになる。

　本書は，この「研究力」の芽を学生の皆さんに身につけてもらえるように構成した。序章で調べることの楽しさと研究とは何かを知り，第1章で看護研究とは何か，どのような目的を持つものか，実践にどう役立てるかを学び，第2章では看護研究だけでなく看護実践においても不可欠な，課題（問題）の特定方法——リサーチクエスチョン（研究疑問）のたて方を学ぶ。

　第3章から第9章は，研究と実践の両面で役立つ「研究力」の具体的中身を学ぶ部分である。第3章ではリサーチクエスチョンを解くために必要な情報収集・吟味（文献レ

ビュー)を，第4章では倫理的配慮を，第5章では研究の実践と論文を読むために必要な看護研究の主要な研究デザインを，第6章ではデータの収集方法を，第7章ではデータの分析方法を，第8章では計画の立て方を，第9章では成果の伝え方を学ぶ。

　第10章から第12章は，身につけた「研究力」を活かす方法を学ぶ部分である。ここで具体的な研究方法を学ぶ。臨床で行いやすく，かつ看護実践の質向上に有益な，ケースレポート，事例研究および事例介入研究(第10章)，実態調査研究と相関研究(第11章)，文献研究と実践報告(第12章)を選んだ。

　そして，最後の終章で看護研究のアイデンティティー(看護研究とそうでないもの)および未来を示すことで締めくくった。

　また，本書は読者に伝えるだけでなく，参加してもらうこと・体験してもらうことを重視し，いくつかの章末に演習を設けている。いずれも，研究法のイメージを持ってもらう程度のレベルのものだが，将来の「研究力」の芽を育む教材として活用いただければ幸いである。

● 「自由な看護師」になるために必要なリベラルアーツ

　この本で学んだ皆さんは，たった一つのことを明らかにするにも非常に多くの要因を考え，非常に多くの労力を払わなくてはならないことを実感すると思う。研究の授業を通して皆さんに身につけて欲しいのはリベラルアーツである。教養と訳されることも多いが，真義は「自由になるための技術」である。研究という手法に従えば，疑問の解決に一歩ずつ近づくことができ，誰にも惑わされない自由な人，因襲や権威や社会的な圧力から自由である(屈しない)人となるための技を手にできる。たとえ全世界が皆さんに反対しても，情報を集め，吟味し，調査し，確かなエビデンス(根拠)を示し，患者さんのためによいケアを展開しよう。そのために，知の技を磨こう。

● 改訂の趣旨

　本書の初版は，お陰様で多くの方々からのご支持をいただいた。今回の第2版改訂では，本書の基本的な構成はそのままに，これまでいただいた意見を参考にしながら，さらに使いやすいテキストとなることを目ざした。具体的には，質的データ分析の説明の拡充，研究計画書例の追加などを行った。そのほか，章末に演習を設け，講義などで使いやすいような工夫を加えた。

　最後に，実際に教授される先生方には，看護実践の質を高め，看護の力を世に示す学生を育てる"同志"として，引き続き忌憚ないご意見，ご叱正をいただきたい。共通の目的のために，本書を育ててくだされば幸いである。

　2022年11月

著者を代表して

坂下玲子

目次

第1部 「研究力」をはぐくむ ——初心者のための看護研究の基礎

序章 看護研究を学ぶ前に ——調べること・研究の楽しさを知ろう

坂下玲子

第1章 看護研究とは

坂下玲子

第2章　看護研究の始め方 ──リサーチクエスチョンをたてる

坂下玲子・小野博史

第3章　情報の探索と吟味──文献レビューとその方法

坂下玲子・小野博史

第4章 研究における倫理的配慮

宮芝智子

第5章 研究デザイン──研究の設計と方法の選択

坂下玲子・宮芝智子・小野博史

第2部 「研究力」をつける
　　　——初心者のための看護研究の実践

第6章 データの収集

坂下玲子・小野博史

第7章 データの分析

坂下玲子・宮芝智子

第8章 研究計画書の作成

坂下玲子・小野博史

第9章 研究を伝える——学会発表・論文作成など

坂下玲子・小野博史

第 3 部　「研究力」をいかす
──問題解決のための研究的アプローチ

第10章　ケースレポート・事例研究の進め方

坂下玲子・小野博史

第11章 調査研究の進め方

坂下玲子・小野博史

第12章 文献研究・実践報告の進め方

坂下玲子・小野博史

看護研究の未来──時代を切りひらくあなたへ

坂下玲子

第 1 部

「研究力」をはぐくむ
——初心者のための
看護研究の基礎

序 章

看護研究を学ぶ前に
――調べること・研究の
楽しさを知ろう

本章の目標　　□ 疑問をもつことの大切さ，好奇心の重要さを理解する。
　　　　　　　　□ 探索によって新しいことがつぎつぎとわかる楽しさを実感する。
　　　　　　　　□ 私たちがふだん使っている「調べる方法」を理解する。
　　　　　　　　□「調べること」と研究の違い，研究の目的を理解する。

A 「調べること」の楽しさ

1 疑問から始めよう

● **疑問は世界を広げる**　小さい子どもが母親に「なぜ？」「なぜ？」と質問している場面を見たことがあるだろうか。誰にでも，そんな時期があったはずだ。この世に生まれたときから，私たちは「なんだろう？」「なぜだろう？」を繰り返し，自分の世界を広げている。最初の疑問の対象は自分のからだであり，その関心は少しずつ外へと向かう。

● **好奇心が研究の原動力**　未知のことに興味をもち探究しようとする心を好奇心という。好奇心は，異変や危険を察知し生き残るために，私たちが根源的にもっているものといわれている[1]。そして好奇心は研究の原動力である。相対性理論を確立しノーベル物理学賞を受賞したアインシュタイン A. Einstein も好奇心を大切にした研究者であり，「疑問をもちつづけることが大切だ。…（中略）…知識より好奇心が重要だ」[2] という言葉を残している。

　しかし，生まれたときは見るもの聞くものすべてが新鮮で驚きに満ちていても，成長して多くのことを経験するにつれて，新しいものや不可解なものは少なくなり，多くの人が好奇心を失いがちである。そこで，もう一度，思いおこしてみてほしい。あなたは小さいころ，なにに夢中になっただろうか。花の美しさに見とれたことはなかっただろうか。虫の多様性に衝撃をおぼえたことはなかっただろうか。「なんだろう？」「なぜだろう？」。そう問うことが研究のはじまりである。

2 探索の楽しさを感じよう

● **1つの疑問から広がる世界**　●図1の写真は，ランの花に似た姿をもつ昆虫である。「なんだろう？」と図鑑を調べると，ハナカマキリであることがわかる。ハナカマキリはランの花になりすまし，花の蜜を求め獲物が近づいてくるのを待つ。このように生物が攻撃や自衛などのために，からだの色

---

1 ）Berlyne, E.D.：A theory of human curiosity. *British Journal of Psychology*, 45：180-191, 1954.
2 ）Chang, L.：*Wisdom for the Soul.* p.583, Gnosophia Publishing, 2006.

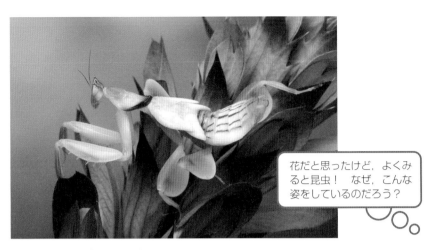

花だと思ったけど，よくみ
ると昆虫！　なぜ，こんな
姿をしているのだろう？

◯図1　この昆虫はなんだろう？
（写真提供：PPS 通信社）

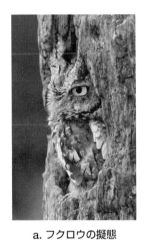

a. フクロウの擬態

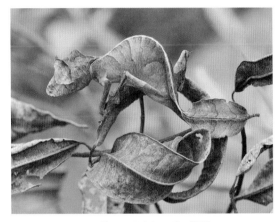

b. エダハヘラオヤモリの擬態

◯図2　さまざまな擬態
（写真提供：PPS 通信社）

や形などを周囲の物や植物・動物に似せることを擬態（ぎたい）という。

　擬態についてさらに調べていくと，多種多様な動植物が擬態をもつことが
わかる。たとえば，◯図2-a は木の幹にとけ込むフクロウ，◯図2-b は枯れ
葉にそっくりなヤモリである。もっと調べてみれば，擬態にはいくつかのパ
ターンがあることを知るだろう。獲物を攻撃するための擬態，自分の身をま
もるために周囲にとけ込む擬態，毒をもっている生物に自分を似せて食べら
れることを回避する擬態などである。このように知らないことについて調べ
を進めていくことを探索という。探索により，つぎつぎと新しいことを知る
ことができる。

　探索のなかで，「なぜ，こんな形になれたのか」という疑問ももつだろう。
自然界は不思議に満ちている。最初は突然変異で偶然そのような形のものが
生まれ，擬態により生き残る確率が高くなり，その形質が受け継がれて進化

したのだろうか。しかし，いろいろ文献を調べてみると話はそう簡単ではなく，ダーウィン C. Darwin が提唱した進化論の自然淘汰という1つの説では説明しきれないようである[1,2]。

● **知識から推論し現象を読みとく**　このように，1つのことを探索すると，つぎつぎに新しいことを知ることができる。このプロセスを「楽しそう」と思っていただけただろうか。知りえた知識を組みたて，推論し，現象を読みとくのはおもしろい。新しいことがわかると，昨日までの見慣れた景色が違うように見えてくる。謎がとけたときの楽しさを味わってみよう。課題や研究だけに限らず，日常的に「なんだろう？」「なぜだろう？」と探索を始めよう。

B　調べる方法

私たちはふだん，とくに意識せず，さまざまな方法を使って「知らない」「わからない」「不確かな」ことを調べている（◐図3）。研究の話を始める前に，私たちがふだん使っている「調べる方法」について整理しておく。

1　観察する

私たちはふだんから，なにかを知るために視覚・聴覚・触覚・味覚・嗅覚などすべての感覚を使って観察している。生活行動においても同様で，たとえばアルバイト先をさがす場合，具体的な候補があれば行って観察したりするだろう。自分の目で見て，聞いて，感じることは最も基本的な「調べ方」であり，研究においても観察は重要なデータ収集方法である。ただし観察は，特別な道具がなくてもできるという利点がある一方で，自分で体験できることには限界があるという欠点がある。

2　実際に試す

なにかの疑問をもったとき，なにかを調べたいとき，実際に試してみることも多いだろう。たとえば，子どものころにはじめて磁石の存在を知ったとき，「どんなものがくっつくか」といろいろ試した経験はないだろうか。**実験**は，この延長線上にある。実験は，仮説が正しいか検証したり，疑問の答えを見つけたりするために，対象に「ある介入」を試す行為である。実際に試せば，疑問の答えや事物の性質・状況をより具体的に知ることができる。しかし一方で，1つずつ自分で試すのは効率的ではなく，試せることも限られている。

1）上田恵介：擬態——だましあいの進化論〈1〉昆虫の擬態．築地書館，1999．
2）大崎直太：擬態の進化——ダーウィンも誤解した150年の謎を解く．海游舎，2009．

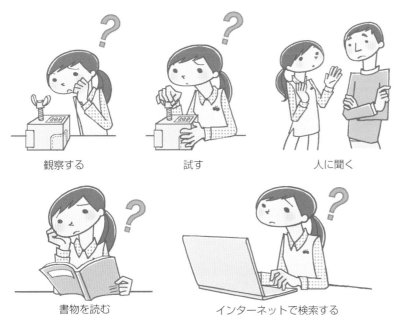

観察する　　　　　　　試す　　　　　　　　人に聞く

書物を読む　　　　インターネットで検索する

○図3　私たちはふだんいろいろな方法を使って調べている

3　人に聞く

　経験者に話を聞くことは，私たちが日常的によく行う方法である。知っていそうな人にたずねて話を聞き，情報を集め，ときには解答を求める。たとえば近隣のアルバイト先を知りたいときは，学校の先輩や友人などに聞けば，的確な答えが得られることもあるだろう。研究においても，さまざまな段階で教員や先輩に聞くということは重要である。しかしこの方法の欠点は，その人の話は限られたその人個人の経験からくる場合も多く，いつも的確とは限らないことである。人から聞いた情報は「確からしさ」を吟味する必要がある。

4　書物や記録物を読む

　「調べる」といえば，まず本や雑誌などの書物を読むことを思い浮かべる人が多いかもしれない。書物は書店などでさがすこともできるが，図書館を利用するのが効率的だろう。本や雑誌，記録物は通常，そのことに精通した人が書くことが多く，ある程度，信頼性が高いのがメリットである。調べたいテーマに合致する書物があれば，多くの広範囲にわたる多くの情報を比較的短時間に得ることができる。ただし書物に書かれているからといって，その情報をうのみにすることは危険である。いくつかの書物にあたって，その知識が一般的なものかを確かめる必要がある。

5　インターネットで検索する

　インターネットによる検索は，現在では最も一般的な「調べ方」かもしれ

ない。パソコンあるいはスマートフォンがあれば，世界中の膨大な情報にアクセスできる。辞書や事典で調べるかわりにインターネットで検索する人も多いだろう。アルバイトをさがすなどの場合も，求人サイトにアクセスして条件を入力すれば，合致する候補をリストアップしてくれる。このようにインターネットを利用すれば，効率的に求める情報に到達できる。しかし一方で，うそや不確かな情報も容易にのせることができるので，情報を吟味する力が要求される。

　いまや研究においてもインターネットの利用は欠かせなくなっている。多くの専門的な学術雑誌もオンラインで提供されている。各種の**文献検索データベース**を使えば，自分の研究に役だちそうな論文を検索によって見つけだすことができる（◐56ページ，第3章D節「文献検索の方法」）。

C　研究とはなにか

1　「調べること」と「研究」の違い

　皆さんはすでに小中学校の「調べ学習」や高校の「課題研究」などで，ある課題についてさまざまな方法で資料を集め，ときには実験や調査なども行いながら結果をまとめた経験があるだろう。

　「調べること」は，「自分には情報がないが，すでにわかっているかもしれない」という状況のときに行われる。一方，研究は，「調べてみたが，いままで誰もそのことを知らなかった」ときに行われる。つまり研究は，新しいことを明らかにするために行われるものである。

　たとえば，「むし歯」をテーマに選んだとしよう。「なぜ，むし歯になるのか」についてはすでに解明されている。だからいま，むし歯の原因を明らかにする研究に取り組む人はいない。研究を行う場合には，まず「調べること」によって，すでに「わかっていること」と「わかっていないこと」の境界を明らかにしなければならない（◐図4）。

2　研究とは

　研究 research とは，いままで明らかになっていなかった疑問や問題を解決するために，系統的で理論的な一定の方法を用い探究することである。

　「新しいことはそう簡単に見つからない」と思う人がいるかもしれない。確かに，まったく新しいことを発見するのはたいへんだろう。しかし，「新しいこと」にはさまざまなレベルがある。たとえば，ある現象について，特徴が異なる人や違う場面でもその現象がおこることが確認できた，すでに知られていることを組み合わせて新しいやり方を見つけた，知られている事実に新しい解釈をした，新しい応用法を見つけたということも「新しいこと」

に含まれる。そう考えれば，いたるところに研究の種があるだろう。

3　研究の目的

1　「それはなにか」を明らかにする──現象の抽出と命名

研究の目的の1つに，いままで気づかれていなかった**現象を抽出**し，それ

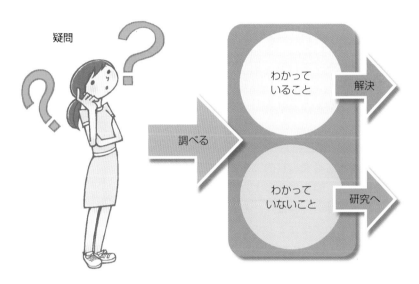

◉図4　「調べること」と「研究」の関係

---

plus	リベラルアーツ──自由人となる技

　高等教育(高校卒業後の教育)で，まず身につけてほしいのはリベラルアーツ liberal arts である。リベラルアーツは「一般教養」と訳されることも多いが，元来の意味は「人を自由にする技」である。人間を迷信，因襲，社会的圧力やしがらみからときはなち，自律的に生きていくことを可能にする技のことである。

　リベラルアーツはギリシャ・ローマ時代に端を発する自由7科がもとである。自由7科には，文法，修辞学(弁論法)，論理学，数学，幾何学，天文学，音楽が含まれていた(さらにのちに哲学と神学が加わった)。この自由7科の考えは欧米諸国に受け継がれ，自律して思考ができる自由な人間が身につけるべき基礎的・根源的知識として考えられるようになった。現在，リベラルアーツには人文・社会・自然科学など多様な分野が含まれ，多角的な視点を養い，論理的な思考力，分析力，実行力の育成を目ざすものとして提供されている。また，リベラルアーツは，すべての専門的学問の基礎をなす。

　研究法の学習を通じて身につけてほしいのも，リベラルアーツである。研究法を学ぶことで，問題発見，問題分析，問題探究・調査，論理的思考などの能力を身につけ，説得力ある説明を行ったり改善案を計画・実践・評価できるようになってほしい。これら研究法を学ぶことで身につく能力を，本書では「研究力」とよぶことにする。「研究力」は，あなたを自律した自由な看護職に導くだろう。

に**名前をつけ，記述する**ことがあげられる。たとえば昔，人々は，地球が太陽の周囲をまわっているとは知らなかった。しかし，その現象は解明され，太陽とその周囲をまわる地球を含む天体は太陽系と名づけられたのである。

2　「なぜおこるのか」を説明する──因果関係の解明

　その現象が「**なぜおこるのか**」を説明することも研究の目的である。さまざまな現象について，それがどのような条件でおこるのか，どのようなことと関連するのかを探究し，最終的には「**なにが原因でおこるのか**」という因果関係の解明へと進む。

　因果関係 causal relationship とは，「原因と結果の連なり」であり，実際に行われている多くの研究は，因果関係の追究を目的としている。なぜなら，因果関係を明らかにできれば，わるい結果をおこす原因を取り除き，よい結果をもたらす原因を加えることで，未来をかえられるからである。

3　「規則性」を見いだす──現象の予測とコントロール

　現象に共通する**規則性**を見いだすことも研究の目的である。原因と結果のように明確な関係性を確定できなくとも，現象に共通する規則性が見いだせれば，現象を予測できる。たとえば，天体の動きは，その原因を明確に論じることはむずかしいが，これまでの研究の成果によってその動きを予測できる。予測できれば，よい影響を大きく，わるい影響を小さくするようコントロールできる。

4　本章のまとめ

　ここまで，「調べること」の楽しさや，「調べること」と「研究」の違い，研究の目的などについて学んできた。研究というとむずかしいことのように思われがちだが，「調べること」の延長線上に研究がある。

　「調べること」の楽しさは，これまで自分が知らなかったことを知り，自分の世界が広がることだろう。研究の楽しさは，誰も知らなかったことを解明し，みんなが困っている問題を解決する糸口を見つけ，世界を昨日よりほんの少しでもすてきなものにかえていけることである。研究は，「調べること」とは比較にならないほど時間と労力がかかり，従わなければならない細かい手続きや決まりごとがたくさんあるが，そのぶん，成果が出たときの喜びは大きい。

　皆さんのなかで研究者を志す人は多くないかもしれない。しかし「研究力」を身につけることは，より質の高い看護実践を行うためにも必要である。第1章で「看護研究とはなにか」，なぜ「研究力」を身につける必要があるのかを学び，第2章からは看護研究の具体的な方法を学びながら，「研究力」を養っていこう。

参考文献

1. Berlyne, E.D.：A theory of human curiosity. *British Journal of Psychology*, 45：180-191, 1954.
2. Chang, L.：*Wisdom for the Soul*. Gnosophia Publishing, 2006.
3. 上田恵介：擬態──だましあいの進化論〈1〉昆虫の擬態. 築地書館, 1999.
4. 大崎直太：擬態の進化──ダーウィンも誤解した150年の謎を解く. 海游舎, 2009.

演習 1

自分の興味があることを調べてみよう

課題1 ▶ 自分の興味があることはなにかを考えてみよう。

課題の説明 ▽

　「ちょっと調べる」のではなく「答えが出るまで調べる」ためには，「どうしても知りたい」という熱意が必要である。ここでは，看護のテーマにこだわらず，「いま一番興味があること，一番知りたいこと」はなにか考えてみよう。

> **さがし方のヒント**
> - それを考えるとわくわくすることはなにか。
> - いま困っていること，解決したいことはなにか。
> - いま気になっていることはなにか。
>   　例：体重が増えてきた→肥満　など

課題2 ▶ どのように調べればよいか計画をたててみよう。

課題の説明 ▽

　課題1であげたテーマについて，どのような方法と手順で調べたら正確で詳細な情報が得られるのかを考え，計画をたててみよう。1つの方法だけではなく，複数の方法を使った計画をたてよう。

課題3 ▶ 計画に従って，実際に調べてみよう。

課題4 ▶ 得られた情報を吟味して，今回調べてわかったことをまとめてみよう。

課題の説明 ▽

　その情報についてどれほど信頼がおけるのか，なぜ信頼できると思ったか考えてみよう。そして，信頼できると判断した情報を選び，次の「構成例」にそった形式でまとめてみよう。
　ここでいう「まとめる」とは，ほかの人が読んでわかるものにするということである。

● 構成例

① タイトル：「○○について調べてわかったこと」など

② 調べた方法：できるだけ具体的に書いてみよう。
　　例：「まずインターネットで『○○』を検索し，そのテーマの概要と関連するキーワードを把握し…」「地域のネイチャーセンターの解説員の方に話を聞き…」など

③ 調べてわかったこと：信頼できると判断した情報を箇条書きでまとめてみよう。その際，文末に情報の出どころを示そう。方法は**出典の示し方**を参照。

④ 引用文献：③の文末に示した出典の詳しい情報をリストアップしよう。形式は**出典の示し方**を参照。

出典の示し方

　ほかの人はあなたが集めてきた情報の「確かさ」「有意義さ」をどのように判断していけばよいだろうか。判断する根拠になるのは「誰が述べているか」である。そのため，情報の出どころ(出典)の明示が必要である。あなたの「まとめ」を読んだ人は，さらに詳しく調べたいと思うかもしれない。出典はその際の道しるべにもなる。

1) 本や雑誌からの引用：引用箇所の末尾に「(著者名，発表年)」を示し，最後に「引用文献」という項目を設けて，そこに引用した文献の詳しい情報を列記する。
　　例：肥満患者の場合，食行動が乱れていることも多く，食事を規則正しく，よくかんでゆっくり食べることなど，食行動の改善が必要であることが多い(斎藤，2014)。
　　〈引用文献の記載方法〉
　　(書籍) 斎藤佳子(2022)：肥満症患者の看護ケア，p.28，看護書院.
　　(雑誌) 斎藤佳子(2022)：肥満症患者の教育，肥満研究，20(3)，pp.268-273.

2) インターネットからの引用：引用箇所の末尾に「(著者名，最終更新年)」を示し，「引用文献」にWebページのURLなどの詳しい情報を記す。
　　例：体の組成バランスは20代でできあがり，それ以降はあまり変化しない。つまり，20代以降に増えた体重の中身は脂肪といえる(日本生活習慣病予防協会，2022)。
　　〈引用文献の記載〉
　　日本生活習慣病予防協会 http://www.seikatsusyukanbyo.com/main/yobou/lecture/9.php(閲覧2022年12月1日)

3) 人から聞いた話：誰から聞いたかを引用箇所の末尾に記す。
　　例：肥満とは，ふつうの人よりも体重が重い状態で体脂肪が過剰に蓄積している状態をいう(○○さん談)。

＊引用文献の示し方にはさまざまな方式があり，ここで示したかたちは一例である(● 252ページ)。

課題 5 そのテーマで「現在，わかっていること」「まだ，わかっていないこと(世に知られていないこと)」を明らかにしてみよう。

課題の説明▽

　たとえば「肥満」について調べたなら，その定義やメカニズム，身体への影響，予防方法，改善方法など，ほとんどのことが明らかになっていることがわかるだろう。しかし，世のなかから肥満はなくなっていない。ならば，わかっていないことはまだまだあるはずである。たとえば，「どうしたら適切な食事療法や運動療法を継続できるのか」などはわかっていない。

課題 6 「まだ，わかっていないこと(世に知られていないこと)」のなかから，「これがわかればいいのに」と思うことをあげてみよう。

課題の説明▽

　自由な発想でどんどんあげてみよう。たとえば「無理なく，がまんせずに標準体重を維持できる方法はないか」などでよい。それが，研究のテーマにつながっていく。

第 1 章

看護研究とは

本章の目標	□ 看護研究とはなにか，その役割と特徴を理解する。
	□ なぜ看護研究を学ぶ必要があるのかを理解する。
	□ 最良のケアを実践するための方法，および科学的根拠（エビデンス）に基づいた実践という考え方の基本を理解する。
	□ 看護研究がどのように発展してきたかを理解する。
	□ 現代の健康問題に対応するために看護研究の推進がなぜ不可欠かを理解する。

A 看護研究とはなにか

1 看護研究の定義

　看護研究 nursing research とは，端的に定義すれば，看護の実践・教育・管理など，直接・間接的に看護ケアに影響を与える事象について行う研究のことである。ただし，「看護ケアに影響を与える事象とはなにか」については，さまざまな考え方がある。詳細は，終章A節「看護研究とそうでないもの」で説明する（●358ページ）。

2 看護研究の役割

　看護研究の役割についてもさまざまなとらえ方があるが，ここでは大きく次の2つに分けて考える。日々の現象のなかから看護のはたらきかけを抽出・定義・説明すること，その効果を検証することの2つである（●図1-1）。
　たとえばエキスパートナース（達人ナース）は，患者に症状と対応をたずねる際，情報収集にとどまらず患者が自身のセルフケア能力に気づくようにかかわろうとする。このようなエキスパートナースのはたらきかけを抽出し，

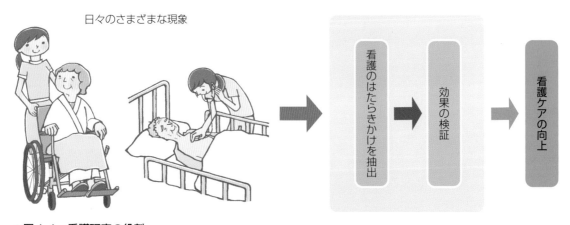

●図1-1　看護研究の役割

それぞれを定義づけることができれば，その卓越した看護実践がより解明されるだろう。また，意図的にそのようなはたらきかけをすることで，本当にセルフケア能力が高まるのかを検証することも大切である。このような研究が進んでこそ，実践のなかにそれを定着させていくことができる。

看護学は物理学などの自然科学❶とは異なり，**実践科学**❷である。看護学の究極の目的は，実際の看護におけるさまざまな問題を解決し，看護ケアの質を向上することにある。

NOTE
❶自然科学
　自然現象を対象とし普遍的な法則を探究する学問。物理学，化学，生物学などがある。
❷実践科学
　実際の問題や葛藤を解決し，人間にとって望ましい方向へと事態を変化させるための学問。

3 看護研究の特徴——多様な研究方法

　第5章で学ぶことになるが，看護研究には実にさまざまな研究方法がある。「なぜ，こんなにたくさんあるのだろう？」「なぜ，こんなに学ばなくてはならないのか」と疑問に思う人もいるだろう。

　看護の中心的な対象である人間は，身体的・心理的・社会的な側面をもち，それらの多様で複雑な側面が相互に影響し合っている存在である。その人と，その人を取り巻く複雑な現象を理解しない限り，その人の力を十分に引き出し治癒に向かうように支援することなどできない。

　医学は自然科学を前提とした学問である。そのため，医学における疑問の多くは自然科学の研究方法で解明できる。しかし，看護学は人間を分解不可能な統合体としてとらえ，その人間を取り巻く健康に関する現象を扱う学問である。看護学における疑問は，自然科学の研究方法だけでは解明しきれない。そこで，看護学は人間科学❸の研究方法をつぎつぎと貪欲に導入してきたのである。その結果，看護研究の方法には，大きく分けて自然科学を基盤としている**量的研究** quantitative research と，人間科学を基盤としている**質的研究** qualitative research の2つが存在することになった。また，それらを統合した**ミックスドメソッド** mixed method research（**混合研究法**）という方法も盛んに用いられている（◯図1-2）。

NOTE
❸人間科学
　人間にかかわる諸事象を総合的に研究しようとする学問。社会学，心理学，哲学などがある。

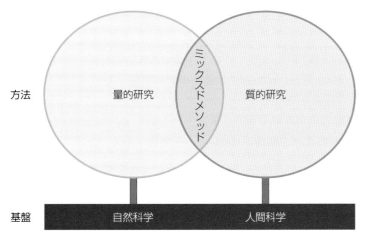

◯**図1-2　看護研究の方法とその基盤**

B　なぜ看護研究を学ぶのか

　卒後,「よい看護職者になりたい」と思っている人は多いだろうが, 研究者を志している人はおそらく少ないだろう。すると,「なぜ看護研究を学ぶのか」という疑問をもつかもしれない。研究方法を学ぶことで, 問題発見, 問題分析, 問題探究・調査, 論理的思考などの能力や, 説得力のある説明をしたり改善案を示したりする力を身につけることができる。これらの力は研究者だけに必要なのではない。患者のそばにいて, その命を預かることになる皆さんにこそ, 獲得してほしい力である。

　これら,「研究方法を学ぶことで身につくさまざまな力」(本書では, これを**研究力**とよぶ)が看護実践にどのようにいかされるのかを, 本節で説明していく。

1　看護実践の質向上に必要な「研究力」

1　看護実践の質向上は疑問の解決から始まる

　臨床の場で「どうなっているのだろう?」と疑問に思うことは多い。

　「このケアは本当に正しいのだろうか」

　「もっと効果のあるケアはないのだろうか」

　「もっと時間や人手があればよいケアができるのに……。これはしかたがないことなのだろうか」

　これらの疑問の多くは,「研究力」を使うことで解決できる。疑問を1つひとつ解決していけば, 自身や職場の看護実践の質が向上していく。

2　「研究力」でPDCAサイクルをまわす

　皆さんが目ざす看護職は, 医療専門職である。専門職であるならば, 自分たちの実践をたえず「よりよいもの」へと改善していかなければならない。

◆ PDCAサイクルとは

　事業活動の品質管理の手法の1つに, 1940年代のアメリカで生まれた**PDCAサイクル**がある。Plan(計画)→Do(実践)→Check(評価)→Act(改善)というサイクルを繰り返しながら, 活動を改善していく手法である。PDCAサイクルは現在, さまざまな分野に応用されており, 看護実践もこのサイクルを使って継続的に業務を改善することが期待されている。看護実践をPDCAサイクルにあてはめると, 次のようになる。

> **Plan(計画)**:看護計画をたて
> **Do(実践)**:計画にそって実践し
> **Check(評価)**:計画どおり実施できたか, 期待された成果が得られたかを

　　　　　　　　評価し
Act（改善）：うまくいかなかった点を改善する。

◆「研究力」でPDCAサイクルをまわす方法

　看護実践においてPDCAサイクルを効率よくまわしていくためには，次のような「研究力」が必要である。
（1）課題（問題）を特定する。
（2）情報を収集して吟味する（文献レビュー）。
（3）状況を判断して新しいケアを計画・実践する。
（4）実施成果を評価する。
（5）（1）～（4）の結果をまとめ，ケアを改善し普及する。

　これらによって◉図1-3のようなPDCAサイクルが生み出される。第2章以降それぞれの力のつけ方を説明していくが，ここで1つの例をもとに概説しよう。

　たとえば，長期臥床中の入院患者の殿部の皮膚が一部が赤くなっていることを見つけたとする。あなたはどうするだろうか。まったく知識がなければ途方に暮れるしかないだろうが，手をこまねいているわけにはいかない。わからないことをわかるようにするための方法はある。

▍課題（問題）を特定する

　まずは，「なにを明らかにすれば問題が解決するのか」という**課題（問題）の特定**が必要である。つまり，疑問を「解答可能な疑問」へとかえていく作業である。わからないことに出会ったとき，まず「それはなにか」を明らかにし，そして，それが「どんな状態なのか」を観察する。つづいて「なぜ，

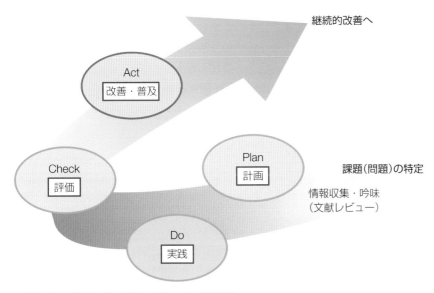

◉図1-3　PDCAサイクルをまわす「研究力」

こんな状態になったのか」を考え，「どのようにすれば解決するのか」をさがす。例でいえば，この「殿部の皮膚の一部が赤い状態はなにか」を明らかにすることから始めることになる。

▌ 情報を収集して吟味する

　次に，疑問をとくための**情報収集・吟味**を行う。おそらく皆さんは，まずは身近なところから始めて，自分より知識や経験がありそうな先生や先輩に聞いたり，カルテ（診療記録）や看護記録を見たりするだろう。その結果，たとえば「褥瘡の初期症状」であることを知ったとする。褥瘡は，寝たままの状態が長期間続くことなどにより，体重で圧迫されつづけた部位の血流が阻害され，皮膚や組織が壊死する状態である。褥瘡が進まないためにはどのようなケアをすればよいか，先生や先輩が教えてくれるだろう。たいていはそれで解決するだろうが，注意したいのは「人からの情報がいつも正しいとは限らない」ということである。

● **疑うことの重要性**　実は，褥瘡ケアは以前，現在とはまったく違う方法で行われていた。現在は，患部を保湿し，乾燥による皮膚のバリア機能の低下を防ぐのが原則である。しかし，2000年ごろまでは，患部を乾燥させる方法が一般に行われていたのである[1]。新しい原則は，すぐに古いものとおきかわるわけではない。過渡期であれば，身近な人にたずねても適切でない方法を教えられる可能性がある。

　「本当にそうであろうか」「なぜそれがよいのか」と疑うことが科学のはじまりである。疑問の答えを見つけるためには，誰かに聞くだけではなく，知識を求めて**文献❶**にあたる必要がある。

● **知識の求め方**　文献は，文献検索データベース（◯57ページ，第3章）を使えば，簡単にさがし出すことができる。**文献検索データベース**とは，論文や書籍の情報を集めて整理し必要な情報を検索できるようにしたものである。

　たとえば，ある文献検索データベースで「褥瘡」という言葉が使われている論文や解説をさがすと，2万以上もの文献が選ばれてくる。とても全部読んではいられないし，書かれている内容もさまざまで，すべてが自分の求めていたものではないであろう。また，褥瘡ケアのような臨床的な情報なら，なるべく新しい文献がよい。これらの文献のなかから自分の疑問の答えが書いてありそうなものを選び，読んでいく必要がある。これには第3章D節で学ぶ**文献検索**というテクニックが必要である（◯56ページ）。

　また，**学会**（◯51ページ）がwebサイトなどを通じて有用な情報を公表していることも多い。褥瘡ケアに関しては，日本褥瘡学会により褥瘡の評価ツール（DESIGN®）が開発され，「褥瘡予防・管理ガイドライン」や「褥瘡局所治療ガイドライン」が作成されるなど研究が進み，それらが学会のwebサイト（http://www.jspu.org/）で公表されている。このおかげで，私たちは短時間で非常に多くの情報を得ることができる。

　このようにして集めた多くの情報は，①吟味し，②自分に必要かつ有用な

▭ NOTE

❶**文献**
　広い意味では文字を主体とする記録物全般をさし，研究・調査・経験・思索などを記録したもの。本書では，看護実践や研究の資料として使うことができる専門性や信頼性の高い書籍や雑誌，記録物をさす。

1）EBnursing編集委員会：看護のエビデンス"いま""むかし"．EBnursing＝イービーナーシング 10（増刊2）．中山書店，2010．

情報を選び，③それらを統合して自分の使える知識にする必要がある。これらは第 3 章で学ぶ**文献レビュー**という技法である（●54 ページ）。

状況を判断して新しいケアを計画・実践する

では，そのような知識が得られれば，すぐ新しいケアを実施できるのかというとそうではない。患者の特性，原疾患，現在行われている治療，入手可能な薬剤，人的資源などの現実世界と折り合いをつけ，「その病棟のその患者」に適するかたちになるよう状況を判断し，**新しいケアを計画・実践**する必要がある。

褥瘡の例でいえば，「褥瘡から患者を守るのは看護の力」[1]といわれるほど，褥瘡ケアは看護の力が発揮される分野である。しかし実際，褥瘡の対応には，看護職だけではなく医師・栄養士・理学療法士など，あらゆる職種によるチームアプローチが必要であるから，人的資源や連携をふまえた計画にしなければならない。

実施成果の評価

実施したケアは効果があったのだろうか。一般的に効果があるとされている方法でも，その患者には効果がないこともありえる。そこで，ほかの人にも納得してもらえるような客観的なデータを示し，**実施成果の評価**をする必要がある。データの収集と分析の方法については第 6 章（●154 ページ）と第 7 章（●190 ページ）で紹介している。

ケアの改善・普及

評価した結果，期待した成果が得られていた場合でも，「もっとよい方法はないのだろうか」と工夫し，**ケアを改善**していくことができたらすばらしいことである。試行錯誤の結果，新しい「よい方法」が開発できたら，これを広く**普及**できれば，看護の質は向上する。普及のためには，表現し，伝える力が必要となる。これについては第 9 章で学んでいく（●266 ページ）。

2 最良のケアの追求と EBP

1 最良のケアを実践するためには

どのような仕事も，それぞれに大切であるが，看護という仕事は，人の命や生活に直結するものである。あなたが，もし新しいケアを知っていたら，そのケアを実行できたら，それを評価しさらによいものへと改善できたら，それを多くの仲間と共有して広げていけたら，きっとそのぶん多くの患者が救われ，多くの笑顔と感謝があなたに向けられるだろう。

最良のケアを実践するためには，つねに「なにが最良のケアか」を求めていく必要がある。それが，**科学的根拠（エビデンス）に基づく実践** evidence based practice（**EBP**）という考え方である。EBP は，「研究力」を使った看護

---

1) 美濃良夫：寝たきり患者の褥瘡ケア——ますます重視される褥瘡に対する看護の役割．整形外科看護 11(12)：1242-1250，2006.

実践を行ううえで，ぜひ身につけてほしい考え方である。慣習で行っているケアは本当に効果があるのか，もっと効果がある方法はないのかなどの疑問をもち，さがしても答えが見つからないなら研究によって明らかにしていこう。

2 科学的根拠に基づく実践（EBP）という考え方

　1990年代に**科学的根拠（エビデンス）に基づく医学** evidence based medicine（**EBM**）という考え方が生まれ，医療は大きく変化した。過去の経験や権威者の判断，病態生理学などの基礎医学を判断基準とした実践から，臨床研究によって生み出される最新のエビデンスに基づく実践へとかわったのである。

● **EBM**　EBMとは，「現在の最良の根拠を，良心的に，明瞭に，そして妥当的な使い方をして，個々の患者の医療を判断すること」[1]と定義される。つまり，入手可能な範囲で**最良の科学的根拠**を把握したうえで，個々の患者に特有の臨床状況と価値観を考慮し，これを臨床上の**実践の根拠**として医療を行おうとする考え方である。EBMにおいて指針となるのは，権威者（院長や先輩）の意見や慣習ではなく，科学的な研究結果である。

　カナダの医師ガイアット D. Guyatt は，鉄欠乏性貧血が疑われる患者に対して，文献レビューを行った結果をもとに患者の治療方法を決定する方法を紹介した（1991年）。これがEBMという言葉が使われた最初である。その後，この考え方は医師だけでなく，ほかの医療職にも広まっていった。

● **EBN**　看護においては，EBMから派生した，**科学的根拠に基づく看護** evidence based nursing（**EBN**）という考え方が提唱されるようになった。つまり，看護を経験や直感に基づいて行うのではなく，科学的根拠に基づいて行おうということである。

3 EBPと看護研究

　近年は，EBMやEBNのように医学や看護学などの専門領域で分けて考えるのではなく，**科学的根拠に基づく実践（EBP）** ととらえる考え方が一般的になってきている[2]。

　EBPを行うためのプロセスとして，次の5つの段階が示されている[3]。

　1）実践を見直し，疑問をもつ。
　2）疑問を解答可能なかたちにする。
　3）エビデンスをさがす。
　4）エビデンスを批判的に吟味する。
　5）実践する。

　見覚えのあるプロセスだろう。これらは，B-①「看護実践の質向上に必要な『研究力』」（◯19ページ）で述べた5つの力，「（1）課題（問題）を特定する」

1）Sackett, D. L. et al.：*Clinical Epidemiology: In A basic Science for Clinical Medicine*, 2nd ed. Brown and Company, 1991.
2）松岡千代：EBP（ebidence-based practice）の概念とその実行（implementation）に向けた方略．看護研究 43（3）：178-191，2010.
3）Johnston, L.：エビデンスを実践に活かす——実践の場での変革を進めるための戦略．看護研究 35（2）：147-151，2002.

EBP の 5 段階　　　　　　　　　PDCA サイクルをまわす「研究力」

1. 実践を見直し，疑問をもつ

2. 疑問を解答可能なかたちにする

3. エビデンスをさがす

4. エビデンスを批判的に吟味する

5. 実践する

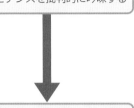

1. 課題（問題）を特定する
・困りごとや疑問を解決可能な問題・
　疑問にする→リサーチクエスチョン

2. 情報を収集して吟味する（文献レビュー）
・文献検索→クリティーク

3. 状況を判断して新しいケアを計画・実践
　する
・最良のエビデンスを自分の臨床に応用
・現実世界と折り合いをつけ，実現可能
　な計画実践に

4. 実施成果を評価する
・データ収集・分析，考察・結果

5. 1〜4 の結果をまとめ，ケアを改善し普及
　する
・考察，伝える力

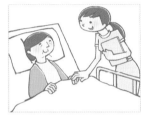

◖図1-4　EBP と「研究力」

「(2)情報を収集して吟味する（文献レビュー）」「(3)状況を判断して新しいケ
アを計画・実践する」「(4)実施成果を評価する」「(5) (1)〜(4)の結果をまと
め，ケアを改善し普及する」に含まれている。ここでもう一度，EBP の 5 段
階と PDCA サイクルをまわす「研究力」の関係を整理し，◖図1-4 に示す。
　医療の歴史の結実として生まれた EBP であるが，まだ臨床の現場で十分
実践されているとは言いがたい。また，看護研究の成果も現場で十分には活
用されていない。今後，EBP はますます重視される方向にあり，そのため
にも，ぜひ「研究力」を身につけ，EBP を実践する看護師になってほしい。

C　看護研究の歴史

　看護研究のはじまり
　　　──ナイチンゲールによる「看護の言語化」

● **看護の定義**　看護の歴史は，看護をどう定義するかでとらえ方がかわる。
現在の最も一般的な定義は，国際看護師協会 International Council of Nurses
(ICN)による「看護とは，あらゆる場であらゆる年代の個人および家族，集

団，コミュニティを対象に，対象がどのような健康状態であっても，独自に
または他と協働して行われるケアの総体」[1]というものである。ここで定義
される看護は傷ついた仲間にえさを運ぶ動物にさえみられるものであり，私
たちの日々の生活のなかに脈々と受け継がれてきた普遍的な行為である。

●**看護の言葉化の意義**　看護を著書『看護覚え書』[2]のなかではじめて言語
化し，看護職を専門的な職業として成立させたのは，**ナイチンゲール** F.
Nightingale（1820〜1910 年）である。これは，看護の歴史のなかでとても重要
なできことであった。なぜなら，現象は言語にできてはじめてみんなで扱う
ことができる。そして，みんなで扱うことによって，技術的・学問的な発展
が生まれるからである。

●**最初の看護研究**　ナイチンゲールは，ただ看護についての自分の考えを
述べたのではなかった。彼女はクリミア戦争に従軍し，野戦病院の負傷兵た
ちの看護を行った際，「環境を整え，人がみずから治癒する力を引き出すこ
と」を重視し，献身的な看護を行った。そして最新の統計学を駆使し，当初
42.7% もあった負傷兵の死亡率が彼女らの看護で 2.2% まで下がったことを
証明し，看護の力を世界に知らしめた。彼女は，この経験と研究結果をもと
に看護を言語化したのである。ゆえに，最初の看護研究はナイチンゲールに
よってなされ，またその看護実践は EBP のさきがけでもあった。

2 アメリカにおける看護研究の発展

　ナイチンゲール以後，看護研究の発展を牽引（けんいん）してきたのはおもにアメリカ
である。アメリカは看護に関する戦略的な調査研究を実施し，その結果から
政策提言を行って，看護を学問として発展させてきた。いわば看護研究が，
看護における教育・研究・実践を発展させてきたといってよいだろう。

1 「ゴールドマークレポート」による高等教育の誕生

　ナイチンゲール以降，看護は職業として発展していったが，学問としての
目だった発展はなかった。1900 年，アメリカ看護雑誌 The American Journal
of Nursing（AJN）が創刊され，知の集積がされつつあったのが注目される程
度である。

　学問としての看護の発展の契機になったのは，1923 年に発表された通称
ゴールドマークレポート Goldmark Report，『合衆国の看護教育』[3]である。こ
のレポートは，当時の有識者（看護師，公衆衛生学教授，病院長，政府関係
者など）による討議と，アメリカ全土で行われた看護教育調査の結果からま
とめられた。このなかで，看護師には高等教育が不可欠であること，看護の
対象は病院の患者だけに限らず，疾病の予防・健康増進のために地域社会へ

1）国際看護師協会．日本看護協会訳：ICN 看護の定義．1987（http://www.nurse.or.jp/nursing/international/icn/definition/index.html#p2）
2）Nightingale, F.：*Notes on Nursing: What It Is, and What It Is Not*. pp.1-79, Harrison, 1860.
3）Goldmark, J. et al.：*Nursing and nursing education in the United States：Report of the Committee for the Study of Nursing Education.* Macmillan, 1923.

拡大される必要があることが提言された。

　このレポートを受け，アメリカでは看護学の修士課程・博士課程が誕生し，のちの看護研究発展の礎〔いしずえ〕がつくられた。

2 「ブラウンレポート」による看護教育の改革

　第二次世界大戦が拡大した1940年代前半，アメリカでも学問の発展や看護の質よりも，短期間に大量の看護師を養成することに重点がおかれるようになり，看護全体のレベルが低下した。そこで終戦後，看護の発展を望むべく，アメリカ全土で看護サービスと看護教育に関する調査が行われ，1948年には，その結果をまとめた通称**ブラウンレポート** Brown Report，『将来の看護』[1]が発表された。このレポートにより専門職としての看護師教育のあり方について，根本的な改善案が示された。また，同時期には，多くの州の看護協会が看護のニードと看護資源に関する調査を実施し，看護教育の重要性を広く世に示した。

　これらの調査研究の成果により，アメリカにおける看護教育全体の高度化が進むことになる。

3 1950年代以降の看護研究の発展と成熟

● **看護研究の推進**　1940年代までの努力が実り，看護教育の高度化，看護学会の設立，看護学雑誌の刊行が進んだアメリカでは，1950年代になると看護研究が盛んに行われるようになった。アメリカ看護師協会 American Nurses Association（ANA）は看護師の活動と機能を調べる5年間の研究プロジェクトを実施したほか，政府によって看護研究センターがつくられ，看護研究の推進が加速した。

● **専門知識の蓄積**　1960年代になると，看護の専門知識が本格的に蓄積されていった。臨床上のさまざまな問題について実践を志向した研究が発表されるようになり，それらから臨床の現象のなかにルールを見いだした看護理論やケアモデルが生まれた。また，看護研究を行う人が増えるにつれ，専門分野に特化した学術雑誌がつぎつぎと創刊された。

● **研究成果の臨床への適用へ**　1970年代には，看護研究の方向性は，より臨床問題の解決に向き，また研究結果を実践に適用しようという気運が高まっていった。

　1980年代になると，博士号をもつ看護師が大学や臨床の場に増え，看護研究は「人」を取り巻く幅広い疑問を解決するための多様性をもっていく。また，国立看護研究センター National Center of Nursing Research（NCNR）をはじめとして，看護研究を専門に行う組織がいくつもつくられ，国家規模で看護研究に予算が投じられていった。

● **成熟期へ**　そして1990年以降，看護研究は成熟期に入ったとされる[2]。

1）Brown, E. L. : *Nursing for the future*. Russell Sage Foundation, 1948.
2）Polit, D. F. and Beck, C.T. 著（2004），近藤潤子監訳：看護研究──原理と方法，第2版．pp.3-61，医学書院，2010.

看護研究のための基金はさらに増加し，臨床志向の研究がますます増えていった。アメリカでは政府の研究機関(現在では NCNR の後身のアメリカ国立看護研究所 National Institute of Nursing Research〔NINR〕)が看護研究で優先的に研究されるべきテーマをしぼり込んで助成を行い，より社会への影響が大きいテーマが研究されるようにするなど，看護研究は国家規模で戦略的に取り組まれている。

3 わが国における看護研究の発展

1 教育機関の整備と発展

◆ 保健婦助産婦看護婦法の成立と看護基礎教育の整備

● **看護基礎教育のはじまり**　研究の発展には，教育機関の充実が不可欠である。わが国の看護基礎教育は，1885(明治 18)年の有志共立東京病院看護婦教育所において始まり，その後，つぎつぎと看護婦養成所が設立された。看護婦の増加に伴い，1915(大正 4)年に内務省は「看護婦規則」を公布し看護婦の資格を規定した。

● **保健婦助産婦看護婦法の成立**　第二次世界大戦後の 1948(昭和 23)年，連合軍最高司令官総司令部(GHQ)の指導のもと「**保健婦助産婦看護婦法**」(現在の「保健師助産師看護師法」)が成立し，わが国の看護基礎教育・看護体制は大きな転換をみた。同法により，従来別々であった保健婦，助産婦，看護婦が法的に 1 つにまとめられたほか，国家試験の実施と国家免許・登録制度が導入されて教育水準が高められた。

　この改革は当時としては画期的なものであったが，看護基礎教育が教育行政を担う文部省(現 文部科学省)ではなく医療行政を担う厚生省(現 厚生労働省)の管轄とされ，看護学校が病院附属の各種学校として位置づけられることになったため，当時の看護学校の教育体制は，教員の多くが非常勤の病院の医師であるなど十分なものではなかった。その後，数度の看護教育カリキュラムの改正を経て，現在の教育体制に整えられていく。1968(昭和 43)年のカリキュラム改正では，看護学のなかに研究がはじめて位置づけられた。

◆ 大学・大学院教育の誕生と整備

● **大学教育**　一方で，「学校教育法」に基づく大学に，わが国初の 4 年制看護系学科が誕生したのは 1952(昭和 27)年のことである(高知女子大学〔現 高知県立大学〕)。しかしその後の大学教育の発展の歩みは遅く，1990(平成 2)年まで看護系の 4 年制大学はわずか 11 校あるのみであった。

● **大学院教育**　大学院教育は，1964 年に東京大学医学系研究科につくられた保健学専門課程(現 健康科学・看護学専攻)が最初である。その後，1979年に千葉大学，1980 年に聖路加看護大学(現 聖路加国際大学)に看護学研究科が設立され，看護の学術活動が本格化していく。

● **近年の急速な整備**　このように，アメリカと比較して大きく遅れていたわが国の看護の高等教育化だが，1992（平成4）年に「看護婦等の人材確保の促進に関する法律」（現「看護師等の人材確保の促進に関する法律」）が成立し，「看護婦等の確保を促進するための措置に関する基本的な方針」が打ち出されたことを契機に急速に進行した。いまや4年制の看護系大学は295校，修士課程は191校，博士課程は108校になるまでに急成長した（2021年4月現在）。このような教育機関の増加に伴い，看護学を研究する者の数も急激に増えてきている。また，1982年に看護研究の専門施設である千葉大学看護学部附属看護実践研究指導センター（現 千葉大学大学院看護学研究院附属看護実践・教育・研究共創センター）が設立されて以来，常勤の研究者が活躍する研究施設も増えている。

2　学術学会の発展

● **学会の誕生と発展**　わが国における看護学会の活動は，1967（昭和42）年に日本看護協会が日本看護学会を発足したことにより始まった。つづいて1981（昭和56）年には，日本看護科学学会や日本看護研究学会が設立された。これらの学会は看護学全体を対象とし，看護研究活動を大きく進展させた。その後，がん看護や小児看護などの専門看護領域ごとにつぎつぎと学会が設立され，2001（平成13）年にはこれらの看護系学会の連携のため，**日本看護系学会協議会** Japan Association of Nursing Academies（**JANA**）が発足した。現在，48の看護系学会がJANAに加盟している（2022年4月現在）。

● **医学との比較**　このように1980年代以降急速に発展してきた看護系学会であるが，医学と比較するとまだ発展途上といえるであろう。たとえば医師数は約30万人だが，学会数は400をこえる。一方，就業看護職[1]は約170万人だが，看護系学会数は医学系学会数に遠く及ばない。また各学会の会員数も看護系学会は少なく，医学系学会最大の日本内科学会の会員数は10万5千人をこえるのに対し，看護系学会は最大の学会でも9千人程度である。

3　研究テーマの変遷

● **学術雑誌の動向**　看護学の学術雑誌としては，1968（昭和43）年に医学書院から専門誌「看護研究」が創刊されている。当時の研究テーマをみると，臨床の現場で生じている問題を観察，記述し，事例としてふり返る事例研究が多くみられた。それは，専門の研究者が研究を行う傾向が強かったアメリカに比べて，わが国では現場の看護職が研究を行う傾向にあったことが反映していると考えられる[2]。

　1980年代，日本看護科学学会，日本看護研究学会が学会誌を発行し，研究結果の公表を促進する。しかし設立当初は医学的手法による研究がかなりの比重を占めたと推測され，それを反映して看護技術や感染看護など手技や

1）「衛生行政報告例」の就業保健師・助産師・看護師・准看護師の合計数.
2）氏家幸子ほか：臨床における看護に関する研究の現状. 看護研究12(2)：1-20, 1979.

疾患看護に関する論文が多かった。その後，1990年代から看護教育の高度
化が急速に進むにつれ，看護論文は増加し，看護管理・教育に関する研究が
多く行われるようになった。

● **近年の研究の動向**　看護論文数は1996年以降，顕著に増加し，看護研究
が活発に行われるようになった。また，1990年代後半からは質的研究が増
加し，看護実践の独自性を示す研究が増え，その一方で臨床における研究や
臨床と学術機関との共同研究による論文発表は減少傾向にあるという[1]。

　今後，博士課程を修了し，臨床で研究活動を続ける看護師も増加すると考
えられるので，その活躍が期待される。

D　看護研究への期待

1　現代の健康問題に対応した医療へ

● **健康問題の変化**　健康問題は時代により大きくかわる。いまだ世界人口
の80〜85％を占める人々が食物，安全な飲料水，適切な住居，道徳的に成
長する機会を奪われている現状がある一方で，世界の健康問題の中心は，感
染症などの急性疾患から，飽食・運動不足・喫煙などの好ましくない生活行
動に由来する慢性疾患❶となった。すでに，世界の死亡原因の60％は，糖尿
病・心血管系疾患・呼吸器疾患・がんなどの慢性疾患となっている[2]。

● **慢性疾患に対応した医療へ**　**慢性疾患**とは，「長期にわたり，ゆっくり
と進行する疾患」である。急性疾患のように，医師による治療だけで解決で
きる病気の多くは，今日では注目すべき健康問題ではなくなっている。

　慢性疾患の多くは共通の**好ましくない生活行動**が背景にある。高血圧，糖
尿病，脳卒中などの問題は重複しておこり，それに加齢による心身の機能低
下が追い打ちをかける。原因は生活にあるため，生活の場でない医療施設で
の一時的な治療だけでは治らない。つまり，「症状が出たら，医療施設に来
て，医師の治療を受け，症状がおさまれば問題は解決したとみなす」という，
これまでの治療中心・医療者中心の医療はもはや機能しない。

　従来の医療のしくみでは，生活に支障を生じるような自覚症状がない限り，
多くの人は医療機関を受診しない。しかし慢性疾患の多くは自覚症状がない
ままに進行するため，どうしようもなくなって医療機関に来たときには，す
でに手遅れのことが多い。

● **生活はかえることがむずかしい**　慢性疾患と診断された人は，多くの場
合，継続的な薬物療法が必要になる。しかし，薬によって一時的に症状を緩
和できたあと，人々は薬を飲みつづけてくれるだろうか。疾患のもとになっ

NOTE

**❶生活行動に由来する慢性
疾患**

　従来，不健康な食事や運
動不足，喫煙，過度の飲酒
などの生活習慣が要因とし
ておこる慢性疾患は「生活
習慣病」とよばれていたが，
近年，世界保健機関(WHO)
は生活習慣の改善により予
防可能な疾患の総称として
「非感染性疾患 non-communi-
cable disease(s)（NCD）」を
使用している。

1）川口孝泰ほか：学会誌掲載論文からみた今後の看護研究活動の課題．日本看護研究学会雑誌 23(4)：85-91，2000.
2）WHO：*2008-2013 Action Plan for the Global Strategy for the Prevention and Control of Noncommunicable Diseases.* WHO，
2016.

た生活行動を改めてくれるだろうか。これらの問いに多くの研究結果は
「NO」という。たとえば，糖尿病の症状が進み，壊疽によって片足を切断
しなければならなかった人のその後を調査すると，残った足の壊疽の再発率
は75％，再切断率は25％に上ったという[1]。また多くの介入研究によると，
1年後の禁煙達成率は10％台にとどまっている。

● **生活に向き合う医療へ**　多くの人々は生活を自分でかえられない。痛い
目にあってもひとりではかえられない。慢性疾患の解決のためには，医療者
が「生活」というとらえどころがないものにじっくり向き合う必要がある。
しかもその生活を再構築するのは，知識や技術のある医療者でなく，好まし
くない生活行動を繰り返してきた"その人"であり，そうせざるを得なかった
"その人"を理解したうえで支援しなければならない。

2　現代の健康問題の解決に不可欠な看護の専門性

● **看護の役割に注目**　現代の健康問題を解決するためには，人々が**望まし
い生活行動**をとれるよう支援することが必要であり，その問題解決には，健
康問題と生活援助の双方に唯一専門性をもつ看護学の貢献が不可欠である。
健康問題をもつ"その人"が生活をかえていけるように支援するためには，ヘ
ルスケアの主題を「専門職が提供する医療」というこれまでの枠にとどめず，
「その人（当事者）および家族・仲間・所属集団（コミュニティ）の**セルフマネ
ジメント力をどう育てるか**」に拡張していくことが重要になる。

● **セルフマネジメント力の育成**　セルフマネジメント力とは，健康になる
ためにさまざまな問題を自分たちで解決していく能力のことである。たとえ
ば，心筋梗塞の患者を，「神の手」をもつ外科医が手術してたすけても，"そ
の人"が生活を改めない限り，次の心筋梗塞がおきるだろう。医療者は，
四六時中患者の生活を見まもるわけにはいかないため，次の心筋梗塞を確実
に防ぐには，"その人"を中心に家族や友人などまわりの人のセルフマネジメ
ント力を育てるしかない。実際に，治療のマネジメント，社会生活のマネジ
メント，感情のマネジメントなどのセルフマネジメント力を育てることで，
病気が日常に及ぼす影響を最小限にし，質の高い生活を送ることができると
いう研究成果も出ている[2]。

● **看護の活動がカギになる**　看護師は，患者を気づかい寄り添い，感情に
巻き込まれながら患者に接近し，患者と相互作用をおこすことによって，患
者の内なる力を引き出すことができる。人々のセルフマネジメント力を育て，
患者の生活の改善に最も力を発揮するのは看護なのである。アメリカで慢性
患者ケアモデルを開発した医師のボーデンハイマー T. Bodenheimer らは「患
者中心のケア実践のカギは医師ではなく看護師だ」と述べている[3]。そのた

1）河野茂夫：糖尿病足病変——わが国の糖尿病足病変の実態．糖尿病合併症 24(2)：187-190，2010.
2）Lorig, K. R. et al.：Effect of a self-management program on patients with chronic disease. *Effective Clinical Practice*, 4(6), 256-262, 2001.
3）Bodenheimer, T. et al.：Chronic Disease Management in Sub-Saharan Africa：Whose Business Is It?, *International Journal of Environmental Research and Public Health*, 6：2258-2270, 2009.

めにも，看護研究における科学的根拠（エビデンス）の蓄積が不可欠である。

3　看護研究の重要性

●**不十分な認知度**　これまで述べたように，生活のありように起因する現代の健康問題を解決するためには，看護の力の発揮が必要であり，そのためにも看護研究による科学的根拠（エビデンス）の蓄積が不可欠である。しかし，「看護研究者は世界の求めに最も答えられるすぐれた集団」[1]であるのに，看護研究の重要性はまだ認知されていないのが現状である。ポーリット D. F. Polit とベック C. T. Beck は，著書『看護研究』[2]のなかで「ナースが学者であり研究者であることを知っている人は少ない」と嘆いている。

●**集中すべき研究分野**　アメリカ国立看護研究所（NINR）は，戦略的に研究を進める分野を定め，重点的に資金援助を行い，看護研究の影響力を世界に示すべく活動している。2011 年に NINR が示した「看護研究が今後集中すべき分野」は，次の5つである。

- ・健康増進と疾病予防
- ・QOL の向上：症状マネジメントとセルフマネジメント
- ・終末期緩和ケア
- ・健康問題を解決するための技術革新
- ・看護研究者の育成

　看護学が貢献しなければならない課題は山積している。今後の世界の健康問題の解決は，皆さんの肩にかかっているといえよう。

4　本章のまとめ

　この章では，看護研究とはどのようなものか，なぜ看護研究を学ぶのか，また看護研究が発展してきた経緯や，看護研究に期待されることについて学んだ。しかし，専門職として看護ケアを行うのであれば，科学的な裏づけや根拠に基づいて行わなければならない。EBP を実践していくためにも，科学的根拠を把握し，計画，実践，評価していく「研究力」を身につけてほしい。

1）Polit, D. F. and Beck, C.T. 著（2004），近藤潤子監訳：前掲書．pp.3-61，医学書院，2010.
2）Baldwin, K. M. and Nail, L.M.：Opportunities and Challenges in Clinical Nursing Research. *Journal of Nursing Scholarship*, 32：163-166, 2000.

参考文献

1. Burns, N. and Grove, S. 著(2005), 黒田裕子ほか監訳(2007)：バーンズ＆グローブ看護研究入門——実施・評価・活用. エルゼビア・ジャパン, 2007.
2. EBnursing 編集委員会：看護のエビデンス"いま""むかし". EBnursing=イービーナーシング 10(増刊 2). 中山書店, 2010.
3. Nightingale, F.：*Notes on Nursing: What It Is, and What It Is Not.* Harrison, 1860.
4. Polit, D. F. and Beck, C. T.(2004), 近藤潤子監訳：看護研究——原理と方法, 第 2 版. 医学書院, 2010.
5. Sakett, D. L. et al.：*Clinical Epidemiology: In A basic Science for Clinical Medicine*, 2nd ed. Brown and Company, 1991.
6. 内田麻理香：科学との正しい付き合い方(DIS＋COVER サイエンス). ディスカヴァー・トゥエンティワン, pp.99-102, 2010.
7. 片平伸子：医中誌 Web を用いた日本の看護文献の定量的調査——医学文献および Medline との比較から. 日本看護研究学会雑誌 29(2)：113-118, 2006.
8. 杉田暉道：看護史(系統看護学講座), 第 5 版. 医学書院, 1993.

第 **2** 章

看護研究の始め方
――リサーチクエスチョン
をたてる

　この章では，看護研究において「命」ともいうべき**リサーチクエスチョン** research question（**研究疑問，研究設問**）のたて方を学ぶ。

　この章で説明する内容は従来，「研究テーマをしぼる」「研究課題の選択」などとされることが多かった。これらは研究の一過程としては，ほぼ同じ内容を意味している[1]（●plus「リサーチクエスチョン，研究テーマ，研究課題の違い」）。しかし本書では，「研究によってなにを明らかにしたいのか」をより具体的に明確化するためにリサーチクエスチョンという言葉を使い，この過程を「リサーチクエスチョンをたてる」とした。そのうえで，研究の目的（明らかにしたいこと）についても，具体的な疑問形で表現することを重視した。

A　リサーチクエスチョンとは

　リサーチクエスチョンとは，「研究によって明らかにしたい問い」のことである。研究は，この問いをとくために計画される。看護研究者であるブリンク P. J. Brink とウッド M. J. Wood は，リサーチクエスチョンについて，次のように説明している。

> 　あなたが「知りたい」「探索したい」「言語化したい」「つくり出したい」と考えている内容を，余分な言葉を取り除いて簡潔に表現したもの[2]。

　リサーチクエスチョンが明確になれば，研究計画はドミノ倒しのように進む。どのように研究を進めてよいかわからないときは，まだリサーチクエスチョンが精錬されていないのである。

　論文を読むときも，真っ先にすべきことはリサーチクエスチョンの把握である。研究者がその研究によって明らかにしたいことは，論文中の「目的」に記載される。たとえば「……に関連する要因を検討することを目的とする」などと表現されることが多い。しかし，研究者が「なにを要因と考えているのか」が明確にされないまま，研究方法に話が進んでしまうこともある。実は研究者本人もそこを明確にできていないまま，漠然と研究を進めてしま

1）リサーチクエスチョン，研究テーマ，研究課題という言葉自体には若干の意味の違いがある。しかし，初学者の場合は言葉の違いにあまりとらわれず，大まかに「研究したい内容」ととらえて先に進もう。

2）Brink, P. J. and Wood, M. J. : *Basic Steps in Planning Nursing Research, Third Edition*. pp.1-44, Jones and Bartlett Publishers, 1988.

うことも多い。リサーチクエスチョンが明確で具体的な疑問形としてたてられていれば，研究者が要因として考えているものが明確に表現され，より適切な研究計画をたてることができる。

B　リサーチクエスチョン決定までのプロセス

　看護研究のはじまりは，リサーチクエスチョンを決定して書き出すことである。リサーチクエスチョンの決定にいたるまでのプロセスをフローチャート（◯図 2-1）に示した。このプロセスでは，①リサーチクエスチョンの芽をはぐくむこと，②疑問をリサーチクエスチョンにすること，③リサーチクエスチョンを精錬することが必要である。

1　リサーチクエスチョンの芽をはぐくむ

1　疑問を書き出す

　序章と第 1 章でも述べたとおり，研究を生み出すもとは**疑問**である。疑問がなければリサーチクエスチョンはつくれない。

　研究を始めるときには，批判的に考えずに思い浮かんだ疑問をどんどんと文字にするとよい。はじめはむずかしいかもしれないが，とりあえず書き出してみよう。まずはできるだけ単純な疑問文にする。たとえば「入院すると便秘になりやすいのはなぜか」などと，1 つの文章中に 1 つの疑問を含むかたちがよいだろう。書き出せたら，「なぜその疑問にしたか」「その疑問はど

---

plus	リサーチクエスチョン，研究テーマ，研究課題の違い

　学生が「研究はむずかしい」と感じる原因の 1 つに，似たような専門用語が多いことがあげられるだろう。英語表記は同じなのに，複数の訳語があったりもする。使い分けが明確になっていない言葉も多い。

　例として「リサーチクエスチョン」「研究テーマ」「研究課題」の意味と表現の例を示す。

●**リサーチクエスチョン（研究疑問，研究設問）**：研究によって明らかにしたい問い。クエスチョン（問い）であるので疑問形で表現する。リサーチクエスチョンをとくことが研究目的となる。

例）放射線治療を受ける頭頸部がん患者に口腔ケアプログラムを実施することによって，口腔粘膜炎の発症や重症化を軽減できるか。

●**研究テーマ** research theme：研究の主題，研究の中心となる問題。

例）放射線治療を受ける頭頸部がん患者の口腔粘膜炎の軽減

●**研究課題** research problem：研究による解決が必要な困りごとや問題。一般的には研究の主題の紹介や重要性，理論的根拠，明らかにしたい内容の説明を含む。

例）放射線治療を受ける頭頸部がん患者の多くには口腔粘膜炎の発生および重症化により QOL の著しい低下がみられる。口腔粘膜炎は口腔ケアの実施によってある程度軽減できることがわかっている。放射線治療を受ける頭頸部がん患者を対象にした，口腔粘膜炎の発生予防や症状軽減のための看護介入を明らかにする必要がある。

【1】疑問を書き出す。
　○思い浮かんだ疑問を自由に書き出してみる。
　　・臨床現場から生まれた「素朴な疑問」
　　　を大切にする。
　　・自分が「気になること」からさがす。
　　・自分が経験したことのなかからさがす。

できるだけ単純な文章で書き出そう。
書き出した疑問について，ほかの人に説明してみよう。

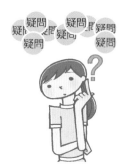

芽をはぐくむ

【2】疑問をしぼり込む。
　○次にあてはまる疑問を除外する。
　　・すでに答えが出ているもの。
　　・研究では答えが出せないもの。
　　・研究するまでもないもの。
　○研究する意義の大きいものを選ぶ。
　　・人々の幸せ，社会的利益につながるか。
　　・影響が大きく，深刻な問題か。

疑問をリサーチクエスチョンにする

仮のリサーチクエスチョンの設定

疑問が次のどれにあてはまるかを考えて仮のリサーチクエスチョンをたてよう。
・それはなにか。
・どのようにおこっているか。
・それらに関連はあるか。
・介入は効果があるか。

【3】文献レビューを行う。

文献レビューはリサーチクエスチョンの決定後も研究の各段階で何度も行おう。

リサーチクエスチョンを精錬する

【4】FINER の基準と照らし合わせる。
　＜FINER の基準＞
　　・実施可能か。
　　・興味深いか。
　　・新規性／はじめての試みか。
　　・倫理的か。
　　・社会的な必要性

リサーチクエスチョン！

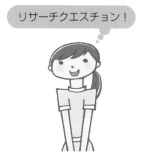

リサーチクエスチョンの決定

◉**図2-1　リサーチクエスチョン決定までのフローチャート**

うして重要か」「その疑問を明らかにするとどうなるか」などについて，友人や先生に説明してみよう。

2　疑問を書き出す際の留意点

　疑問を書き出すにあたっては，次の点に留意すると，リサーチクエスチョンにつながりやすい。

◆ 臨床現場から生まれた「素朴な疑問」を大切にする

　看護は，実践されて，実際に健康問題をもつ人の役にたってこそ意味がある。実践が行われる場所を「現場」といい，医療では「臨床」あるいは「臨

床現場」とよばれることが多い❶。

　看護の場合は，病院や患者の自宅，地域などが臨床現場になる。臨床現場はリサーチクエスチョンの宝庫であり，実際に看護研究の87％は臨床現場での実践から生まれている[1]。そのため，臨床現場で生まれた「素朴な疑問」を大切にするとよいだろう（▶plus「リフレクションと看護研究」）。

● **実習中の体験からさがす**　学生が臨床を体験する最初の機会は**実習**であろう。実習中は，さまざまなことが気になったはずである。疑問に思い，解決したいと思った問題もあっただろう。それは「なぜAさんは転倒してしまったのか」という身近で具体的な疑問かもしれないし，「もっとよい糖尿病患者のケアはないのだろうか」という漠然としたものかもしれない。いずれも自分の体験から生まれた大切な疑問である。思い出してたくさん書き出してみよう。

● **自分が経験したことからさがす**　疑問は，できるだけ自分が直接経験したことのなかからさがしたほうがよい。直接経験していれば，すでに多くの情報を手にしているからである。十分に経験できていないのならば，経験（観察）する時間をつくってもよいだろう。

❶臨床
　病床（ベッド）に臨んだ実践が中心だったことから臨床とよばれる。

---

plus　リフレクションと看護研究

　看護学は，実践科学であるといわれる。科学的な知識によって看護実践，つまり「人々がよりよく生きるための支援とその向上」を重視する学問である。そのような知識を生み出すためには，「どうすればよくなるか」だけではなく「どうしてよくなったのか」「よくならなかったのか」について考えることが大切である。

　自分がしたことや考えたことなどのふり返りをリフレクションとよぶ。看護は自分とケアの受け手がいてなりたつため，自分の看護実践についてリフレクションする場合，「ケアの受け手のしたことや考えたこと」を考慮に入れる必要がある。そのぶん，ふり返る内容は複雑となり，納得のできる結論にいたることもむずかしくなるが，自身の反省だけでなく，ケアを通して「自分が本当に提供したこと」や「相手に本当にもたらしたこと」などが得られ，ケアに備わる「価値」を見いだすことにつながる。

　リフレクションとしてよく活用される方法は，①プロセスレコードのようなリフレクションシート，②グループでの事例検討会，そして，本書の第10章A節（▶303ページ）で取り上げる③ケースレポートである。こうしたリフレクションそのものは看護研究ではないが，リフレクションを通してたどり着く「自分の看護実践の意味」は，研究のリサーチクエスチョンにすることができる。

　本書の第10章A節で取り上げた例（▶306ページ，図10-1）では，作成者は自分の看護実践に「患者家族の心理的変化に応じたニードを充足させる」という意味を見いだしている。同じく第10章B節「事例研究」で取り上げた例（▶314ページ，図10-2）では，作成者は▶図10-1のケースレポートで見いだした意味を発展させ，「患者家族の心理的変化に応じたケアとはなにか」というリサーチクエスチョンを設定した研究へと昇華させている。このように，リフレクションを端緒として生まれる研究知見には，実践科学ならではの価値があるため，ぜひ取り組んでほしい。

1）Moody, L. et al.：Developing questions of substance for nursing science. *Western Journal of Nursing Research,* 11(4)：393-404, 1989.

◆ 自分が気になることから始める

● **情熱が傾けられるかを意識する**　疑問は「自分が気になること」からさがすとよい。どんなささいなことでも，なにかを明らかにするにはかなりの集中力と時間が必要になる。わが国の看護学教育の発展に大きく貢献したアメリカの看護研究者ホルツマー W. Holzemer は，「研究に必要なものは情熱だ」と述べている。疑問さがしの段階から「ここから研究が生まれたときに自分が情熱を傾けられるか」を意識するとよいだろう。

　たとえば，恋しているときを思い出してみてほしい。1日中，ずっとその人のことを考えていられただろうし，その人に関する情報（たとえば趣味や好きな本など）に対してはものすごい集中力が発揮され，一度聞いただけでも忘れなかったはずである。その人が自分以外の異性と歩いていようものなら，あの手この手で情報収集しただろう。

　「気になってしかたがない現象」はまだないかもしれないが，「少し気になる」くらいの現象はあるだろう。そこからリサーチクエスチョンの芽をさがそう。できれば，何時間も考えたとしてもあまり苦にならず，ふとしたときに「どうなっているかな？」と気になるぐらいの現象がよいだろう。

● **リアルリーズンを考えよう**　人が研究をしたい本当の理由を**リアルリーズン** real reason という。それは，純粋に「患者さんをたすけたい」という思いから出てくることもあれば，自分の家族がその疾患に苦しんでいるなどが理由であることもある。研究テーマへの思いは，長く苦しいときもある研究過程のなかで研究者を支える励みになる。患者の苦しむ姿や，苦しみが少しでも解消されたときの笑顔は，一刻も早くその問題を解決したいという情熱につながるだろう。

　しかし，研究をゆがめるほどリアルリーズンが根深い場合もある。たとえば，自分も同じ病気で苦しんでいたり，過去につらい体験があったりする場合などである。あまりにも強すぎる感情は理論的な思考を妨げて研究をゆがめてしまうため，初心者はそうした感情に基づいたことがらはテーマに選ばないほうがよいだろう。

2　疑問をリサーチクエスチョンにする

　次は，書き出した疑問をしぼり込み，仮のリサーチクエスチョンをたてる段階になる。

1　疑問をしぼり込む

疑問をしぼり込むにあたっては，次のことに留意する。

◆ 研究によって答えが出る疑問を選ぶ

　リサーチクエスチョンにするためには，研究によって答えが出る疑問を選ばなくてはならない。次にあげる3つの疑問を除く作業が必要である。

▌すでに答えが出ている疑問

　その疑問は，自分が知らないだけで，すでに答えが出されてはいないだろうか。人に聞いたり，記録物（本やインターネット）を調べたりすれば解決する疑問も多い。すでに明らかになっているのであれば，わざわざ時間をかけて研究する必要はない。研究は，いままで誰も明らかにしなかったことを示すことに意義があり，これを**オリジナリティ**という。オリジナリティが認められた論文を**原著論文**（オリジナルアーティクル original article）といい，参考にする価値が高い論文である。「まだ誰も答えを出していないか」を知るために行うのが，第3章で説明する**文献レビュー**である（◑54ページ）。

▌研究では答えが出せない疑問

　たとえば「看護師になるべきか」という疑問の答えはその人のなかにあり，研究によって得ることはできない。「どのような看護師を目ざしたらよいか」という疑問の答えも人それぞれである。このように，私たちがもつ疑問のなかには，私たち自身が考え，自分の責任において判断しなければならないことも多い。また，「神はいるか」のような疑問は，それに基づいた仮説（いる／いない）を観察や実験によって「それは違う」と検証すること（これを**反証可能性** falsifiability という）ができない。このような疑問は，研究の対象にはできない。

▌研究が必要ではない疑問

　研究という手段をとらなくても，気をつけて実施したり，方法をかえたりすれば解決する疑問もたくさんある。たとえば，「看護師が急いでストレッチャーを押すので不快に感じる患者さんがいた。看護師がストレッチャーを押す速度はどれくらいが適切か」という疑問があったとする。ストレッチャーに速度計をつけて，適切な速度をはかることも可能だろう。しかし，ストレッチャーを押す速度には常識的範囲があり（急いで押すにも限界がある），また患者によって快適な速度も異なる。研究をしなくても，患者の顔色や状態に気をつけながら十分に安全を確認できる速度で押せばよい。このような疑問は研究する必要がない。

◈ 研究する意義のある疑問を選ぶ

　研究の対象になりそうな疑問が選び出せたら，次に**研究の意義**を考える。その疑問の対象とする問題が，①どのくらいの割合の人々に（人口割合），②どのくらい頻繁におこり（頻度），③どのくらい深刻か（重症度），という点から考えるのである。多くの人に頻繁におこり，しかも深刻な影響を与える問題であればあるほど，その解明や解決は社会的利益になる。このような視点から，選び出した疑問について，優先順位をつけてみよう。

◈ 研究のストーリーがたてられそうな疑問を選ぶ

　リサーチクエスチョンがかたまって文献レビューを終えたら，研究を実施する前に研究計画をたてることになる。研究計画は，「幸せへのストーリー」が展開できるようにたてるとよい。ここでいう「幸せ」とは，人々の幸せ，

つまり**社会的利益**のことである。ストーリーは，単純化すると次の3段階で考えることができる。

①困った問題があり（→問題の明確化）
②研究によってこの疑問（→リサーチクエスチョンの設定）を明らかにできれば
③問題が解決し，このような幸せが待っている（→研究の意義）

　リサーチクエスチョンを明確にする際も，この論法でストーリーが展開できるかを考えるとよい。どの疑問ならよいストーリーになるかを考えてみよう。

　研究は，たとえ学生が取り組む卒業論文であっても，対象者・指導者・資金提供者など，多くの人々の協力があってなりたっている。それらの人々の理解が得られるよう，上記①〜③のストーリーで研究の意義を示す必要がある。

2　仮のリサーチクエスチョンを設定する

　疑問がしぼり込めたら，リサーチクエスチョンを設定してみよう。ただしここで設定したリサーチクエスチョンはまだ仮のものであり，研究を組みたてていくのはむずかしい。次に示す過程を経て，仮のリサーチクエスチョンを精錬していく必要がある。

3　リサーチクエスチョンを精錬する

　仮のリサーチクエスチョンをよりよいものへ精錬するために，次のことを試してみよう。

1　過去の研究を読む

　気になるテーマに関連する研究がどこまで進んでいるか，いまなにが問題になっているかを明らかにすることは，リサーチクエスチョンをよりよいものへと精錬するために不可欠である。過去の研究を調べ，そのテーマでは「なにがわかっているのか」「なにがわかっていないのか」を明らかにしよう。

　まずはテーマに関連する文献を手あたりしだいに読んでみよう。とくに研究論文を読めば，そのテーマに関する知識が大幅に増えるだけでなく，研究の過程がわかる。すぐれた論文を読めば，適切な研究方法も身についていくだろう。初心者はその分野や研究に関する知識が少ないのだから，たくさん論文を読んでほしい。

　文献を多く読めば，そのぶん視野が広がり，新たな疑問もわいてくる。それを反映させることで，リサーチクエスチョンを精錬していく。文献をさがして読み込む方法（文献レビュー）については第3章で説明する（◯54ページ）。

2　リサーチクエスチョンのレベルを考える

　序章でも少しふれたが，リサーチクエスチョンには，①**それはなにか**，②**どのようにおこっているか**，③**それらに関連はあるか**，④**介入は効果があるか**，という4つのレベルがある。仮のリサーチクエスチョンがどのレベルにあたるか考えよう。どのレベルのリサーチクエスチョンを設定するかは，文献レビューを行いながら考える必要がある。

◆ それはなにか

　その現象についてなにも知られていない，つまり知識の蓄積がほとんどないときの最初の疑問は「それはなにか」である。「知られていない」とは，単にあなたが知らないというのではなく，文献レビューをしてもほとんど書かれてなく，その分野の専門家に聞いてもほとんど知られていない（＝研究されていない）という状態である。その現象に名前さえついていない場合もあるだろう。

　たとえば，心的外傷後ストレス障害 post traumatic stress disorder（PTSD）は，強烈なショック体験や精神的ストレスが心のダメージになり，時間が経過してからもその経験に対する強い恐怖を感じつづけ，さまざまな精神症状を引きおこす精神疾患である。こうした現象はずっと昔から存在していたに違いないが，名前がつけられて広く認識されるようになったのは近年（1980年以降）になってからである。

　このように，臨床にはまだ名前もつけられず眠っている現象が山ほどある。そういった現象を取り出して示すことが研究のはじまりである。

◆ どのようにおこっているか

　「それはなにか」が十分説明されると，「それはどのようなときにおきるのか」「どのような頻度でおきるのか」という疑問が生じる。この疑問は通常，現象に関係する変数の特徴（分布や頻度）を数字で示すことで答えられる。

　変数 variable とは，変化しうる値（数値だけでなく分類も含む）をもつ概念のことである。値は，数値だけでなく分類を含む。たとえば年齢は19歳，20歳……とさまざまな値をとるので変数であり，性別も男性と女性，それ以外などと複数の分類をもつので変数である。

　「便秘」という現象がどのようにおこっているかを知るためには，便秘のある人の年齢層・性別・水分の摂取量・食物繊維の摂取量・運動量などの変数の特徴をさまざまな数字（例：平均値・割合・最頻値・パーセンタイル値など）で示す。すると，便秘の実態がある程度つかめるだろう。

◆ それらに関連はあるか

　対象とする現象に，影響を与えるであろう変数がしぼられてくると，それらの関連を問う段階となる。たとえば「便秘と食物繊維の摂取量は関連するか」といった疑問である。

◆ 介入は効果があるか

　これまでの研究で，現象の「原因」がある程度しぼられている場合は，研究者がその原因にはたらきかけ（**介入**）を行い，結果がどう変化するかを検証する段階となる。これはつまり，**因果関係** causal relationship（原因と結果の連なり）を明らかにするということである。

　多くの研究は，最終的には因果関係を明らかにすることを目ざしている。なぜなら原因がわかり，ある介入が結果を左右することがわかれば，よい結果をもたらすように未来をコントロールできるからである。看護研究も研究成果を看護実践の質向上につなげることが使命であるから，対象者に看護介入を行い，実際の効果を検証することが重要である。

　「介入は効果があるか」を問うリサーチクエスチョンとして，たとえば「食物繊維を多く摂取すると便秘は軽減するか」などがあげられる。このリサーチクエスチョンには，「食物繊維を多く摂取する」という**介入**（**原因**）と，「便秘は軽減する」という**効果**（**結果**）が含まれている。

3　FINER の基準を満たしているか確認する

◆ FINER の基準とは

　よいリサーチクエスチョンかを判断するものさしに，次の5つの要素からなる FINER の基準がある。

> 1）実施可能か（feasible）
> 2）興味深いか（interesting）
> 3）新規性/はじめての試みか（novel）
> 4）倫理的か（ethical）
> 5）社会的な必要性（relevant）

　研究の次の段階に進む前に，自分のたてたリサーチクエスチョンが FINER の基準を満たしているかを確認してみよう。この基準には，これまで説明してきた内容も含まれているが，改めて再確認してほしい。

　なお，必ずこの5つの要素がそろっていないといけないわけではない。学生が取り組む研究の場合は，すべて満たすのはむずかしいだろう（とくに3と5）。リサーチクエスチョンをより finer（良質な）に精錬するためのツールとして利用してほしい。

◆ FINER の基準の5つの要素

　□1　**実施可能か** feasible　そのリサーチクエスチョンに基づく研究は，実施可能かを考える。たとえば，対象者を予定数集められる見込みはあるか，人手や時間，研究費は確保できるか，その研究をやりとげられる力量が自分にあるのかなどである。実施可能性を重視するばかりに最初から小さなテーマになってもおもしろみがないが，かといって実施不可能な計画をたててもし

かたがない。

2 **興味深いか interesting**　まず自分自身が興味をもちつづけられるテーマであることが重要である。また，ほかの人にとっても興味深いテーマであることが望ましい。指導教員や友人から意見をもらうとよいだろう。

3 **新規性/はじめての試みか novel**　何度か述べているように，研究は新しい知見を提供することが使命である。すでにわかっていることを繰り返す研究は費用と労力のむだである。

4 **倫理的か ethical**　リサーチクエスチョンの答えを見つけるために，対象者の身体に害を及ぼしたり対象者のプライバシーを侵害したりするなど，倫理的な問題が生じるおそれがあるならば実施してはいけない。倫理の問題については第4章で述べる（●86ページ）。

5 **社会的な必要性 relevant**　すでに述べた「人々の幸せ」や「社会的利益」と同じ内容のことで，5つの要素のなかで最も研究の意義にかかわる要素である。そのリサーチクエスチョンの対象とする問題が，患者・医療界・地域・社会にとってどのくらい切実で重要かを考える。それを判断するためには，リサーチクエスチョンの答えが見つかったときに，どのような成果が得られるかを，その恩恵を受ける人々の顔を想像しながら具体的に考えることである。

4　本章のまとめ

　この章では，研究の出発点であるリサーチクエスチョンのたて方について

---

column　研究のヒント①　リサーチクエスチョンは研究の「命」

　「先生，このデータなんとかなりませんか……」。卒業生からの研究相談で最も多いのが，明確なリサーチクエスチョンなくデータを収集してしまったあとで，なんとか院内発表にまとまらないかというものである。「なんともなりません！」と筆者は説教を始めることになる。とりあえずデータを集めたがなにかに使えないかというのでは，研究にはなりえない。たまたま1枚買った宝くじで1億円があたるようなもので，その確率は天文学的に低い。

　その研究というのが思いつきの質問を並べたアンケート調査であったときには筆者の困惑は極限に達する。調査票のタイトルを見ると「……に関しての意識調査」だったりする。「意識」は思いつきの質問調査で明らかにできるような単純なものではない。アンケート調査では，信頼性・妥当性が（ある程度）保証された質問票を使わなければなにも明らかにできない。どのような意味にも受けとれる質問や，その日の気分で回答がかわるような質問では，得られたデータがな

にをあらわすかわからない。

　質問票の開発は，尺度開発と同様にとてもむずかしいものである（●166ページ，第6章E-①）。よほど項目を吟味しないと，聞きたいことはほとんど聞けない。この「なにも明らかにならない」アンケートに付き合わされた対象者の方々の貴重な時間をどうつぐなうのかと思ってしまう。

　日々の臨床でいだく疑問は，まだリサーチクエスチョンではない。単なる疑問から，研究によって明らかにすることができる疑問（リサーチクエスチョン）へとつくり上げていかなければならない。

　明確なリサーチクエスチョンをたてなければなにもするなというわけではない。現象をさまざまな角度からじっくり観察することは研究に不可欠なステップであり，「やってから考えてみよう」という態度は研究の展開に役だつ。でもそれは，本研究を開始する前に行なう。

学んだ。日々の疑問を，どのようにしてリサーチクエスチョンへと育ててい
けばよいのか，仮に設定したリサーチクエスチョンをどのように精錬してい
けばよいか，つかめただろうか。

　リサーチクエスチョンは，前述したように文献レビューによって，教員の
指導や仲間からの助言によって精錬され，ほぼ確定される。しかし，そこで
精錬が終わるわけではない。対象や方法など，具体的な研究計画が進んでい
く過程で，何度も見直し，より適切なものへとしていく必要がある。

参考文献

1. Brink, P. J. and Wood, M. J.：*Basic Steps in Planning Nursing Research, Third Edition.* pp.1-44, Jones and Bartlett Publishers, 1988.
2. Moody, L. et al.：Developing questions of substance for nursing science. *Western Journal of Nursing Research,* 11(4)：393-404, 1989.

演習 2 | リサーチクエスチョンを設定しよう

課題 1 ▶ 看護に関係する"気になるテーマ"を疑問形で書き出してみよう。

課題の説明 ▽

　たとえば，「便秘について知りたい」といった大きなテーマを考えているかもしれない。そこから一歩進んで，より具体的な疑問形にしてみよう。疑問形にすることで，なにを明らかにすればよいのか，その方向性が明らかになる。まずは，できるだけたくさん書き出してみよう。

> **さがし方のヒント**
> ● 看護に関係すること（健康に関することでもよい）で疑問に思うことはなにか。
> ● いま困っていること，解決したいこと，気になっていることはなにか。

課題 2 ▶ 書き出した疑問を見直してみよう。

課題の説明 ▽

　書き出したさまざまな疑問をながめてみよう。そのなかで研究によって答えが出る疑問をさがし，いくつか選んでみよう。

> **さがし方のヒント**
> 疑問のなかから次の(1)～(3)を除こう。
> (1) すでに答えが出ている問い（調べればわかること）
> (2) 研究では答えが出せない問い
> (3) 研究が必要ではない問い
> また，自分の力で解決できる疑問かも考えてみよう。

課題 3 ▶ 1 つの研究で答えが出せるリサーチクエスチョンにつくり込もう。

課題の説明 ▽

　課題 3 で選んだ疑問は，たとえば「どうしたら便秘が解消するか」といったようにまだ漠然としたものかもしれない。あなたの力やできることは限られている。その疑問を 1 つの研究で，しかもあなた自身で答えが出せるようなものにする（しぼり込む）必要がある。選んだ疑問をより具体的なものにしぼり込み，仮のリサーチクエスチョンをたてよう。

> **次のステップに向けて**
> 　実は，「まだ，誰もわかっていない」ことで，研究する社会的意義があり，しかもあなたが研究を実行できることは非常に限られる。ちょっと考えたり調べたりしただけでは，なかなか出てこないだろう。そこで必要となるのが，次章の「文献レビュー」である。「文献レビュー」によって「わかっていること」と「わかっていないこと」を明確にすることから始めよう。その過程で，より範囲を狭めた具体的なリサーチクエスチョンがつくられていく。

第 **3** 章

情報の探索と吟味
──文献レビューとその方法

□ 看護ケアの根拠とすべき情報とはなにかを理解する。
□ 文献の種類と読むべき優先順位を理解する。
□ 文献レビューとその目的を理解する。
□ 文献検索データベースを使った文献検索の方法を理解する。
□ 文献検索を行い，整理できる。
□ 文献クリティークの方法を理解する。
□ 文献検討の記述方法を理解する。

　私たちは日々の生活においてさまざまな疑問をもち，それを解決しながら暮らしている。看護実習でも臨床の場でも「わからないこと」にたくさん出会うだろう。そのようなときの解決法は，情報を得ることである。

　情報には，文字や数字，映像や音声などさまざまな種類がある。このうち研究において最も信頼性が高い情報は，**文献**とよばれる文字を主体とする記録物である。

　この章では，文献を網羅的に探索し情報を収集する**文献レビュー** literature review という方法を学習する。第2章で述べたとおり，文献レビューはリサーチクエスチョンをたてたり，といたりするために不可欠な技法である。

A　情報と科学的な根拠

　あなたがこれからひとりで航海に出なければならないとする。ヨットはあるが，大海に漕ぎ出すのははじめてである。あなたはどうするだろうか？まずは可能な限り情報を収集するだろう。目的地にきちんとたどり着くためには，質の高い情報をたくさん集める必要がある。

　書物も海図もなかった昔は，人々は言い伝えられてきたわずかな情報と経験と勘を頼りに航海するしかなかった。そのため，目的地にたどりつける可能性はいまよりもずっと低く，多くの命が失われた。

　しかし21世紀のいまは，正確な海図，海流や地形，寄港地，気象情報などのさまざまな情報を比較的簡単に入手することができ，それらを吟味して綿密な計画をたててから船出することができる。そのうえ，海に出ても通信技術でたえず自分の位置を確認し，情報を集め，必要なら専門家と交信して助言をあおぎながら航海することもできる。

　研究も航海と同様である。悲惨な結末を避けるためには，実際に調査を始める前に，できる限り情報収集を行う必要がある。また，情報はただ集めただけでは役にたたない。内容や正確性の吟味・分析（クリティーク，●68ページ）が必要である。そのようにしてはじめて情報が自身の知恵となり，情報を使うことができる。

1　情報とは

● **情報と情報源**　**情報**とは,「そのものごとの内容や事情についての知識」である。情報は, 文字・数字などの記号やシンボルまたは図・映像・音声などによって伝達され, ある目的について, 適切な判断を下したり, 行動の意思決定をしたりするために役だつ。

　情報の入手もとを**情報源**という。私たちが利用している情報源には, 自分の知識や経験, 周囲の人の意見, 専門家や教員の意見, テレビ, ラジオ, 新聞・雑誌・図書(本)などがある。最近ではインターネットが私的な意見から学術論文まで多くの情報を提供してくれるようになった(●plus「インターネットと情報リテラシー」)。

● **看護ケアの提供に必要な情報**　看護ケアの提供に必要な情報とは, 患者を健康にするために適切な判断を下したり行動の意思決定をしたりするために役だつものである。患者の健康を左右する情報であるため, 信頼のおける確実なものでなければならない。信頼のおける確実な情報を, 科学的な根拠(エビデンス)という。

2　科学的根拠(エビデンス)とは

　科学的根拠(エビデンス)とは, 科学的方法によって得られた研究結果から導かれた, 裏づけのある情報のことである。**科学的方法**とは, 観察や実験など誰もが再現可能な方法によって得られた事実を分析・整理していくやり方をいう。

　たとえば, 水(H_2O)に一定の条件下で電流を流すと水素(H_2)と酸素(O_2)が分離される(水の電気分解)。それによって, 水は水素と酸素でできている

---

plus	**インターネットと情報リテラシー**

　わからないことがあると, すぐにスマートフォンなどの携帯端末を使ってインターネット検索をするという人も多いだろう。インターネットを使えば手軽に最新の情報を手にできる。後述する論文や公的機関などの調査資料もインターネットを使って手に入れることができる。

　ただし一方で, インターネットには「誰もが容易に情報を発信することができる」という特性がある。そのため, インターネットの情報のなかには信頼性の低いものもある。たとえば誰かが「地球はやっぱり四角い」とでたらめを書き込んでも, 世界中にその情報が流れてしまうのである。

　さまざまな情報が氾濫するようになった現代社会においては, 情報リテラシーが重要となっている。情報リテラシーとは, 膨大な情報のなかから必要な情報を検索して選択する能力, 必要に応じて蓄積・加工する能力, みずから情報を創出する能力のことである。

ことがわかる。このことが最初に発見されたのは19世紀だが，いまでも同じ条件で行えば，誰でもそのことを確かめることができ，それを論じることができる。このように科学的方法とは，次の2つの要素をもつ。

(1)「結果が本当に正しいか」を誰もが確かめられる（**再現可能性**がある）。

(2) 論じられる（**反証可能性**がある）。

それぞれが具体的にどのようなものかは，第5〜9章で学ぶ。

B 文献とその種類

1 文献とは

文献とは，広い意味では文字を主体とした記録物全般をさす。記録内容としては，研究・調査・経験・思索などがあげられる。文献の種類は，手紙や日記などの私的なものから，新聞や本などの公的に発表されたものまでさまざまである。また近年はインターネット上のwebサイトも主要な文献となっている。

これら広い意味での文献のうち，研究において使えるものは数少ない。**研究における文献**とは，研究を行うよりどころとなる（すなわち信頼度の高い）記録物をさす[1]。代表的なものとして，研究成果がまとめられた論文，学術図書，公的機関等が編纂した統計・調査資料があげられる（◉図3-1）。

2 文献の種類

1 論文

論文とは，広義では「あるテーマ（問題）について論理的な手法で書かれた文章」のことをいうが，研究においては「学術的な研究結果を書き論じた**学術論文** journal article」のことをさす。以下，本書では学術論文を論文とよぶことにする。

◆ 論文の種類

論文は大きく，①学術雑誌に掲載される**学術雑誌論文**，②学士・修士・博士などの学位の取得に必要な**学位論文**に分けられる。学位論文は手に入りにくいことも多いため，研究に利用できる論文はおもに学術雑誌論文である。

▌学術雑誌

● **雑誌の種類**　雑誌は大きく，①大学や研究所などで研究活動を行う研究

---

1) さまざまに定義されており，範囲を学術論文に限るものもあるが，本書では，引用文献として利用頻度の高い，学術論文，学術図書，公的機関等の資料を取り上げた。

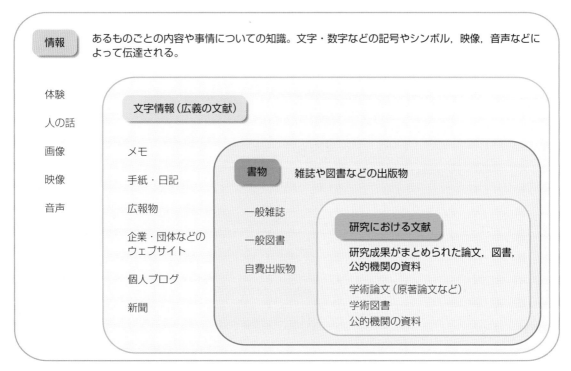

◎図 3-1　情報と文献

者の研究発表の場として機能する**学術雑誌**(ジャーナル Journal)，②実用性や娯楽性が高い一般雑誌(マガジン magazine)に分けられる。

● **学術雑誌の種類**　学術雑誌には，その分野の専門家らが集まって組織する**学会**(◎plus「学会とは」)が発行する**学会誌**と，出版社が発行する**一般専門誌**(**商業誌**)がある。看護の学会誌としては，たとえば日本看護科学学会が編集・発行する「日本看護科学学会誌」などがある。

▍参照すべき優先順位

　論文は数多くあるが，参照すべき優先順位がある。まずは査読を経た論文を読むことが優先される。

plus	学会とは

　同じ分野の学術研究を行う研究者による団体。その分野における学術研究の向上・発達や学術交流，研究発表の場の提供などを目的とする。学会が編集・発行する雑誌(学会誌)は，研究者が論文を発表する主要な場となっている。また，定期的に(通常は年に 1 回程度)開催される学術集会は，研究成果の発表や意見交換，研究者どうしの交流の場となっている。

　多くの学術集会は会員以外も参加することができる。学生の場合は参加費が低額になるなどの優遇措置もあるため，自分の興味がある分野の学術集会に参加して，実際の研究発表を聞き知見を広めるとよい。また，自分の研究発表にもチャレンジしてみよう。

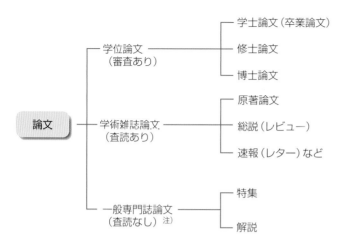

注）一般専門誌論文のなかにも査読を経て掲載されるものもある。

▶図3-2　**論文の種類**
このうち原著論文は，最新の，質が担保された情報が掲載されており，引用文献としてよく利用される。

　査読 peer review とは，学術雑誌に投稿された論文を複数の専門家が吟味し，掲載してよいかを査定するプロセスをいう。査読を通過して出版された論文は，「論文としての質が担保されている」と考えられ，信頼性が高い。学会誌には，通常，査読を通過した論文が掲載される。一方，一般専門誌は査読がなかったりゆるやかだったりする。一般専門誌に掲載される特集や解説はその分野の専門家に依頼して書かれることが多いので，概要を把握するための参考にはなる。しかし論文の引用文献にはあまり利用されない。

　学会誌には，**原著論文** original article，**総説**（レビュー review），**速報**（レター letter）などに分類された論文が掲載されている[1]（▶図3-2）。このうち，読むべき優先順位が最も高いのは原著論文である。

◆ 原著論文

　原著論文は，現在の研究水準に照らしたうえで「意義がある有用な情報」と専門家に判断された，いまだ公刊されたことのない新規性ある研究成果を報告する論文である。研究において論文という場合，原著論文をさすことも多い。原著論文は，C節以降で学ぶ文献レビュー（▶54ページ，本章C節-①「文献レビューとは」）の資料として最も適している。

　雑誌によっては，**研究報告** research report という名称で論文が掲載されていることがある。研究報告は「原著論文ほどの精度はないが学術的な価値がある」と判断された論文をいうが，原著論文との差が不明瞭なこともある。

◆ 総説（レビュー）

　総説（レビュー）とは，特定の分野について原著論文や学術図書などですで

1）掲載論文の種類は雑誌によって異なり，それぞれに規程が定められている。ここではおもなものを示した。

に発表された研究成果を整理・検討し，現在の学問的状況を総合的に概説した論文である。

◆ 速報（レター）

速報（レター）とは，迅速に公表する意義があると判断された論文である。たとえば，まだ予備調査や小規模研究の段階であるが，その結果がほかの研究者の研究あるいは今後の学問の発展に寄与する可能性があり迅速に公表すべきと判断されたケースなどである。通常は考察が十分ではなく，原著論文よりも短いことが多い。

2 学術図書

学術図書とは，その分野の専門家が書く学術目的の単行書（単行本）や叢書（シリーズ本），教科書などをさす。テーマに関する信頼性のある知識が系統的にまとめられているため，そのテーマについてあまり知らない人が概要を知るのに適している。ただし本の出版には時間がかかるため，たとえ発行時期が同じでも雑誌論文に比べて情報が古いことが多い。

3 公的機関等の調査資料

信頼性の高い公的機関，たとえば世界保健機関（WHO）や厚生労働省などの統計・調査資料も重要な文献となる。

4 その他

◆ 学会発表・抄録（会議録）

学会は通常，定期的に学術集会を開催して研究者どうしの情報交換を行う。学術集会での研究発表を**学会発表**といい，研究成果が口頭発表や示説（ポスター）のかたちで示される。口頭発表はスライドなどを使いながらおおぜいの前で研究結果を発表するもの，示説（ポスター）は規定の用紙に研究結果をまとめて会場内に掲示するものである。

学会はさまざまな研究者による情報交換が目的であるため，学会発表で行われる査読は原著論文に比べて簡易的である。記録として残るのは学会発表前に提出する短文の抄録（会議録）だけであるため，原則として学会発表は文献レビューの対象に含めない。**抄録（会議録）** [1] とは，論文の研究目的，方法，結果，結論を抜き出して簡潔にまとめた記録のことである。

◆ 学術目的ではない文献

研究テーマによっては，新聞記事や手記など，通常は研究における文献とはとらえないものを参照する場合がある。このほか質的研究の場合は，患者の体験を深く理解するために文芸作品を参照することもある。

NOTE

❶ 抄録

抄録は，論文などの文献から要点を抜き出し，短くまとめた文章をいう。抄録には，「会議録」と「要旨」の２種類がある。会議録は，学術集会で発表する内容を短くまとめた文章で，学術集会の開催前に冊子（抄録集）としてまとめられ，参加者に配布される。要旨は，論文の冒頭に書かれる内容の要約である。通常，会議録は 1,000 字以上と長く，要旨は 400〜600 字程度と短い。誤解をまねきやすいが，どちらも単に抄録とよばれることも多い。英語でも，いずれも abstract アブストラクトとよばれる。本書では混同を避けるために，抄録（会議録）・抄録（要旨），あるいは会議録・要旨と記して使い分けることとする。

3　一次文献，二次文献

文献には，一次文献，二次文献という分類の方法もある。

　一次文献（一次資料）は，論文，図書，統計・調査資料，会議録など，それそのもので完結する独自性のある情報を収録する文献，**二次文献（二次資料）**は，一次文献をさがし出すための索引誌やデータベースをいう。二次文献には，一次文献に関する論文タイトル・著者名・キーワード・抄録（要旨）などの情報が収載され，多くがインターネットで提供されている。

　ただし，学術分野によっては，一次文献を実験や調査などで得られた知見やデータをはじめて公開した文献（原著論文など）とし，二次文献を一次文献の情報を使ってまとめた文献とする考え方もある。

C　文献レビューとその目的

1　文献レビューとは

　文献レビューとは，特定のテーマに関する文献を網羅的に探索してクリティークすることをいう。**クリティーク** critique とは，文献をさまざまな側面から検討し，真価を見きわめ，読み手である自分にとっての意味を判断することである[1]。

　文献レビューは，研究活動に限らず，臨床での実践，専門家の探索など，さまざまな場面で行うものである。また研究においても，リサーチクエスチョンの決定においてだけ行うのではなく，さまざまな過程で何度も行うものである（○図3-3）。

　研究の一過程としてだけでなく，研究そのものとしても実施される文献レビューもある。詳しくは，システマティックレビュー（○143ページ），スコーピングレビュー（○343ページ）の説明を参考にしてほしい。

2　文献レビューの目的

1　テーマに関する幅広い知識を得る

　文献レビューにより，そのテーマに関する幅広い知識を得ることができる。文献には，多くの先人たちが情熱と長い時間をかけてつくってきた知識がたくさん含まれている。これらを文献レビューによって短時間で入手できるのは，非常にありがたいことである。

　また，文献レビューにより，そのテーマに関する研究がどの程度進んでいるかを知ることができる。あるテーマに興味をもったり，ある疑問をもった

NOTE

[1]文献クリティークと文献検討

　文献クリティークは，文献を深く読み込んで精査する方法をいう（○68ページ）。クリティーク critique は批評と訳されることが多いように，その文献の信頼性や質などの根本から吟味して精査する方法である。これに対して，文献を読み込む内容を検討することを一般的に文献検討とよぶ。両者がさす内容は重なり，ほぼ同義として使われることも多いが，文献クリティークのほうが吟味のレベルは高い。

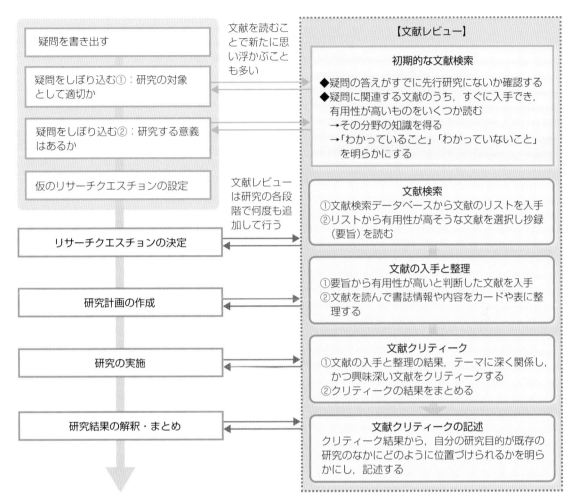

◉図3-3　研究の流れと文献レビューのフローチャート

りしても，すでになんらかの研究が行われている場合が多い。自分のいだいた疑問の答えがすでに出ていることもある。文献レビューによって，そのテーマに関する「わかっていること」と「わかっていないこと」が明らかになり，すでに解決している問題を知らずに研究してしまうことを避けられる。

　自分の研究テーマに関する過去の研究を**先行研究**という。リサーチクエスチョンを設定する際は，自分の知識と疑問を深め，また先行研究の状態を把握するために文献レビューの実施が欠かせない。

2 適切な研究方法を知る

　リサーチクエスチョンをとくためには，適切な研究方法を知る必要がある。文献レビューを行えば先行研究の研究方法を知ることができ，そのなかに自分のリサーチクエスチョンをとくために適した研究方法があるかもしれない。すぐれた先行研究のまねをすることは，よい研究をする近道である。

3　効果あるケアの方法を知る

　文献レビューは，臨床での実践においても役にたつ。すでに先行研究で試されたケアのなかには，成果があったものも，成果がなかったものもあるだろう。文献レビューによって，より効果が上がる可能性が高い実践方法を知ることができる。

4　ケアの結果や研究結果の解釈に活用する

　文献レビューは，自分が行ったケアの結果や研究結果の解釈に役だつ。自分の結果を先行研究の結果と比較することで，結果の意義や特徴を明らかにできる。論文では，「考察」という部分で，その研究結果と先行研究の結果や内容が論じられる（◯269ページ，第9章A-②「考察の書き方」）。

5　相談や助言をもらえる専門家を知る

　文献レビューにより自分の研究に相談や助言をもらえる専門家を知ることができる。論文には著者の連絡先が記載されているので，困っていることや疑問に思っていることなどがあったら連絡してみよう。「そんな大それたこと」と思う人もいるかもしれない。また，学生であればアドバイスをくれる教員がいるので必要ないかもしれない。しかし，将来，専門をきわめていくには，専門家のアドバイスが必要になってくる。通常，研究者は同じ道を志す人を大切にするので物怖じする必要はない。

　このように，文献レビューはよい人脈を得るきっかけにもなる。

D　文献検索の方法

1　文献検索とは

　「わからないこと」についての情報を得るためには，自分の「知りたいこと」が示された情報源を手に入れなければなければならない。しかし，世の中にはさまざまな情報があふれており，そのなかから本当に自分にとって重要なものをさがし出すのは簡単ではない。**文献検索**は，さまざまな情報のなかから研究に必要な学術的知識をさがし出す技術である。

　図書館を想像してみればわかるように，学術的な知識はおもに書物の形式をとって，さまざまな地域で，さまざまな人々によって蓄積されつづけている。文献検索とは，おおげさに言えば，世界中で蓄積された学術的な知識にアクセスし，効率よく必要な情報を手に入れる技術であるといえる。

　また文献検索は研究のためだけでなく，臨床で生じたできごとや課題レポートに対する情報収集のためにも必要な技術でもある。

　文献検索の際は，効率よく必要な情報を手に入れるために，文献検索デー

タベースとよばれるシステムを利用するとよい（◉plus「文献検索と web 検索の違い」）。

2 文献検索データベース

● **文献検索データベースとは**　**文献検索データベース**とは，世の中に出版された学術論文についての情報を集めて，簡単にさがし出すことができるようにしたシステムである。文献検索データベースは基本的に電子化されているため，インターネット経由で web サイトにアクセスして利用する。

　文献検索データベースは，医学系・看護学系・心理学系・社会科学系などのように学術分野ごとに構築されている。看護研究でよく活用されるデータベースを◉表 3-1 に示す。そのなかでも，日本語文献では**医学中央雑誌**（**医中誌 Web**，◉図 3-4-a），英語文献では **MEDLINE**（一般向けインターネット版として **PubMed**，◉図 3-4-b）がよく利用されている。なお，文献検索の対象となる「文献」とは，学術雑誌に掲載され一定の科学性が保証されている学術論文である。医学中央雑誌や MEDLINE をはじめとした文献検索データベースも，学術論文を検索するためのシステムである[1]。

　文献検索データベースには**書誌情報**が蓄積されており，自分が検索したいテーマを**検索ワード**として入力すれば，該当する文献がリストとなって表示される。書誌情報とは，文献のタイトル，著者名，掲載されている雑誌名，

---

plus	**文献検索と web 検索の違い**

　一般的な web 検索と研究における文献検索の違いはどこにあるのか。それは取り扱う情報の種類である。

　一般的な web 検索においては，検索サイトに登録されたインターネットサイトの情報が検索ワードと関連づけられ，サイトのアクセス数の多さなどの検索サイト独自のアルゴリズムにのっとって「順位づけ」されて示される。これは検索者にとって「はずれの少ない」情報の提示が目的であるといえる。一方，研究における文献検索においては，データベースに登録された文献の書誌情報を検索ワードと関連づけ，該当する情報が「もれなく」表示される。これは検索者にとって「（はずれも含めた）すべての情報」の提示が目的であるといえる。

　文献検索を行う場合には必要な情報を抜けなく手に入れることを大切に考えてほしい。文献検索データベースは，少ない情報で検索するほど該当の論文数が増えるしくみとなっている。そのため，少しずつ検索の情報量を増やして該当数を減らしていき，すべての情報が読める程度まで該当数が減った時点（筆者は 100 から 200 件を 1 つの目安としている）で書誌情報の印刷を行い，最後は自分自身の目で論文の必要性を判断することとなる。

1）前述のとおり，研究においては学術論文だけでなく，学術図書も重要な資料となりうる。学術図書をさがす場合は，図書館の蔵書検索システムからタイトル検索をしたり，雑誌掲載論文の引用文献を参照したりする。

◉**表3-1　看護研究で活用できる文献データベース**

データベース名	学術分野	言語	備考	料金
医学中央雑誌（医中誌Web）	医学・歯学・薬学・看護学およびその関連分野	日本語	医学中央雑誌刊行会が作成するデータベースで，国内の医学系文献を検索できる。シソーラス機能があるため，日本語文献の検索に用いられることが多い。	有料
JDreamⅢ（ジェイドリームスリー）	科学技術や医学，薬学，歯学，看護学など	日本語	独立行政法人科学技術振興機構（JST）より提供されてきたJDreamⅡを引き継ぎ，㈱ジー・サーチが提供している。複数のデータベースで構成されており，看護学分野の文献はこのうちの「JMED Plus」に含まれる（日本看護協会の会員ダイレクトによるサービスは終了）。	有料
最新看護索引Web	看護学および周辺分野	日本語	日本看護協会図書館が所蔵図書から看護に関する文献を集めて作成するデータベース。日本看護協会会員は日本看護協会の会員ダイレクトに登録すると無料で利用することができる。	有料
CiNii Research（サイニィ）	学術分野全般	日本語	国立情報学研究所（NII）が運営する，NII-ELS学協会刊行物，NII-ELS研究紀要，国立国会図書館「雑誌記事索引データベース」など複数のデータベースを収録した統合データベース。オープンアクセスの論文のみ無料で閲覧することができる。	検索は無料
J-STAGE（ジェイステージ）	学術分野全般	日本語	国立研究開発法人科学技術振興機構（JST）が運営する電子ジャーナルサイトであり，日本国内の学会・協会が発行する電子ジャーナルを無料で公開している。	無料
MEDLINE	医学を中心とする生命科学	英語	アメリカ国立衛生研究所（NIH）の国立医学図書館（NLM）が作成するデータベースで，世界各国で出版された医学，薬学，看護学などさまざまな分野におけるさまざまな言語の文献を検索することができる。	有料
PubMed	医学を中心とする生命科学	英語	NLM内の国立生物工学情報センター（NCBI）が運営する一般向けの無料公開データベースで，MEDLINEや生命科学系の雑誌などに掲載されている3,300万件以上の文献情報が保存されている。	無料
PubMed Central®（PMC）	医学を中心とする生命科学	英語	NLM内の国立生物工学情報センター（NCBI）が運営する，生物医学・生命科学分野の雑誌文献の無料フルテキストアーカイブであり，2021年末で約750万件の論文が保存されている。PubMedの検索結果からもPMCの掲載論文にアクセスすることができる。	無料
CINAHL	看護学とその関連分野	英語	CINAHL Information Systems社が作成するデータベースで，全アメリカ看護連盟およびアメリカ看護協会から発刊されている看護系雑誌や発刊物を含む看護学や関連分野のさまざまな文献を検索することができる。シソーラス機能があるため文献検索に用いられやすい。	有料
PsycINFO	心理学とその関連分野	英語	アメリカ心理学会が作成するデータベースで，心理学系とその関連分野に関するさまざまな言語の文献を検索することができる。シソーラス機能があるため文献検索に用いられやすい。	有料
Cochrane Library	医学系分野	英語	コクラン共同計画が発行する複数のデータベースで構成され，各種治療における現在での最良のエビデンスを検索することができる。	有料
Google Scholar	限定なし	日本語英語	Google社が提供する学術用途での無料検索サービスであり，インターネット上で公開されているさまざまな領域の論文や出版物の情報を検索することができる。本文が公開されている論文は，検索結果のリンクからアクセスすることができる。	無料

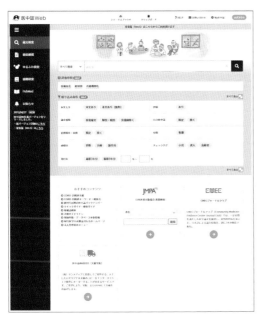

a. 医学中央雑誌の検索トップページ
大学や病院，企業などの法人向けサービス「医中誌
Web」と個人向けサービス「医中誌パーソナル Web」
がある。「図は医中誌 Web」。

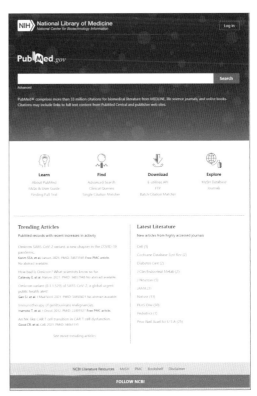

b. PubMed の検索トップページ
世界最大級の医学関連文献データベース「MEDLINE」
に収載された文献を中心に，無料で検索できる。ホー
ムページが検索画面となっている。

◉図 3-4　医学中央雑誌(医中誌 Web)と PubMed

掲載ページ，出版年，抄録情報，論文の内容をさし示すキーワードなどである。文献検索データベースから得られる情報は論文のごく一部分であり，論文に掲載されているすべての情報ではない。

● **文献検索データベースの利用**　文献検索データベースは，基本的に会員登録を行い，利用料を支払って使用するものが多い。病院や学校では，施設名義でいくつかのデータベースと契約していることがあるため，自分の所属先で使える文献検索データベースを知っておこう。無料のデータベースとしては，英語文献では前述の **PubMed** が代表的で，日本語文献では **CiNii** がおもに使用されている。

3　文献検索の実際

1　検索ワードの選定

● **検索ワードとは**　文献検索は，**テクニカルターム**とよばれる専門用語を検索ワードに用いて行うとよい。専門用語には「コーピング」(対処方法)のように一般的にはあまり用いられないものから，「観察」のように日常会話

でも用いられるものまでさまざまある。検索ワードに用いるのは，教科書や専門書，論文などで使用されているような言葉と考えればよいだろう。

専門用語でなければ検索できないというわけではないが，多くの論文は専門用語を使って書かれているため，思いつきの単語で検索してもあまりよい結果は得られない。たとえば「食事」というワードで検索を行うと十数万件の論文がリストにあがるが，「ごはん」で検索しても 300 件程度しかリストにはあがらない。うまくワードが思いつかない場合は，とりあえず思いつくもので文献検索をかけたうえで，見つけた論文からワードをさがしてみるのも 1 つの手である。

このほか，文献検索では著者名で検索したり，雑誌名で検索したりすることもできる。

● **必要な文献リストをもれなく入手するには** 文献をきちんと検討するためには，自分の疑問に関係する文献をもれなく網羅したリストを手に入れることが理想である。しかしなにかのワードで文献検索を行っても，そのリストが完璧なものかどうかを判断することは不可能であり，実際のリストには自分の疑問とはまったく関係のない論文も多く表示される。不要な文献は自分で排除すればよいが，必要な文献がリストにあがらないことは避けなければならない。そのような「文献のリストもれ」を防ぐ方法の 1 つとして，**シソーラス**とよばれる統制語の活用がある。

2 シソーラス（統制語）とは

● **シソーラスとは** 喫茶店で「コーヒーを 1 つ」と注文したとき，店員から「ホットですか，アイスですか」とたずねられた経験はないだろうか。ホットコーヒーもアイスコーヒーも，あるいはブレンドコーヒーもアメリカンコーヒーも，「コーヒー」という概念に包括される。この「コーヒー」という言葉のようにいくつかの概念を包括するような用語を**シソーラス（統制語）**とよぶ。

● **シソーラスはなぜ必要か** たとえば，患者の睡眠についてインターネットで検索して調べてみたとしよう。あるサイトには「不眠」という用語が使用されており，また別のサイトには「睡眠導入障害」という用語が使用されており，どちらも自分に役にたつ情報が掲載されている。しかし「不眠」で検索を行うと，「睡眠導入障害」という用語が使われた情報が得られることはない（◉図 3-5）。

このような問題を解決するため，文献検索データベースには，論文の書誌情報を登録する際に，同じ意味をもつ異なる用語が含まれる文献に対してシソーラスが付け加えられているものがある。たとえば医中誌 Web は「不眠」や「睡眠導入障害」という語に対して，「不眠症」というシソーラス❶がつけられている（◉図 3-6）。また医中誌 Web には，検索ワードがシソーラスの同義語として登録されている場合に，検索語による検索結果とシソーラスによる検索結果の両方を合わせて表示する機能（**自動マッピング機能**）が備わっている（◉74 ページ，演習 3）。PubMed の場合は，設定を「MeSH」に変

□NOTE

❶医中誌 Web におけるシソーラスとその調べ方

医中誌 Web では，シソーラスではなく統制語という言葉が使われている。検索トップページの検索窓のすぐ下にある「統制語」をクリックすると，「統制語参照」という検索窓つきのポップアップが表示され，ワードを入れて検索すれば，そのワードの統制語がなにかがすぐにわかるようになっている。

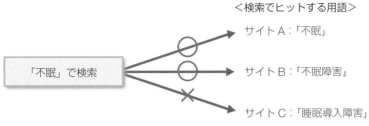

a. シソーラス(統制語)でない語句による検索結果

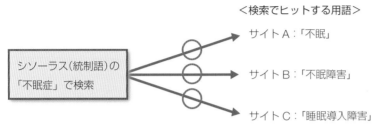

b. シソーラス(統制語)による検索結果

◉**図 3-5　シソーラス(統制語)とは**
シソーラス「不眠症」で検索すれば，「不眠」という語を含まない同義語である，「睡眠導入障害」を含む文献も検索される。

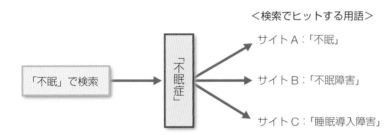

◉**図 3-6　自動マッピング機能**
「不眠」で検索すると，同義語であるシソーラス「不眠症」に包括されているすべての用語を含む文献が検索される。

更することでシソーラスの機能を活用することができる。また自動マッピング機能も備わっている。

　いろいろな言いまわしが考えられる用語で文献検索を行うときには，このようにシソーラスを活用することで，ある程度抜けの少ない文献リストを作成することができる。

3　検索結果の組み合わせ

● **検索結果が少ない場合**　実際に文献検索を行うにあたり，検索ワードによっては何万件もの論文が上がることもあれば，シソーラスを用いても数件しか上がらないこともある。

　多くの文献が上がらなかった場合には，同義語や類義語，関連する言葉などの類似のワードを用いて検索をしてみる。文献検索は語句の表現のちょっ

とした違いで，検索結果が大きくかわることもある。そのため1回で結論を出さずに，いろいろな言葉を使って何度か繰り返し検索することが望ましい。また，検索された文献をとりあえず読んで，新たなワードの手がかりをさがしてみることも効果的である。

● **検索結果が多い場合**　もし1回の検索結果で何万件もの論文が上がった場合，検索結果をしぼり込む作業が必要になる。しぼり込みは，対象を限定する語句（小児や高齢者，糖尿病患者など）やテーマに関連する別の語句で検索を行い，その検索結果と組み合わせて行う。

　通常のweb検索では，間にスペースを入れて複数の語句を同時に検索することが多いだろう。しかし文献検索データベースにおいては，1つひとつの検索ワードから文献が何件上がるのかを知るためにも，ワードとワードの間にスペースを入れた組み合わせ検索は避け，1回の検索には1つのワードのみを用いてほしい。接続詞や助詞が入った言葉ももちろん避ける。そのうえで，1つのワードを用いた検索結果どうしを組み合わせる再検索を行って結果をしぼり込む。文献検索データベースでは，**論理演算子**とよばれる記号を使って複数のワードを組み合わせることで該当する論文を増やしたり減らしたりすることができる（▶plus「論理演算子（AND，OR，NOT）を用いた文献検索とその例」）。

　またしぼり込みは，別の検索ワードを用いる以外に，文献種別（抄録〔会議録〕，総説，原著論文など）でも行うと効果的である。

● **検索結果の保存**　満足のいく検索結果が得られたら，その結果を印刷したりパソコンに保存したりする。また，その検索結果がどのようなワードの組み合わせによるものかを記録しておくために，**検索式**（ワードの組み合わせを示す式）も合わせて保存しておくと便利である。

④ 必要な文献の選択

　文献検索の結果，リストに上がった論文のすべてを実際に読んでみて，必要かどうかを判断することができればよいが，何千件もの論文がリストにある場合には膨大な時間が必要となる。そのため，文献検索では，リストに表示された文献情報から，自分の研究テーマに関連しそうな文献を選択するという作業が必要である。

● **文献選択の流れ**　リストから論文を選択するうえで，最初に行うことは**題名（タイトル）**の確認である。タイトルは研究者がその研究において最も重要なことを表現したものである（▶248ページ，第8章B-①「題名（タイトル）」）。そのため，タイトルが明らかに自分の疑問と異なっている場合，その論文は自分にとってあまり重要でないことが多い。タイトルが気になった場合，次に抄録（要旨）を読む。**抄録（要旨）**は，読者が研究の大まかな内容を把握できるようにつくられた文章である。抄録（要旨）を読んで自分の疑問との関係が見いだせない場合，やはりその論文は重要ではない場合が多い。このような方法でリストから明らかに不要な文献を取り除いていき，必要な文献をさが

しやすくする。
● **文献検索がうまくなるためには**　文献検索においては，必要な文献をう
まくさがし出す能力が必要である。ただし，適切なテクニカルタームの選択

---

plus	**論理演算子（AND，OR，NOT）を用いた文献検索とその例**

　文献検索データベースでは，論理演算子とよばれる
記号を使って複数のワードを組み合わせることで，該
当する論文を増やしたり減らしたりすることができる
（●図）。

●**論理演算子**

【1】「AND」を使った検索（AND 検索）：A という検
索ワードに該当した論文のリストと B という検索
ワードに該当した論文のリストの両方に含まれている
論文をリストアップすることができる（A かつ B であ
るもの）。

【2】「OR」を使った検索（OR 検索）：A という検索
ワードに該当した論文のリストと B という検索ワー
ドに該当した論文のリストのどちらかに該当した論文
をすべてリストアップすることができる（A もしくは
B であるもの）。

【3】「NOT」を使った検索（NOT 検索）：A という
ワードに該当した論文のリストから B という検索
ワードに該当した論文のリストに含まれるものを取り
除いてリストアップすることができる（A の中で B で
はないもの）。

　論理演算子を用いた検索の方法はデータベースに
よってさまざまである。たとえば医中誌 web では初
期画面から論理演算子を選択することができる（●74
ページ，演習 3）。PubMed では advanced モードに
変更することで論理演算子による検索が行える。
CiNii では検索ボックスに論理演算子を直接入力する
（例「A OR B」）必要がある。詳細は各データベース
の「HELP」などを参照してほしい。

●**文献検索の例**

　「便秘を予防するためにどのような方法があるか」
について調べてみよう。この場合，「なにを調べるの

か」の中心となるのは「便秘」である。したがって，
まず「便秘」という語句を用いた検索を行う。検索結
果には，データベースに登録された「便秘」という語
句に関連するすべての論文がリストアップされる。

　次に，「便秘」に関する論文のなかから「予防」に
ついて書かれた論文だけを選び出さなければならない。
そのためには「予防」に関するすべての論文をリスト
アップして，「便秘と予防の AND 検索」を行う。ま
ず「予防」という語句で検索を行い，次に「便秘」の
検索結果と「予防」の検索結果の 2 つを選択して
「AND 検索」を実行する。

　さらに，検索する過程でとくに「高齢者に生じる便
秘」に関心があることに気づいたとしよう。その場合，
同様の手続きで「高齢者」に関する文献をリストアッ
プし，「便秘と予防の AND 検索」で得られたリスト
との「AND 検索」を行うことでさらなるしぼり込み
を行うことができる。

　また，いくつか論文を読んでいるうちに「排便困
難」という用語が存在することに気づいたとしよう。
「便秘」に関する論文だけでなく，「排便困難」につい
て書かれた論文もリストに含めたい場合，「便秘と排
便困難の OR 検索」を行い，そのリストをもとにし
て条件を追加した AND 検索を進めていけばよい。高
齢者を対象としたいが寝たきり高齢者は除外したいと
いう場合には「高齢者と寝たきり高齢者」の NOT 検
索を行うことで高齢者のリストから寝たきり高齢者の
文献を取り除くことができる。

　「便秘の予防」や「便秘（スペース）予防」のような
検索の仕方は一般的な Web 検索向けの方法であるた
めなるべく避けてほしい。このように進めていくこと
で抜けの少ない文献リストを手に入れやすくなる。

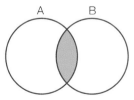
a．AND 検索
（A，B 両方含む）

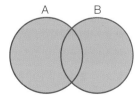
b．OR 検索
（A，B どちらかを含む）

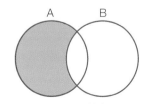
c．NOT 検索
（A は含むが B は含まない）

●図　AND 検索，OR 検索，NOT 検索

能力や，雑多な文献リストのなかから必要な文献を見つけ出す能力はすぐに身につくものではない。この能力は，自動車の運転と同じように，繰り返し実践することによって身につくものである。

　文献検索に正解はなく，ときにそれは川底の砂のなかから一粒の金をさがし出すような作業になるかもしれない。その反面，本当によい文献に出会ったときの喜びもはかりしれないものがある。最初は時間がかかったとしても，じっくりと腰をすえて文献検索を行うことこそが，研究を完遂するための近道である。

E 文献の入手と整理

1 文献の入手

　自分の疑問に関係がありそうな論文をリストから選んだら，次にその文献が掲載された雑誌をさがして，本文を読む必要がある。文献のおもな入手先として，図書館と電子ジャーナルの2つがあげられる。

1 図書館

● **蔵書検索システム**　図書館から直接文献を手に入れる場合，まずは近くの図書館に行ってさがしてみるという方法がある。**蔵書検索システム**とよばれる端末に雑誌名を入力すれば，館内に自分のさがしている雑誌があるかどうかすぐに調べることができる。近くの図書館にさがしている雑誌がない場合は，看護学科がある大学の図書館を訪れるとよい。看護学科がある大学は多くの看護系雑誌を所蔵しているため，さがしている論文が比較的手に入りやすいだろう。

● **国立国会図書館と文献複写サービス**　**国立国会図書館**を利用するという方法もある。国立国会図書館にはわが国で発刊されたほぼすべての書物が所蔵されているため，間違いなく必要な文献を手に入れることができるだろう。ただし，国立国会図書館は全国に3か所しかないため，直接行くのがむずかしい場合もあるだろう。その場合は，文献複写サービスを利用することもできる。

　文献複写サービスとは，必要な文献の複写物をほかの図書館から取り寄せてくれるサービス(有料)のことである。近くの図書館で手続きができるほか，国立国会図書館の登録利用者であれば，個人であってもインターネットの手続きで文献の複写物を郵送してもらうことができる。

2 電子ジャーナル

　電子ジャーナルとは，論文を電子ファイルの形式にして発行した学術雑誌のことである。電子ジャーナルは各出版社や学会が個別に発行しているが，

CiNii や J-STAGE といった文献検索データベース（●58ページ，表3-1）から入手することもできる。

　電子ジャーナルは基本的に有料であり，出版社やデータベースに会員登録をして，雑誌単位ではなく論文単位で文献を購入する。たとえば医学書院の場合，「Medical Finder」がこのサービスに該当する。学校や病院などの所属施設が電子ジャーナルの利用契約をしている場合には，施設内のインターネット上から無料で文献を入手することもできる。また，一部には**オープンアクセスジャーナル**とよばれる無料公開の論文もある。たとえば，日本看護科学学会誌や日本看護研究学会誌は論文をオープンアクセスにしており，各学会の Web サイトから論文をさがして手に入れることができる。

2　論文を読む

● **最初の読み方**　論文を手に入れたら，とりあえず読んでみよう。論文は一定のルールに基づいて書かれており，しっかりと読み込むためには**クリティーク**（●68ページ，本章 F「文献の読み方──クリティーク」）というポイントを押さえた読み方が必要になる。ただし，クリティークには時間がかかるため，まずは全体をざっと読んで，気になった部分にラインマーカーなどで印をつけてみるとよい。全体を読み終えたら，次に印をつけた箇所の周辺をもう一度読んで，その論文に書かれていることが自分の疑問とどのように関係しているか少し考えてみる。なにか思いつくことがあれば，余白にメモをしてみてもよい。そうすることで，広く漠然とした論文の内容のなかに，自分の疑問の精錬や解釈につながる部分を見いだすことができる。

● **大まかな把握から情報の整理へ**　論文の大まかな内容がわかれば，次の論文も同じようなやり方で読んでみよう。そうしていくつかの論文を読み進めていくと，自分の疑問を説明するための情報がいくつか手に入ってくる。すると，なんとなく頭のなかでわかった気分になってしまうものであるが，研究をするには，その考えがどの論文に基づいて導き出されたかを示していく必要がある。そのためにするべきことは手に入れた**文献（情報）の整理**である。

3　文献の整理

　文献の整理は自分の疑問をよりはっきりとさせるために行う作業である。論文から得られた情報を整理する方法として，**カード方式**（●図3-7）や**マトリックス方式**（●表3-2）がある。

　カード方式は，1つの文献の情報を1枚の用紙に整理して，文献の数だけカードを増やしていくという方法である。マトリックス方式は，横列に文献の整理項目を，縦列に文献を並べていき，複数の文献の情報を1枚の紙で整理する方法である。

文献タイトル	義歯の汚染が高齢者の誤嚥性肺炎の発症に与える影響
著者名	兵庫　花子，県立　太郎
書誌情報	◎▽医学会誌　6(2)，2013，628-633

「雑誌名　巻(号)，発刊年，掲載ページ」を記載する

論文の要旨

研究目的：高齢者の義歯の汚染と誤嚥性肺炎の発症率の関係を明らかにすること
対　象：○×市内にある市民病院の内科病棟に3か月以上入院した義歯装着患者150名
研究方法：入院日から1週間おきに4回培養検査を行い，義歯に付着している細菌数と菌の種類の同定を行った。また，入院後3か月間における誤嚥性肺炎の発症について，義歯の清潔習慣の有無，面会者が義歯を洗浄する頻度との関係について調査した。
結　果：義歯に付着している細菌数は入院経過につれて有意に増える傾向にあった。また，面会頻度が高い患者は細菌数の増加が少なかった。細菌数が○○以上であった患者とそれ以下であった患者の2群に分けて誤嚥性肺炎の発症頻度を比較した結果，高汚染群は低汚染群と比較して有意に誤嚥性肺炎の発症頻度が高かった。喀痰培養の結果，義歯に付着した細菌が起炎菌である頻度が高かった。

この論文から得られた知見

・義歯をよごれたまま装着していると，誤嚥性肺炎を発症するリスクが高くなること（p.628・L12）
・入院を続けているとセルフケア能力が低下して義歯の清潔が保てなくなること（p.630・L8）
・家族が面会時に義歯の洗浄を行うことで誤嚥性肺炎がおこりにくくなるかもしれないこと（p.633・L22）

この論文と自分の研究テーマとの関係性

義歯洗浄を行うことが誤嚥性肺炎の予防につながることが明らかにされている（p.628・L14）。
また，自分で洗うだけでなく，他者が義歯の清潔状態を保持することの重要性が示唆されている（p.633・L30）。

●図3-7　カード方式の文献整理

1　整理すべき文献の情報

　整理すべき文献の情報は，大きく次の3つに分けて考えることができる。
　[1]**文献の書誌情報**　書誌情報とは「自分の考えの根拠はこの論文にある」と示したときに，他者がその情報をもとにして論文をさがしあてることができるようにするための情報である。最低限の情報として，「文献タイトル，著者名，雑誌名，発刊年，掲載ページ」がわかるとよい。
　[2]**全体的な内容に関する情報**　その文献が「どのような目的で，どのような人に対して，どのような方法で，どのような結果を得たか」を自分がわかるようにするために必要な情報である。論文の全体像を自分でつかむためには，この作業がとても大切である。その文献の抄録(要旨)を参考にしながら「研究目的，対象，研究方法，結果」という項目をつくって，ていねいに書くことが望ましい。

● 表3-2　マトリックス方式の文献整理

文献タイトル	著者名	書誌情報	研究目的	対象	研究方法	結果	この論文から得られた知見	この論文と自分の研究テーマとの関係性
義歯の汚染が高齢者の誤嚥性肺炎の発症に与える影響	兵庫 県立 花子, 太郎	◎▽医学会誌 6(2), 2013, 628-633	高齢者の義歯の汚染と誤嚥性肺炎の発症率の関係を明らかにすること	○×市内にある市民病院の内科病棟に3か月以上入院した義歯装着患者150名	入院日から1週間おきに4回培養検査を行い、義歯に付着している細菌数と菌の種類の同定を行った。また、入院後3か月間における誤嚥性肺炎の発症について、義歯の清潔習慣の有無、面会者が義歯を洗浄する頻度との関係について調査した。	義歯に付着している細菌数は入院経過とともに増える傾向にあった。また、面会頻度が高い患者は細菌数の増加が少なかった。細菌数が○○以上であった患者とそれ以下であった患者の2群に分けて誤嚥性肺炎の発症頻度を比較した結果、高汚染群は低汚染群と比較して有意に誤嚥性肺炎の発症頻度が高かった。喀痰培養の結果、義歯に付着した細菌が起炎菌である頻度が高かった。	・義歯がよごれたまま装着していると、誤嚥性肺炎を発症するリスクが高くなること(p.628・L12) ・入院を続けているとセルフケア能力が低下して義歯の清潔が保てなくなること(p.630・L8) ・家族が面会時に義歯の洗浄を行うことで誤嚥性肺炎がおこりにくくなるかもしれないこと(p.633・L22)	・義歯洗浄を行うことが誤嚥性肺炎の予防につながることが明らかにされている(p.628・L14)。また、自分で洗うだけでなく、他者が義歯の清潔状態を保持することの重要性が示唆されている(p.633・L30)。
高齢者における義歯の清潔観念についての実態	文京 正子, 本郷 次郎	○□ナーシング 4(1), 2008, 288-294	高齢者が使用している義歯の汚染度と使用者が感じる清潔度の関連を明らかにすること	○×市内にある介護施設に入所している65歳以上の、総義歯を使用している者	食事量、義歯の使用頻度、義歯みがきの頻度と△■スケールを用いた夜間就寝前における義歯の汚染度を調査した。また、夜間就寝前における義歯の切歯部にかをスワブで2回ぬぐい、細菌数を測定した。半構造的面接法を用いて使用義歯に対する清潔観念についてのインタビューを行った。	義歯の使用頻度と義歯の細菌数には明らかな相関がみられた。しかし、義歯みがきの頻度と細菌数には有意差はみられなかった。インタビューでは肉眼的なよごれよりも悪臭の強いときにそれを汚いと感じていた。義歯がよごれていると感じる者ほど食事量が減少する傾向があったが、義歯みがきの頻度には差がなかった。	・義歯をよく使う者ほど義歯がよごれる傾向にある点、高齢者は実際のよごれよりもにおいを気にすること(p.290・L4) ・義歯がよごれていると食事の意欲が減退してしまうこと(p.292・L27) ・義歯のよごれよりも、義歯のにおいがあるための動機にはなりにくいこと(p.291・L15)	・高齢者が義歯の清潔行動をとらない要因について明らかにされていた(p.292・L16)。・義歯がよごれていると食事の意欲が減退してしまうこと(p.292・L27)。・義歯のよごれのにおいのほうが義歯みがきの動機につながる可能性がある(p.294・L11)。

③ **気になった内容に関する情報**　自分が読んでみて気になった内容（自分の疑問と関係がありそうな内容）に関する情報である。 ◐図3-7，表3-2では「この論文から得られた知見」「この論文と自分の研究テーマ」との関係性にまとめる。これらは自分の考えに直接つながる情報であり，その欄を読むことで「そうそう，これを読んでそう考えた」と頭のなかの情報の 源 を<ruby>源<rt>みなもと</rt></ruby>をさがすための目印の役割を果たしてくれる。あとでさがしやすいよう，「自分の疑問に関係しそうな記述の内容と記述箇所（何ページの何行目）」を書いておくとよい。また，1つの論文に複数ある場合に備えて内容ごとに分けて記載することが望ましい。この情報の数が多ければ多いほど，その論文が自分にとって重要である可能性が高くなる。

　このほか，備考欄を作成し，自分のアイデアやほしい情報などを記入しておけば，あとから自分が考えたことを思い出すことができて便利である。

2 文献整理後にすべきこと

　文献の整理ができたらカードやマトリックスをながめて，自分の疑問をもう一度言葉に書きあらわしてみよう。もしかするとそこには，文献検索をする前にはなかった表現が含まれているかもしれない。もしそうであれば，それはあなたの研究の進歩である。その疑問は，自分の経験から生まれた疑問に，論文から得られた情報が足し合わされることによってつくられた一段上の疑問となっているはずである。

　さらにその疑問をはっきりとさせてリサーチクエスチョンとするためには，自分にとって重要と考えられる論文を深く読み込むという作業が必要となる。

F 文献の読み方——クリティーク

1 クリティークの目的

　これまでの作業を通して，あなたは自分の疑問に関係しそうないくつかの論文を見つけ，それぞれの論文の大まかな情報をまとめているかもしれない。そして，いくつかの論文のなかから「おもしろそう」と思える論文を見つけているかもしれない。そうした論文の内容を正確に理解するためには，その文献を深く読み込む必要がある。そのような読み方として，**文献クリティーク**という方法がある。クリティーク critique とは「多くのなかから，よりよいものやすぐれたものを選び抜く」という意味のギリシャ語「krinein」に由来する言葉であり，文献クリティークとは，いろいろな側面から論文を精査して，書かれている内容，よい点と足りない点を正しく理解し，読み手である自分にとっての論文の意味を判断することである。

2　論文の構成の把握

　クリティークをするためには，まず論文がどのように構成されているかを知っておく必要がある。論文は一般的に，大きく①はじめに（序論）introduction，②方法 methods，③結果 results，④考察 discussion で構成されている❶。そして，それぞれの部分でこのような内容を書けばよいという大まかなルールが決められている。

　1　はじめに　研究テーマについての説明，テーマについてすでにわかっていることとまだはっきりとわかっていないこと，この研究を通して明らかにしたいリサーチクエスチョン（研究目的）が書かれている。研究目的は独立して書かれることもある。

　2　方法　「調査する対象の特徴（たとえば「糖尿病の治療を受けている成人」など），調査対象の選び方（たとえば「○○病院に通院している患者から無作為に抽出」など），調査に必要な人数，どんな項目をどのように調査したか，得られたデータをどのように分析したか」というように，研究目的を達成するためにどのような調査を行ったかについて書かれている。

　3　結果　リサーチクエスチョンを明らかにするための根拠として，研究に都合のよい内容でもわるい内容でも，方法に基づいて得られた結果のそのままが書かれている。

　4　考察　ほかの研究結果からわかっていることも交えながら，結果で示された情報が具体的にどのような意味や価値をもつのかが説明され，最終的にリサーチクエスチョンに対する答えが書かれている。

　論文はこのようなルールに基づいて書かれることで，誰が読んでも研究内容を論理的に理解しやすいようになっている。

NOTE

❶論文の構成

　日本語でのよび方はさまざまあり，とくに「はじめに」は「序論」「緒言」「研究の背景」などともよばれる。また，「目的」「結論」などほかの項目も加わることが多いが，基本の構成はこの 4 つである。

3　文献クリティークのポイント

　クリティークの大きな柱は次の 4 点である。

> 1) 明らかになった知見に意義があるか：看護の実践，教育，管理にとって重要なことが明らかになっているか。
> 2) 明らかになった知見は真実か：適切な方法を用いて明らかになった内容か。
> 3) 看護の実践・教育・管理に活用できる内容か：活用可能性はどの程度あるか。
> 4) 看護研究にどのような示唆を与えるか。

　論文の構成と書き方のルールがわかれば，「この論文はきちんとそのように書かれているか」という視点で内容を詳しく確認していくことが可能となる。文献クリティークは，論文の形式をチェックしながら，その論文のすぐれている点とそうではない点をていねいに把握していくことを通して行う（●表3-3）。ポイントにそってクリティークした内容は，カードやマトリッ

◯表 3-3　文献をクリティークする際のポイント

タイトル	研究の概要が簡潔に示されているか。 □テーマとなる概念，研究対象，研究デザインなどが含まれているか。
はじめに **（緒言・序論・** **研究の背景）**	研究の背景，意義が論理的に述べられているか。 □研究テーマに関係する文献を（ある程度）網羅して，理論的に研究の必要性が述べられているか。 □研究目的またはリサーチクエスチョンは明確か（研究目的が「はじめに」のなかではなく，独立 　して書かれている場合もある）。 □研究目的は看護学にとって意義あるものか。
方法	研究目的を達成するために適切な方法を用いているか，そのことを判断できる具体的な情報が示さ れているか。 1）**研究デザイン**（◯110 ページ，第 5 章） □研究目的に応じた適切な研究デザインか。 2）**研究対象**（◯155 ページ，第 6 章 B「標本の選択」） □研究目的に応じた適切な対象か。 □対象は適切に選択されたか。 □対象の選択基準が記載されているか。 □対象数（サンプルサイズ）は適切か。 3）**データ収集**（◯160 ページ，第 6 章 C「データ収集法」） □なにをどのように調査するか明確に記載されているか。 □研究目的を達成できるデータが収集されているか。 □データの信頼性または信用性を確保するための手続きがとられているか。 4）**データ分析**（◯190 ページ，第 7 章） □他者が追試できるように十分な情報が記載されているか。 □データに合わせた適切な分析方法がとられているか。 5）**倫理的配慮**（◯86 ページ，第 4 章） □倫理的配慮は十分であったか。
結果	研究目的および研究方法に応じた結果が必要十分に示されているか（◯266 ページ，第 9 章 A「研究 成果をまとめる」）。 □研究対象の概要が示されているか。 □得られた対象や実施された研究方法は適切であったか。 □方法で示された調査項目の結果が正確に示されているか（都合のよい情報だけ記載していないか）。 □著者の憶測を入れずに，事実だけが示されているか。
考察	研究結果を文献と照合し，研究目的を達成すべく論じられているか（◯266 ページ，第 9 章 A「研究 成果をまとめる」）。 □結果の解釈は正確であるか。 □研究結果，先行文献の見解，著者の解釈が区別して述べられているか。 □十分な文献に基づいて論じられているか。 □新しい知見とその意義について論じられているか。 □研究の限界と今後の課題が述べられているか。
論文全体	□タイトル，研究目的，研究方法，結果，考察に一貫性があるか。

クスと一緒に保存しておくとよい。

　ただし，文献クリティークの目的は，「その論文がよい論文かどうか」を知ることではなく，「その論文のどのような内容が自分の研究に役だつのか」を知ることにある。クリティークをして不足の少ない論文から得られた結果が，必ずしも自分の研究テーマに役だつとは限らない。逆に，クリティークをするといろいろ足りない部分がみられる論文であっても，自分の研究テーマには役だつこともある。

　文献クリティークによって得られた知識を組み合わせて，リサーチクエスチョンの提起につなげていく。自分のテーマを他者に説明し，リサーチクエスチョンを明らかにする作業が，次の項目で示す文献レビューに記述である。

　文献クリティークを適切に行うには，第4章（▶86ページ）〜第9章（▶266ページ）までの知識が必要となる。第9章の演習11（▶283ページ）に質的研究と量的研究の文献クリティークのワークと模範例を掲載したので，第9章まで学び終えたら挑戦してほしい。

G　文献レビューの記述

1　よい研究を始めるための文献レビュー

● **自分の研究を位置づける**　これから研究を始めるうえで行う文献レビューの目的は，これまでにわかっている学術的知識における自分の研究目的の「位置づけ」を明らかにすることである。つまり，研究テーマについて「これまでにわかっていること」と「まだわかっていないこと」を論理的にストーリーとしてまとめ，「だから自分（たち）はこのような研究をするのだ」というように研究目的を明確にするための作業である（▶34ページ，第2章「看護研究の始め方」）。

2　文献レビューの書き方

　文献レビューのストーリーをたてていくときには，一般的なこと（よく知られていること）から個別的なこと（自分のリサーチクエスチョン）へとしぼり込むようにするとわかりやすい。

　① **研究テーマの一般的な紹介**　まずは，研究テーマについての一般的な紹介を行う。たとえば，「これはどのようなものか」「どのようなときにおこるか」「どのような人におこるか」といった情報を使って，この研究がどのような分野のどのような問題に関係しているのかを明確にしていく。この一般的な情報は，同様の現象を扱う論文であれば似た内容になるため，自分が読みやすいと思った論文も参考にしながら[1]，自分が人に説明するときに自信をもってわかってもらえるような内容にできるとよい。

　② **わかっていることとわかっていないこと**　次に，その研究テーマではこれまでにどのような研究が行われてきたかを「わかっていること」「わかっていないこと」に分けて書いていく。ここでは，一般的な情報から少し掘り下げて，研究テーマに関係する研究の結果をいくつか紹介していく。これは，最終的に自分が研究したいと考えていることへの道筋をつける作業である。文献のクリティークを通して自分が利用できると考えた文献の内容をうまく組み合わせ，「これまでにこんなことやあんなことがわかっており，このテーマは重要である。しかし，このことについて調べている研究はまだ

　1）もちろん，文章をそのまま使えば盗用になる。あくまで参考とする。

なく，こういう調査をすることはとても意味がある」というように書いていくとよい。

　③ **研究目的の記述**　最後に，ここまでのストーリーを受けて，今回の研究目的について「なにを知るために，どのようなことを調べて，どのように

---

column　研究のヒント②　ほしい文献を見つける

　「先生，論文が見つからない」と学生はため息をつく。「そんなはずないけどな」と筆者が文献検索データベースに検索ワードを入力すると，100件近くの論文がリストアップされてくる。このようなことがよくある。

　学生がなかなか適切な論文を見つけられない理由は，いくつかあるようだ。

【理由1】テーマに関する知識の不足

　卒業論文作成のため(無理やり)テーマを決めたような場合，テーマに関する基本的な知識が不足しているために適切な検索ワードが設定できないことが多い。本来なら，教科書などを読み直して問題を整理すべきだが，教科書のどこに書いてあるか，さがせないこともあるだろう。そのようなときは，邪道かもしれないが一般的なWeb検索を行うことをおすすめする。

　たとえば「口腔ケア」を検索ワードに入れ，最初に出てきたサイトを読むと，「口腔ケアの定義」「口腔ケアの準備」「歯のケア」「粘膜のケア」「入れ歯のお手入れ」「口腔機能訓練」「食事の工夫」などが書かれている。内容は3割くらいしか頭に残らないかもしれないが，気にしないで次のサイトへ移る。

　次のサイトには先ほどのサイトの内容に加えて「口腔ケアを行う意義」が書かれている。先ほど理解した内容に新たな知識が加わる。しかしまだ，書いてあることのすべては理解できないだろう。それでも気にせず，その次のサイトへ移る。すると今度は介護が必要な高齢者の口腔ケアについて書かれている。徐々にサイトから得られる新たな知識は少なくなっていくが，これを繰り返し10くらいのサイトをめぐれば，そのテーマについて「わかっていること」「問題にされていること」の概要がわかるだろう。重要なことは繰り返し述べられるので頭に入ってくる。また，異なった解釈や問題点など，テーマに関したさまざまな情報を知ることができる。

　クリックするだけで，いままで知らなかった情報にふれることができ，どんどん世界が広がるから，それだけで楽しい。ただ，インターネットの記事は信頼性が低いのでうのみにせず，あくまでも文献検索データベースを検索する前の準備と考えよう。

【理由2】テーマと完全に合致する文献をさがしている

　「文献がない」と嘆く学生に多いのは，自分のリサーチクエスチョンに直接答えてくれる，つまり自分の研究テーマと同じことを扱った研究をさがそうとしていることである。そんな論文はそうない。あれば研究を進める必要はなくなってしまう。最初は，自分の設定したリサーチクエスチョンにとらわれてしまい，「木を見て森を見ず」状態に陥ってしまうこともあるが，文献レビューはまず森(＝全体像)を大まかにとらえることから始めよう。最初は，その分野ではなにがどこまでわかっているのかということを広く勉強するつもりで読んでいこう。

【理由3】検索ワードの設定が適切でない

　適切な文献が見つからない理由は，「検索ワードの設定」とその「組み合わせ」にもある。たとえば「脊髄損傷者の自己導尿時における清潔行動の検討」をテーマにしたとしよう。このテーマには「脊髄損傷」「自己導尿」「清潔行動」などのテーマのカギとなる言葉(キーワード)が含まれている。まずはこれらを単語ごとに検索してみよう。医中誌Webでこれらのキーワードを検索してみると，「脊髄損傷」26,591件，「自己導尿」2,086件，「清潔行動」81件が抽出される(2022年10月時点)。しかし，これらすべてを含む文献は0件になってしまう。どうすればよいか。

　「脊髄損傷」と「自己導尿」は単独ではテーマが広すぎるので，両者の検索結果をかけ合わせる。また，使える情報が豊富な文献をさがすため，しぼり込み条件で「原著論文」「解説・総説」「会議録を除く」「成人」を選択すると62件となる(同)。数が少ないので，これ以上のしぼり込みはせず，「脊髄損傷患者の自己導尿」についてどのような内容が話題になっているのか，抄録(要旨)を読んでみる。使えそうな文献はなかなか見つからないかもしれないが，がまんして読んでいく。知識がある量に達すると，ジグソーパズルがとけるようにそれらはつながり，テーマの全体像があらわれてくるはずだ。「求めよ，さらば与えられん」。文献レビューにおいて必要なのは「知りたい」ことを明確にし，試行錯誤して答えを求めていくことだろう。

評価するのか」がわかるように具体的に書いていく。ここで書く研究目的とは，この研究の根であり，ここから方法という幹を通してデータを集め，分析して，研究結果という花に結びつけていかなければならない。研究の根がしっかりしているかどうかで，きちんと花が咲くかどうかが決まってくる。

● **文献レビューが不十分な場合**　文献レビューがきちんとできていなければ，研究の目的をしぼることがむずかしくなり，適切なデータの収集方法を考えることができない。そのような方法で収集したデータは，リサーチクエスチョンを明らかにするための根拠にはできず，最終的には自分の疑問からずれた結果の考察をしなければならなくなる。こうなると論文の首尾一貫性も失われ，読者も「これはいったいなんの研究だったのだろう」と首をかしげることになってしまう。研究に費やす多大な努力を水の泡にしないためにも，とにかくていねいに文献レビューを行ってほしい。また，よい文献レビューは，最終的に論文の序論に活用することができるため，のちのちのためにもがんばろう。

3　研究目的を明確にする

　自分の研究目的を，簡単に土から抜けてしまわないような揺るぎない根とするためにも，文献レビューを書き終えたら，もう一度全体のストーリーを見直してみよう。誰かに一度読んでみてもらってもよい。ところどころに，「これは言いすぎかな」とか「なんとなく話がつながっていないな」という部分が見つかるだろう。このような状態では，研究目的は安定しない。そこにどんな情報が加われば，誰もが納得のできる内容になるかを考えてみよう。

　足りない情報は，最初の文献検索のときに自分が考えていなかった視点であることが多い。もう一度文献検索を行い，整理し，重要な文献のクリティークを行って，文献レビューに付け加えてみよう。そうすることで文献レビューが進み，少しずつ研究目的もわかりやすく明確になっていく。

　そのようにしてたてた研究目的は，きちんとした文献検討に裏づけられたものであり，揺らがない。そして，それはこれから研究を進めていくうえでのよい道標となるであろう。

参考文献
1. 大木秀一：文献レビューのきほん――看護研究・看護実践の質を高める．医歯薬出版，2013.
2. 佐藤淑子・和田佳代子：看護師のためのWeb検索・文献検索入門(JJNスペシャル)．医学書院，2013.

実際に文献検索をしてみよう

演習
3

「演習2」でたてた仮のリサーチクエスチョンについて文献検索を行う前に練習しよう。ここでは，読者の利用頻度が高いと想定される「医中誌Web」を使って検索方法を説明する。「【不眠】と【携帯電話の使用】との関係について調べたい」という動機で検索を行うと仮定する。

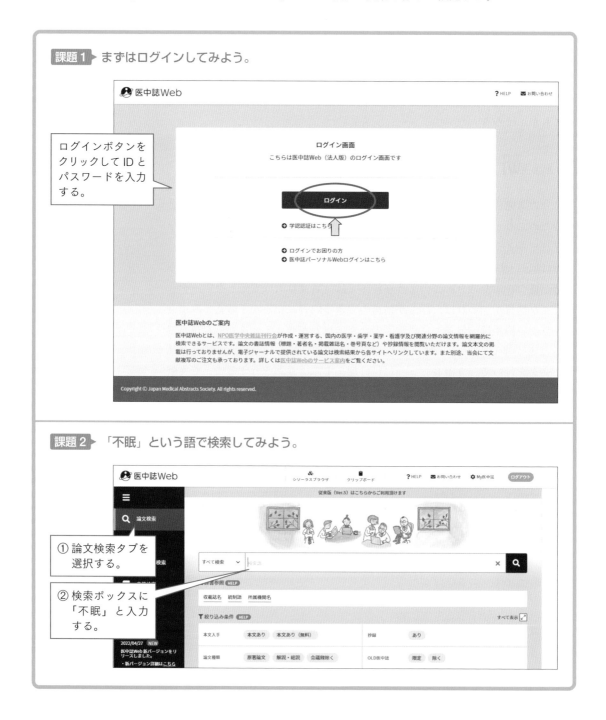

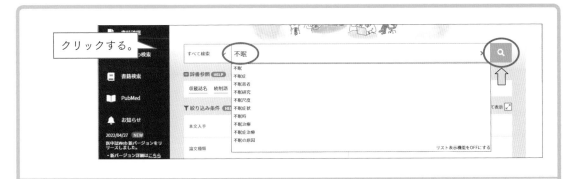

課題3 同様に「携帯電話」という語で検索を行ったあと，「AND検索」をしてみよう。

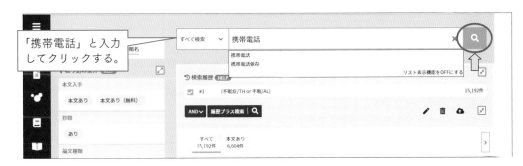

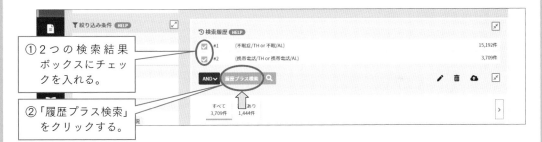

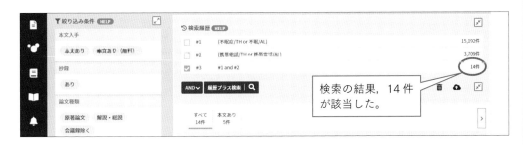

検索式について

　検索を実行したあと，履歴にはどのような条件で検索を行ったかを示す「検索式」が表示される。上記の「(不眠症/TH or 不眠/AL)」「(携帯電話/TH or 携帯電話/AL)」「#1 and #2」がそれにあたる。「TH」はシソーラス（統制語）を用いた検索結果，「AL」はすべてのフィールドにおける部分一致検索の結果を示す検索タグである。「and」や「or」は論理演算子の種類を示す。詳しくは医中誌 Web のヘルプを参照してほしい。

課題 4 ▶ もう少し多くの論文をさがせないか工夫してみよう。

課題の説明▼

　課題 3 の「14件」で終わりにせず，もう少し多くの論文をさがせないか工夫してみよう。調べたいテーマに関連した論文で，「不眠」や「携帯電話」ではなく別の言葉が使われているものが多数あるかもしれない。シソーラス（統制語）機能を活用して，より広い範囲の文献を検索しよう。

❶ シソーラスブラウザのタブを選択する。

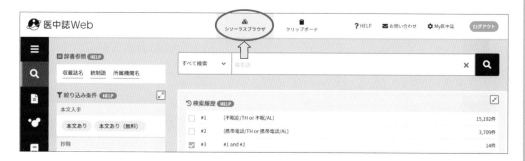

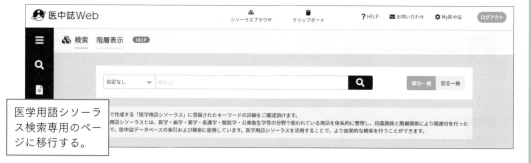

医学用語シソーラス検索専用のページに移行する。

「不眠」と入力して検索する。

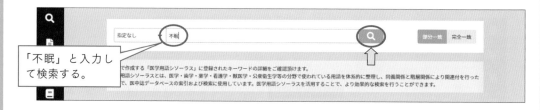

❷「不眠」という言葉が含まれるシソーラスとして4つが該当した。

該当したなかから自分の調べたいことをさがすのに役だちそうなシソーラスを選ぶ。ここでは「不眠症」が該当するだろう。

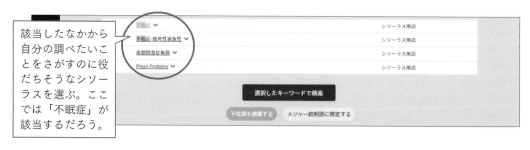

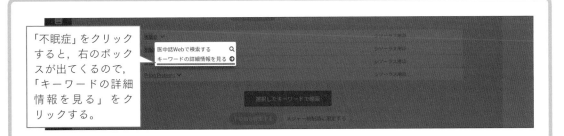

「不眠症」をクリックすると，右のボックスが出てくるので，「キーワードの詳細情報を見る」をクリックする。

❸ クリック後に表示された画面の中ほどにある「上位語・下位語」の部分を見る。そして，「不眠症」よりも上位に「自分が調べたい内容」に一致する語がないかを調べる。

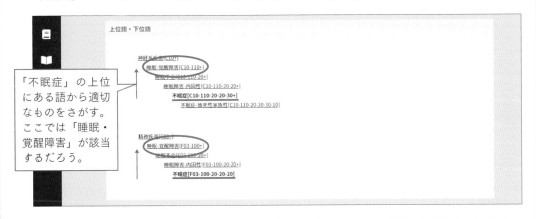

「不眠症」の上位にある語から適切なものをさがす。ここでは「睡眠・覚醒障害」が該当するだろう。

※「睡眠・覚醒障害」は「不眠」のシソーラスである「不眠症」の上位語であるため，「睡眠・覚醒障害」で検索すれば「不眠」の結果も含まれる。

❹「睡眠・覚醒障害」という語で再検索を行う。

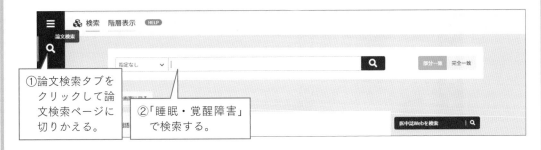

①論文検索タブをクリックして論文検索ページに切りかえる。

②「睡眠・覚醒障害」で検索する。

❺「睡眠・覚醒障害」と「携帯電話」の AND 検索を行う。

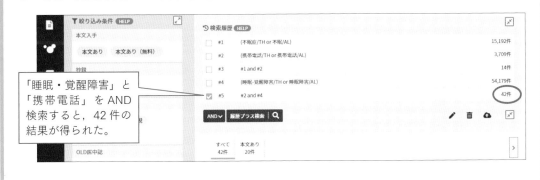

「睡眠・覚醒障害」と「携帯電話」を AND 検索すると，42 件の結果が得られた。

❻「携帯電話」という語でも❶〜❹と同じ作業を行ってみる。

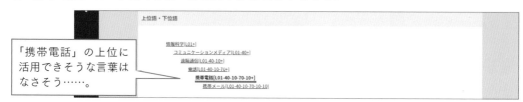

「携帯電話」の上位に活用できそうな言葉はなさそう……。

❼検索ボックスのリスト表示機能を使って，さらに検索に活用できる語がないか調べてみる。

検索ボックスに文字を入力すると，その文字で始まる候補がリストアップされる。試しに「携帯」と入れてみる。

このなかでは「携帯情報端末」が検索に使えそうである。

※シソーラスが活用できた場合も，活用できなかった場合も，さらに広い範囲から文献をさがすために，検索ボックスのリスト表示機能を使って，検索に使えそうな語をさがそう。

❽「携帯情報端末」で検索後，「携帯電話」の検索結果と「携帯情報端末」の検索結果を「OR検索」で合成する。

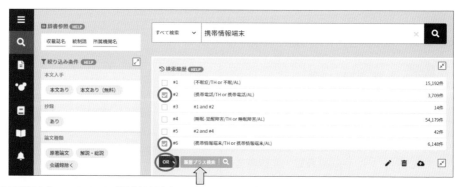

※リスト表示機能を使ってさがした「携帯情報端末」の検索結果は，「携帯電話」の結果を含まないため，「OR検索」で合成する必要がある。

❾「睡眠・覚醒障害」と「携帯電話 OR 携帯情報端末」で AND 検索を行う。

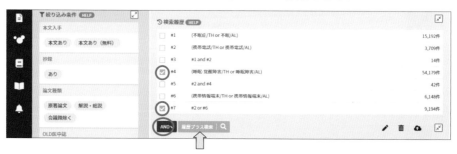

❿ 検索結果の該当件数を確認する。

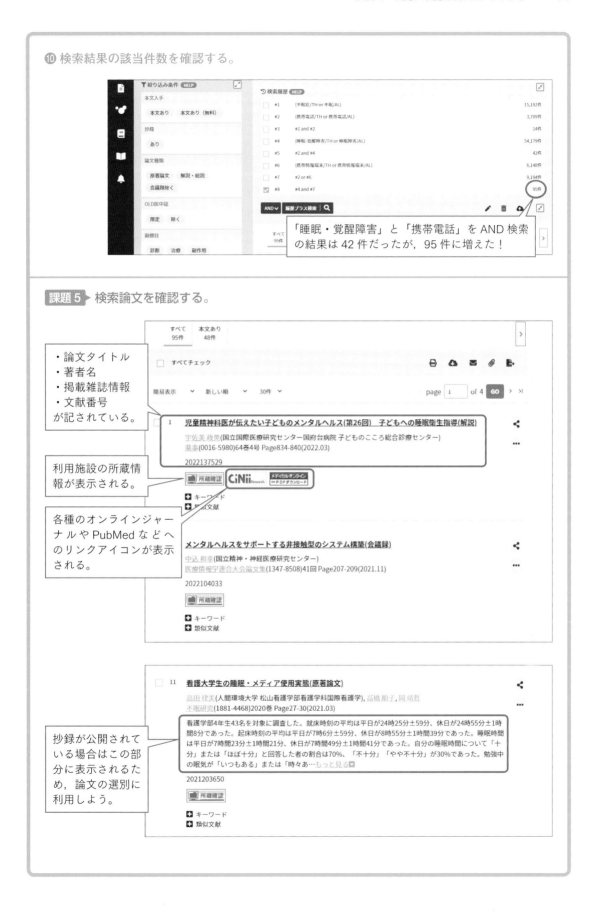

🔟 検索履歴 HELP

	#1	(不眠症/TH or 不眠/AL)	15,192件
	#2	(携帯電話/TH or 携帯電話/AL)	3,709件
	#3	#1 and #2	14件
	#4	(睡眠-覚醒障害/TH or 睡眠障害/AL)	54,179件
	#5	#2 and #4	42件
	#6	(携帯情報端末/TH or 携帯情報端末/AL)	6,148件
	#7	#2 or #6	9,194件
☑	#8	#4 and #7	95件

> 「睡眠・覚醒障害」と「携帯電話」をAND検索の結果は42件だったが，95件に増えた！

課題5 ▶ 検索論文を確認する。

・論文タイトル
・著者名
・掲載雑誌情報
・文献番号
が記されている。

> すべて 95件　本文あり 48件

□ すべてチェック

簡易表示　▼　新しい順　▼　30件　▼　　　　　　page 1 of 4 GO

1 **児童精神科医が伝えたい子どものメンタルヘルス(第26回) 子どもへの睡眠衛生指導(解説)**
宇佐美 政英(国立国際医療研究センター国府台病院 子どものこころ総合診療センター)
薬事(0016-5980)64巻4号 Page834-840(2022.03)
2022137529

利用施設の所蔵情報が表示される。

各種のオンラインジャーナルやPubMedなどへのリンクアイコンが表示される。

メンタルヘルスをサポートする非接触型のシステム構築(会議録)
中込 和幸(国立精神・神経医療研究センター)
医療情報学連合大会論文集(1347-8508)41回 Page207-209(2021.11)
2022104033

11 **看護大学生の睡眠・メディア使用実態(原著論文)**
髙田 律美(人間環境大学 松山看護学部看護学科国際看護学), 髙橋 殖子, 岡 靖哲
不眠研究(1881-4468)2020巻 Page27-30(2021.03)
看護学部4年生43名を対象に調査した。就床時刻の平均は平日が24時25分±59分、休日が24時55分±1時間8分であった。起床時刻の平均は平日が7時6分±59分、休日が8時55分±1時間39分であった。睡眠時間は平日が7時間23分±1時間21分、休日が7時間49分±1時間41分であった。自分の睡眠時間について「十分」または「ほぼ十分」と回答した者の割合は70%、「不十分」「やや不十分」が30%であった。勉強中の眠気が「いつもある」または「時々あ…もっと見る▽
2021203650

抄録が公開されている場合はこの部分に表示されるため，論文の選別に利用しよう。

■ キーワード
■ 類似文献

課題6 ▶ 気になる論文の詳細を確認しよう。

① 気になる文献が
あったら，タイト
ルをクリックする。

☐ 11　**看護大学生の睡眠・メディア使用実態(原著論文)**
高田 律美(人間環境大学 松山看護学部看護学科国際看護学), 高橋 順子, 岡 靖哲
不眠研究(1881-4468)2020巻 Page27-30(2021.03)

看護学部4年生43名を対象に調査した。就床時刻の平均は平日が24時25分±59分、休日が24時55分±1時
間8分であった。起床時刻の平均は平日が7時6分±59分、休日が8時55分±1時間39分であった。睡眠時間

② 詳細が表示
される。

看護大学生の睡眠・メディア使用実態
高田 律美(人間環境大学 松山看護学部看護学科国際看護学), 高橋 順子, 岡 靖哲
不眠研究(1881-4468)2020巻 Page27-30(2021.03)

論文種類：原著論文/比較研究

シソーラス用語：**質問紙法, 看護学生, *睡眠, テレビジョン, *嗜癖行動, マイクロコンピュータ, 看護大
学, チェックリスト, スマートフォン**

医中誌フリーキーワード：**画面を見ている時間, *インターネット依存**

チェックタグ：**ヒト; 成人(19〜44); 男; 女; 看護**

看護学部4年生43名を対象に調査した。就床時刻の平均は平日が24時25分±59分、休日が24時55分±1時
間8分であった。起床時刻の平均は平日が7時6分±59分、休日が8時55分±1時間39分であった。睡眠時間
は平日が7時間23分±1時間21分、休日が7時間49分±1時間41分であった。自分の睡眠時間について「十
分」または「ほぼ十分」と回答した者の割合は70%、「不十分」「やや不十分」が30%であった。勉強中
の眠気が「いつもある」または「時々ある」と答えた割合は77%であった。就床前1時間にネットやゲーム
を「いつもする」または「時々する」と答えたのは93%であった。スマホの1日あたり使用時間は平均4時
間12分±2時間34分、パソコンの1日あたり使用時間は平均2時間47分±1時間57分であった。インターネ
ット依存度テスト(IAT)で「問題あり」(40〜69点)と判定された者が47%いたが、「要治療」(70点以上)と
判定された者はいなかった。

2021203650

🖥 所蔵確認

➕ 類似文献

課題7 ▶ 気になる論文を選び，クリップボードに保存して印刷してみよう。

❶ 気になる論文にチェックを入れる。

チェックボックス
をクリックする。

☑ 11　**薬学部学生における生活習慣と睡眠障害の関係(原著論文)**
棚橋 嵩一郎(京都薬科大学 基礎科学系健康科学分野), 沼尾 成晴, 齋藤 博士, 長澤 吉則
京都薬科大学紀要(2435-4112)1巻2号 Page94-102(2020.10)

睡眠には心身の疲労を回復する働きがあり、その重要性から近年睡眠に関する科学的知見のさらなる蓄積
が求められている。そこで本研究では、薬学部学生における生活習慣と睡眠障害の関係を検討した。薬学
部学生115名(男性55名、女性60名)を対象とし、生活習慣として、運動習慣、朝食摂取頻度、夜食摂取頻
度、飲酒状況、喫煙状況、入浴状況、スマートフォン・タブレットの使用時間、およびカフェインの摂取
状況を調査するとともに、…もっと見る▤

❷ ページ上部にあるクリップボードボタンをクリックする。

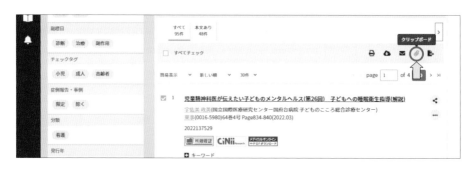

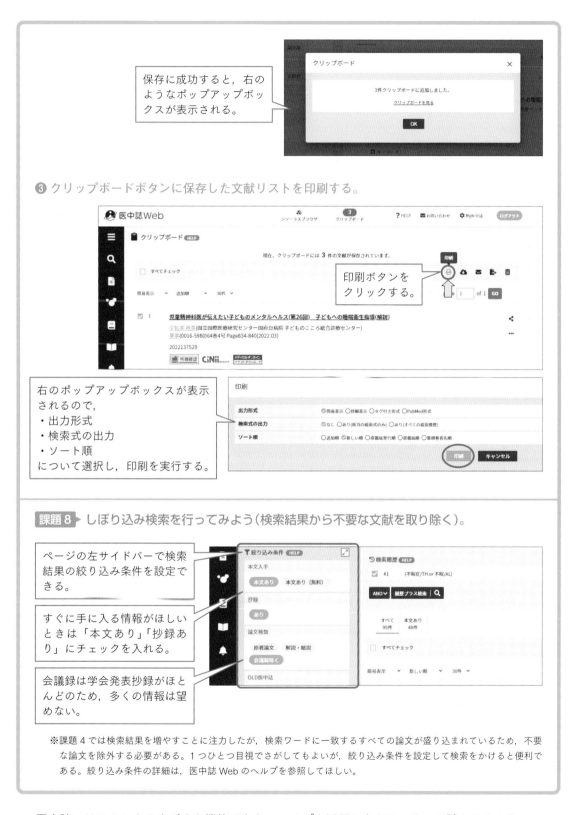

保存に成功すると，右の
ようなポップアップボッ
クスが表示される。

❸ クリップボードボタンに保存した文献リストを印刷する。

印刷ボタンを
クリックする。

右のポップアップボックスが表示
されるので，
・出力形式
・検索式の出力
・ソート順
について選択し，印刷を実行する。

課題 8 しぼり込み検索を行ってみよう（検索結果から不要な文献を取り除く）。

ページの左サイドバーで検索
結果の絞り込み条件を設定で
きる。

すぐに手に入る情報がほしい
ときは「本文あり」「抄録あ
り」にチェックを入れる。

会議録は学会発表抄録がほと
んどのため，多くの情報は望
めない。

※課題 4 では検索結果を増やすことに注力したが，検索ワードに一致するすべての論文が盛り込まれているため，不要
な論文を除外する必要がある。1 つひとつ目視でさがしてもよいが，絞り込み条件を設定して検索をかけると便利で
ある。絞り込み条件の詳細は，医中誌 Web のヘルプを参照してほしい。

医中誌にはほかにもさまざまな機能があり，ヘルプを活用しながらいろいろ試してみよう。
　文献検索は「技術」であり，繰り返し経験することによって上達する。研究のためだけに限らず，
レポートを書くときや興味深い情報に接したときなどに気軽に行ってみてもよいだろう。

演習 4 文献レビューを行って リサーチクエスチョンを精錬しよう

課題1 文献検索を行って，文献リストをつくってみよう。

課題の説明▼

　「演習2」でたてた仮のリサーチクエスチョンについて文献検索を行い，関連がありそうな文献を選び，文献リストをつくってみよう。

　まずは自分がたてたリサーチクエスチョンにどのような語が含まれているのかをみる。その語がとりあえずの検索ワードとなる。たとえば「高齢者の便秘を予防するためにはどんなケアが必要か」というリサーチクエスチョンをたてたとすれば，そこに含まれるのは「高齢者」「便秘」「予防」「ケア」である。このなかでリサーチクエスチョンの中心になるのは「便秘」であるから，最初は「便秘」で文献検索を行ってみよう（● 74ページ，演習3）。

課題2 文献を入手し，読んでみよう。

課題の説明▼

　文献リストを作成したら，本章 E-① 「文献の入手」（● 64ページ）を参考にして文献を入手し，実際に読んでみよう。

課題3 文献を整理してみよう。

課題の説明▼

　論文を読んだら，カード方式あるいはマトリックス方式で内容を整理してみよう。

　また，論文を読み進めていくなかで，もし新たに調べるべきことが見つかれば，その内容に関する用語を新たな検索ワードとして文献検索を繰り返し，文献整理表を充実させよう。

課題4 ▶ 文献をクリティークしてみよう。

課題の説明▼

　リストのなかからとくに重要と感じた論文を選び，70 ページの ▶ 表 3-3「文献をクリティークする際のポイント」を参考にしてクリティークを行ってみよう。

課題5 ▶ これまでの文献レビューの結果をふまえ，リサーチクエスチョンについて「わかっていること」「わかっていないこと」を明らかにしよう。

課題の説明▼

　クリティークを行ったら，リサーチクエスチョンについて「わかったこと」を文献整理表に書き足していこう。そして文献整理表を読み返しながら，リサーチクエスチョンについて「本当にわかっていないこと」はどのようなことかをもう一度考えよう。

課題6 ▶ 文献レビューを記述し，リサーチクエスチョンを精錬してみよう。

課題の説明▼

　自分の疑問について「わかっていること」と「わかっていないこと」が整理できたら，それらの知識を位置づけるために文献レビューを記述してみよう。一般的な情報から焦点をしぼるようにしてリサーチクエスチョンに関係する情報へと導き，これまでの研究で「いまだにわかっていないことはどのようなことか」について具体的に書き出してみよう。それが文献レビューを通して精錬されたリサーチクエスチョンである。

　今回の演習は，学生の皆さんがリサーチクエスチョンがどのように精錬されていくのかをイメージするためのものである。実際にリサーチクエスチョンを精錬させていく際は，文献検索をさらに何度も繰り返し，多くの文献を読み，「このテーマについてどのような質問を受けても答える自信がある」と言えるほど精通する必要がある。

　リサーチクエスチョンの精錬の次の段階は，「研究計画書の作成」である。精錬されたリサーチクエスチョンを解決するためには「具体的にどのようなことを調べて明らかにしていけばよいのか」を考えて書き出していくことになる。また，それは研究目的となり，「どのような方法で目的を果たすか」という研究方法の検討へとつながっていく。

第 **4** 章

研究における倫理的配慮

A　研究における倫理的配慮の原則

1　研究における倫理

1　倫理と倫理的行動

● **倫理とはなにか**　**倫理**と聞くと，かた苦しいイメージをいだく人もいるだろうが，倫理は人が社会を形成し生活していくうえで欠くことのできない規範であり，私たちは幼いころから倫理に関して繰り返し学んでいる。たとえば，「物を盗んではいけない」「うそをついてはいけない」などが，人として正しいあり方や正しい行為であると習い，お互いが気持ちよく過ごせるようにしている。

　このように倫理は，人と人がかかわる状況に必ず必要となり，私たちにとって身近な存在である。それでは，私たちは，すでに倫理的な行動がどういうものであるのかを十分に知っていて，そうしようと思えばいつでも倫理的な行動をとれるのだろうか。

● **関係性によって異なる倫理的行動**　人と人がかかわる状況は多種多様であり，人と人の関係性が異なれば，倫理的であるために必要となる具体的な行動も異なってくる。たとえば，看護実践という状況では，友だちどうしであれば考える必要のない，専門職としての立場をふまえた行動が必要となる。看護研究の多くは，患者や家族，看護師，看護学生といった人を対象として行われるため，人と人の関係性が生まれる。また，看護研究における人と人の関係性は，研究対象者と研究者という特別な関係性となり，それに応じた特別な倫理的配慮が必要となる。

2　研究倫理

● **人を対象とした研究のリスク**　看護研究は，科学的根拠に基づく実践（EBP，●20ページ，1章B-②「最良のケアの追求とEBP」）に欠くことができない重要な取り組みであり，最終的に患者への質の高い看護の提供を導く。しかし，人を対象とした研究は，多かれ少なかれ，対象者に不利益を与えるリスクを有している。たとえば，インタビュー調査のように，介入を伴わない研

究であっても，インタビューを受けた患者が「思い出すだけでもつらい。言葉にすると涙が出てくる」と感じてしまう事態をまねくこともある。

● **研究倫理の意義**　看護師の多くは，病^{やまい}に向き合う患者の気持ちを知りたい，もっと効果的な看護ケアを開発したいなど，患者のために真摯^{しんし}に研究に取り組んでいる。しかし，研究だからこそ必要となる倫理的な行動，あるいは，研究だからこそ生じる可能性の高い非倫理的な行動を学習することなしに，倫理的に研究を進めることがむずかしいのも事実である。「そんなつもりはなかったのに結果として対象者に負担をかけてしまった，研究者としてやってはいけないことをしてしまった」とならないように，研究にかかわる倫理（**研究倫理**）について十分に理解したうえで，研究に取り組むことが重要である。

3　研究倫理の誕生

● **なぜ研究倫理が生まれたか**　私たちが研究倫理について真剣に議論し，研究倫理にかかわる課題に取り組みつづけている背景には，人を対象とした医学研究のあり方の問題がある。今日の研究倫理に関する礎^{いしずえ}となっている指針には，ニュルンベルグ綱領，ヘルシンキ宣言，ベルモントレポートなどがあり，これらはすべて人を対象とした医学研究のありようをきっかけに議論され，医学の発展による人類への貢献と，人権の擁護の両立をはかるべく制定されてきた。

● **ニュルンベルグ綱領**　最も古い**ニュルンベルグ綱領**は，第二次世界大戦中に実施されたナチスの医学実験に端を発している。ナチスの医学実験では，戦争捕虜を強制的に低体温症実験に参加させ，低体温を生じさせる過酷な状況下に対象者を放置してデータを収集するなど，非道な実験がいくつも実施された[1]。戦後，このことが明るみに出て，1947年のニュルンベルグ綱領の制定につながった。

　ニュルンベルグ綱領は，医学の発展のために人を対象とした介入研究（人体実験）は必要であるという立場を前提として，人体実験が倫理的なものであるための条件を定め，その条件にのっとっているかどうかの審査が必要であると提起した。条件には，次の①〜⑤が含まれ，これらは今日まで欠けることなく受け継がれている。

①対象者の十分な理解に基づく自発的同意
②研究の科学的合理性と実行可能性
③身体的・精神的苦痛，障害などの回避
④研究における不利益を上まわる利益の確保
⑤対象者の途中辞退の保証

● **倫理原則は進化するもの**　看護研究でも同様に，これらの条件を満たし

1）Grove, S. K. et al. 著，黒田裕子ら監訳：バーンズ＆グローブ看護研究入門——評価・統合・エビデンスの生成，原著第7版．pp.143-144，エルゼビアジャパン，2015.

ていることが求められる。また，倫理的であるために満たすべき条件の本質はかわらなくても，時代の変化とともに条件を満たすための具体的な方法がかわったり，満たすべき条件が追加されたりしている。たとえば，世界医師会が1964年に提言した**ヘルシンキ宣言**は，人を対象とする医学研究の倫理原則であり，それ以降，今日まで，継続的に改訂が行われている。また，その後1979年には生物医学・行動研究における被験者保護のための国家委員会から**ベルモントレポート**が出された。これは，1979年に，医学研究にかかわらず人を対象とする研究全般を対象として，必要となる基本的な倫理原則とガイドラインを示したものである。看護の分野では，2003年に国際看護師協会（ICN）が看護研究に関して，善行，無害，忠誠，正義，真実，守秘という6つの倫理原則と，それらに導かれた4つの権利「危害を加えられない権利」「全面的な情報開示を受ける権利」「自己決定の権利」「プライバシーおよび匿名性，秘密が保護される権利」を示している。

　私たちは，つねに最新の世情や情報に敏感になり，その時代に応じて倫理的に研究を進めるための方法を議論し，学習しつづける必要がある。

４ 研究者倫理

● **研究者倫理への注目**　昨今，研究にかかわる不正行為が続発する状況を受けて，研究対象者の人権を擁護することを目的とした研究倫理に加え，研究者としての正しいありようを示した**研究者倫理**も注目されている。研究は，真実を探究し，新たな知を創造していく活動であり，研究者は，真実の探究に向けて真摯に取り組まなければならない。たとえば，データを捏造・改竄したり，他人の研究成果や論文の内容を盗用したりすることは，研究対象者に直接被害をもたらすことがなかったとしても，科学への信頼を失墜させてしまう（●plus「研究活動における不正行為」）。

● **研究における利益相反**　看護研究ではこれまであまり注意がはらわれてこなかったが，**利益相反（COI）**についても知識をもっておく必要がある。研究における利益相反とは，外部との経済的な利益関係などによって，研究で必要とされる公正かつ適正な判断がそこなわれる，またはそこなわれるので

---

plus	**研究活動における不正行為**

　近年，研究活動における不正行為が大きく取り沙汰されたことをふまえ，「研究活動における不正行為への対応等に関するガイドライン」が見直され，2014（平成26）年8月に公表された。捏造・改竄・盗用の特定不正行為について，学生への教育の推進が求められている。
・**捏造**：存在しないデータ，研究結果などを作成すること。
・**改竄**：研究資料・機器・過程を変更する操作を行い，データ，研究活動によって得られた結果などを真正でないものに加工すること。
・**盗用**：ほかの研究者のアイデア，分析・解析方法，データ，研究結果，論文または用語を当該研究者の了解または適切な表示なく流用すること。

はないかと第三者から懸念をいだかれかねない事態をさす。たとえば，ある企業が開発した看護用具の効果を調査する研究を看護師と当該企業が共同して行う際に，「看護師と企業が結託して自分たちの利益を優先し，よいデータだけ集めたり看護用具の不具合を隠したりしているのでは……」という疑念をいだかれることがないように，研究資金や研究組織など，看護師と企業がどこで・どのように・どの程度の関係をもっているのかについて詳細を提示し，透明性を確保しておくことが求められる。

●**ミスと不正**　困ったことに，「うっかりミス」（意図しない誤り）として悪意なく行ったことが，結果的に不正行為に該当してしまうこともある。「そんなつもりはなかった」のに倫理に反する行為をしてしまうことのないよう，研究倫理・研究者倫理ともに，倫理の原則を深く理解し，原則の遵守に向けた十分な対策を講じたうえで研究に取り組むようにしよう。

5 倫理審査

　多くの医療機関や研究機関などが**倫理審査委員会**を設置し，当該機関を使って実施される研究や当該施設に所属する者が実施する研究について，研究計画の倫理的妥当性と科学的合理性を審査している。倫理審査委員会は，各研究分野の専門的知識をもつ者，研究対象者の観点を含めて一般の立場から意見を述べられる者などから構成され，研究計画を多角的に，また公正に検討する。

　看護研究を実施する際には，基本的に，倫理審査委員会の承認を得る必要がある。ただし，重要なことは，単に倫理審査委員会の承認を得ることではなく，倫理的な問題を生じることなく研究を実施できることである。研究倫理審査を受ける過程を通して，多様な視点から倫理的配慮として必要となる具体的な行動を確認し，その後，実際に確実に取り組んでいくことが求められる。

2　遵守すべき倫理原則と擁護すべき権利

1 遵守すべき倫理原則

●**倫理原則とは**　**倫理原則**とは，人間の行動についてのさまざまな倫理的規範や評価に基本的な正当性を与えるものであり，私たちが倫理的に十分な配慮をして研究を実施しようとする際に，一般的な判断基準を与えてくれる。

●**4つの原則**　ベルモントレポート（1979年）[1]は，**人格の尊重**，**善行**，**正義**という3つの原則が，人を対象とする研究においてとくに重要であると提示している。ここでは，これらに**守秘の原則**❶を加えて人を対象とする研究において遵守すべき倫理原則とし，擁護すべき権利と合わせて次に示した。

▭ NOTE

❶**守秘について**
　守秘を人格の尊重，善行，正義と同格の原則として扱うか否かには議論の余地がある。しかし近年，プライバシーや個人情報をまもることに関する意識が高まり，これらは研究においても重要な視点であるため，ここでは守秘の原則として別に扱うことにした。

1）石井トク・野口恭子編著：看護の倫理資料集．第2版．p.96，丸善，2007．

◆ 人格の尊重 respect for persons

人格の尊重とは，対象の自律性を認めること，また，自律性の弱くなっている人の自律性をまもることを意味する。自律性とは，自分で深く考え，自分で決めて，自分の判断に基づいて行動できることである。対象の自律性を認めたり，自律性をまもったりするために，人を対象とする研究では，「情報を得る権利」「自己決定の権利」を擁護する配慮が必要となる。

◆ 善行 beneficence

善行とは，善いことを行うこと，**対象の福利（ウェルビーイング** well-being）**を確保するよう努める**ことを意味する。対象者に害を与えず，利益をできる限り大きくし，不利益をできる限り小さくするために，人を対象とする研究では，「不利益を受けない権利」「利益を得る権利」を擁護する配慮が必要となる。

◆ 正義 justice

正義とは，公正であることを意味する。新薬の開発の実験で，危険性の高い段階では所得の低い人たちを対象にし，安全性が確保されたら所得の高い人たちを対象にするといったことが行われたら，所得の低い人たちが不当に扱われていることになる。研究対象者がこのような不当な扱いを受けず，人としてあたり前の公平な扱いを受けられるように，人を対象とする研究では，「正当な扱いを受ける権利」を擁護する配慮が必要となる。

◆ 守秘 confidentialty

守秘とは，研究期間中に収集される可能性がある個人情報をもらさないことを意味し，人を対象とする研究では，「プライバシーの権利」「匿名の権利」を擁護する配慮が必要となる。

2 擁護すべき権利

次に，倫理原則に基づき，擁護すべき権利について具体的にみていこう。

◆ 情報を得る権利

情報を得る権利とは，研究対象者が，研究に参加するかどうかを決めるために，研究目的・意義，研究方法，対象者に選ばれた理由，研究への参加によって受けるよい影響やわるい影響，質問の機会を得る方法，研究参加に同意する方法や参加を辞退する方法，プライバシー擁護や個人情報保護の方法，研究成果の公表方法，データの保管や破棄方法，研究者の所属や連絡先などについて，十分な情報を得る権利を意味する。

研究者は，これらの内容について，当然ながら都合のわるいことを隠したりせず，本当のこと，真実を伝えなければならない。また，これらの内容を，どの程度の量で，どのように伝えているかも重要である。専門用語を多用し

て一方的に伝えているだけでは，研究者側からみた情報の伝達にすぎず，対象者側からみた**情報の獲得**(情報の理解)にはならない(情報を得る権利を保障する方法である依頼書の書き方については◯98ページ)。

◆ 自己決定の権利

● **自己決定の権利の保障**　**自己決定の権利**とは，研究対象者が研究に参加するかどうかを誰からも強制されることなく，自分自身で決める権利を意味する。研究者は，研究対象者が，研究に関する十分な情報を得たうえで，研究に参加するかどうかを自発的に決められるように**インフォームドコンセント❶**に努めなければならない。

　一方，看護研究の対象者のなかには，自己決定の能力を獲得する途中にある子どもや，疾患のために自己決定の能力を部分的または完全に失っている人たちも含まれる。その場合も，対象者の状況に合わせて，情報を得る権利，自己決定の権利を最大限に擁護するよう**インフォームドアセント❷**に努めるとともに，対象者が自己決定できないことによって不利益をこうむることのないように，考慮する必要がある(◯102ページ，C「特別な配慮が必要な場合の対応」)。

● **研究辞退の保障**　自己決定の権利の保障には，いったん研究への参加に同意したあとでも，参加を辞退したいときにはいつでも辞退できることを保障することも含まれる。研究者は，対象者の自発的意思を尊重し，研究辞退によってなんら不利益をこうむることのないように留意しなければならない(◯99ページ，B-②「同意のとり方」)。

● **データ収集段階における権利の保障**　対象者が研究への参加を自発的に決定していたとしても，対象者に説明することなくデータを収集したり，対象者に説明した目的以外にデータを使用したりすることは，自己決定の権利の侵害，また，あとに述べる**守秘の原則**の逸脱にあたる。

　一方，研究のなかには，対象者が研究内容を知ってしまうと正確なデータをとれなくなるものがある。たとえば，新しい看護ケアの効果を明らかにする研究において，対象者が，新しい看護ケアを受ける介入群になるのか，従来の看護ケアを受けるコントロール群になるのかを知ってしまう場合である。このような場合は，どちらの群に割りあてられたのかを対象者に知らせないことが多い。研究者は，どちらの群に割りあてられるのかを対象者に知らせないまま研究を行うことについて，あらかじめ対象者に説明し，対象者が納得して研究に参加できるようにする必要がある。

　このように研究者は，対象者に対して，あらゆる場面でつねに**誠実**であることが求められる。

◆ 不利益を受けない権利

● **不利益を受けない権利の保障**　**不利益を受けない権利**とは，対象者が，その研究に参加することで，身体的・心理的・社会的な問題や苦痛を引きおこされないことを意味する。たとえば，卒業研究に取り組む学生のストレス

の変化を調べる研究を行うとしよう。そして，卒業研究の期間中，毎日，ストレスに関するアンケートに答えてもらうことにしたとする。この研究方法には，倫理的な問題はないだろうか。卒業研究によるストレスより，毎日アンケートに答えるストレスのほうが高く，研究への参加が対象者に大きな負担をかける，すなわち，対象者が不利益を受けるとも判断できるのではないだろうか。

　本当に，その方法をとらなければ，卒業研究に取り組む学生のストレスの変化を明らかにできないのか，不利益を受けない権利を保障するために，ほかにどのような方法が考えられるのかを十分に吟味する必要がある。

●**権利保障の対象者**　また，不利益を受けない権利に関しては，研究対象者以外にも，考慮しなくてはならない対象者がいる。たとえば，研究に用いた尺度の開発者や引用した論文の著者である。このような開発者や著者は，**著作権**をもっている。研究にあたっては，著作権を侵害し，著者が不利益をこうむることのないように，尺度の使用許諾を得たり，論文を適切に引用したりする必要がある。

●**研究の意義・独自性との関係**　さらに，不利益を受けない権利を保障するために，必要な視点がある。それは，**研究の意義・独自性**である。すでに活用可能な研究成果があるにもかかわらず類似した研究を行うことは，不必要な研究への参加を求められたという点で対象者への不利益となる。研究を行う際に，綿密で徹底的な文献検討を行い，研究の意義と独自性を明らかにすることは，研究対象者の不利益を受けない権利の保障につながる。

◆ 利益を得る権利

●**利益を得る権利の保障**　**利益を得る権利**とは，対象者が研究に参加することで，なんらかの利益を得ることを意味する。たとえば，心疾患をもつ子どもの母親がかかえる悩みとその対処方法を明らかにするために，数名の母親を対象にグループインタビューを実施したとしよう。母親は，グループインタビューのために，1時間の時間的拘束を受けた。これは，研究参加に伴う不利益である。しかし，母親は，グループインタビューに参加することによって，日ごろの悩みを打ち明け，同じ境遇にある母親と悩みを分かち合うとともに，自分が行ってこなかった対処方法を知ることができたため，研究に参加してよかったと話してくれた。これは，対象者が不利益をこえる利益を得たことを意味する。

●**間接的な利益**　一方，研究の内容によっては，研究対象者に直接，利益を返せないこともある。たとえば，在宅酸素療法を受けている患者の家族がかかえる困難をアンケート調査で明らかにした研究の場合，研究に協力した家族が得る直接的な利益は乏しい。しかし，家族がかかえる困難が明らかになることによって，看護ケアの開発につなげることができる。これは，研究対象者への間接的な利益と考えられる。

◆ 正当な扱いを受ける権利

　たとえば，がん性疼痛を緩和する新しい看護ケアを開発し，介入の効果を実証する研究を実施したとしよう。グループAを介入群，グループBを対照群としたとき，研究者としては，グループAのほうがグループBよりも疼痛が緩和されたという結果を期待している。そのため，看護師と関係性が良好な患者をグループAに割りつけたとしたら，グループBの患者は不当な扱いを受けたことになる。研究者は，そのような作為なく，患者をグループAとグループBに割りつける必要がある。また，グループBには，通常の看護ケアを保障するとともに，グループBの患者が望んだ場合，研究後に，新しい看護ケアも受けられる体制を整えておくなどの配慮が必要である。

◆ プライバシーの権利

　プライバシーの権利とは，研究への参加によって，対象者が勝手に私生活を知られない権利，自分についての情報をコントロールする権利を意味する。たとえば，インタビューによるデータ収集を行う場合，他者にインタビュー内容がもれることのないように，個室を準備する必要がある。また，インタビューの途中で世間話になり，対象者の好物や家族などについての情報を得たとしても，研究に関係のない情報を記録に残したり，誰かにしゃべったりしてはならない。

　インタビュー内容を録音する場合は，必ず対象者の許可を得て，どのような情報を，いつまで・どこに・どのように管理するのか，その情報にアクセスできる研究者は誰なのか，いつ・どのように処分されるのかについても対象者に説明し，対象者が，自分のどのような情報をどのように扱われるのかを理解したうえで，研究に協力できるように配慮する必要がある。また，研究者は，対象者に説明したとおりの方法を用いて，個人情報を管理しなければならない。

◆ 匿名の権利

　匿名の権利とは，対象者が自分を特定されない配慮を受ける権利を意味する。たとえば，記名式のアンケート調査やインタビュー調査など，個人情報が含まれるデータを扱う際には，なるべく早期の段階で，個人が特定されないかたちにデータを加工する必要がある。

●**匿名化**　たとえば，個人や施設などを特定できる情報を削除したり記号化したりして，対象者の個人情報とデータを結びつけられないようにする。具体的には，研究対象者の鈴木さんに「0001」という番号を割りあて，鈴木さんから収集したデータにはすべて「0001」をつけて分析し，高橋さんには「0002」を割りあて，高橋さんから収集したデータにはすべて「0002」をつけて分析する（●202ページ，第7章B-②「データの入力」）。記号化する際には，個人情報をまったく関係のない記号におきかえることが重要である。たとえば，鈴木さんに「S」，高橋さんに「T」を割りつけることは避けたほうがよ

い。

● **匿名化の種類**　個人が特定されないかたちへのデータ加工には，「鈴木さんには 0001 を割りあてた」という情報を残さず，たとえ研究者であっても対象者とデータを結びつけられないように加工する場合や，個人が特定されないかたちにデータを加工する一方，「鈴木さんには 0001 を割りあてた」という情報は残し，必要に応じて対象者とデータを結びつけられるようにする場合がある。後者は，追加データをとり，最初のデータと結びつけることを想定している場合，対象者から研究参加辞退の申し出があった際にデータの破棄に対応するために必要な対処である。

3 研究倫理に関するガイドライン

● **看護研究に活用できるガイドライン**　看護研究に取り組む看護師が活用できる複数の倫理指針やガイドラインが開発・公表されており（●表 4-1），看護研究に取り組む際，研究計画書の作成段階や，研究の実施段階，研究の公表段階のいずれにおいても，これらを行動指針として活用できる。このうち，日本看護協会から 2004 年に出された「**看護研究における倫理指針**」（●96 ページ，表 4-2）および，日本学術会議から 2013 年に出された「**科学者の行動規範―改訂版―**」（●97 ページ，表 4-3）の抜粋を一例として掲載する。これらの指針に自分が取り組む研究を照らし合わせて，どのように行動すればよいのかを具体的に計画し，実施することが求められる。

● **具体的な研究手順の作成**　ここでポイントとなるのが，「具体的に」という点である。たとえば，「**看護研究における研究倫理チェックリスト**」（日本看護協会，2004 年）の項目「研究対象者の個人情報保護（匿名性の確保）の方法は十分か」について，がん化学療法を受けた患者を対象としたインタ

---

plus	**対象者のデータ取り扱いの注意点**

- ・基本的にデータや資料を外部に持ち出さない。データをプリントアウトしたり，USB メモリなどの電子記憶媒体に保存したりして外部に持ち出すと，紛失する危険がある。やむをえず持ち出す場合は，セキュリティを厳重に管理する。
- ・第三者の目にふれさせない。紙のデータは厳重に保管し，デジタルデータのファイルにはパスワードを設定する。さらに，人前で読まないなど，第三者に知られる可能性を排除する。
- ・データを外部とやり取りする際は，データファイルにパスワードをかけて保存した電子記憶媒体やデータをプリントアウトした紙媒体を書留で郵送する。データファイルのメール添付やファクシミリによる送信は誤送信のリスクがあるため避ける。
- ・研究終了後は一定期間保管後（通常，研究終了後 5 年間），データを破棄する。紙媒体はシュレッダーにかけ，データファイルは完全に消去する（パソコンのゴミ箱に入れたままにしない）。

○表 4-1　看護研究に活用できる倫理指針・ガイドライン

1947 年	ニュルンベルグ綱領
1953 年	国際看護師協会：ICN 看護師の倫理綱領（2000 年，2021 年に改訂）
1964 年	ヘルシンキ宣言（以後，今日まで順次改訂）
1979 年	ベルモントレポート
1988 年	日本看護協会：看護婦の倫理規定（2021 年　看護職の倫理綱領に改定）
2003 年	国際看護師協会：看護研究のための倫理ガイドライン
2004 年	日本看護協会：看護研究における倫理指針
2013 年	日本学術会議：科学者の行動規範－改訂版－
2014 年	文部科学省，厚生労働省：人を対象とする医学系研究に関する倫理指針
2014 年	文部科学大臣　研究活動における不正行為への対応策に関するガイドライン
2015 年	日本学術振興会：科学の健全な発展のために──誠実な科学者の心得
2015 年	文部科学省，厚生労働省：人を対象とする医学系研究に関する倫理指針ガイダンス（2017 年に一部改訂）
2021 年	文部科学省，厚生労働省，経済産業省：人を対象とする生命科学・医学系研究に関する倫理指針（2022 年一部改正）
2021 年	文部科学省，厚生労働省，経済産業省：人を対象とする生命科学・医学系研究に関する倫理指針ガイダンス（2022 年一部改正）

ビュー調査を例に考えてみよう。

　IC レコーダーに録音したインタビュー内容には，がんの部位，治療を受けた時期・治療内容，入院した病棟名，家族の反応，特定の医師や看護師との対話内容など，個人を特定できる情報が含まれている可能性が高い。対象者の個人情報を保護するためには，個人情報を匿名化したデータを作成する必要があり，その具体的な手順を事前になるべく詳細に立案しておかなければならない。

　そのためには以下に示すような 5W1H にそい，計画をたてるとよい。

　　誰が（Who）…………研究代表者である看護師 A が
　　なにを（What）………IC レコーダーの録音データを
　　いつ（When）………インタビュー後 1 週間以内に（あるいはなるべくすみやかに）
　　どこで（Where）……B 病院内の研修室 C で
　　なぜ（Why）…………対象者の個人情報を保護するために
　　どのように（How）…録音内容を他者に知られないように工夫し（例：録音内容の再生時にイヤホンを用いる），セキュリティ機能を確保したパソコンを用いて，録音内容から逐語録❶を作成する際に個人情報をすべて任意の記号におきかえる。録音内容と対象者の照合は，別途作成した対応表を用いて行う。

　また，このように匿名化した逐語録をどのように管理・処理するのかについても，5W1H を用いて具体的に計画しておく必要がある。

NOTE

❶逐語録
　録音したインタビューなどの内容を一言一句，文字にした記録。

●表 4-2　**看護研究における研究倫理　チェックリスト**

看護者は，研究計画・実施に際し，少なくとも下記の項目について倫理的配慮が十分なされているか自己吟味することが必要である。

基本的な事項（研究全体を通して）

☐　対象者の安全および人権の擁護，特に研究に関する知る権利・自己決定の権利に対する配慮ができているか？

☐　個人情報や秘密の保持などプライバシーに配慮できているか？

☐　通常の実践家と研究者の役割・活動を明瞭に区別することができているか？

☐　専門的知識，研究方法，研究の意義等の吟味，文献検討は十分行われているか？

研究計画書

☐　倫理的配慮が明記されているか？

☐　研究によって得られる利益（協力者・社会）と不利益のバランスが検討されているか？

☐　予測される研究対象者の不利益・不自由・リスク等を最小にする方法を講じているか？

☐　研究対象者の選定手続きの公平さは保たれているか？

☐　研究対象者の個人情報保護（匿名性の確保）の方法は十分か？

☐　研究協力依頼書や同意を得る方法が明記され，同意書が添付されているか？

☐　研究参加の拒否により研究対象者に不利益がないことが実質的に保障されているか？

☐　研究対象者の責任・判断能力に応じて，代諾者の同意を得る方法は明示されているか？

研究依頼書・同意書

☐　研究の目的・内容・手順がわかりやすく，適切に説明されているか？

☐　研究協力に伴う不快，不自由，不利益，リスクなどが説明されているか？

☐　いつでも参加を拒否，辞退でき，それによる不利益はないことが説明されているか？

☐　研究対象者からの質問に応える準備が説明され，連絡方法が説明されているか？

☐　研究対象者の匿名性，個人情報がどのように守られるか説明されているか？

☐　研究結果の公表方法について説明されているか？

☐　同意書には，研究の説明，日付および研究対象者の署名欄が記されているか？

☐　同意書のひとつを研究対象者に渡しているか？

データ収集中およびその後

☐　データ収集中も，断る権利を保障できているか？

☐　実践家としての第一義的な責務を果たし，ケア優先でデータ収集を行っているか？

☐　研究対象者に不利益がないように最善を尽くしているか？

☐　データや資料を厳重に管理し，個人情報の保護に努めているか？

☐　有効な看護方法が明らかになった時には，その看護を提供できるように配慮しているか？

研究の公表（論文・発表）

☐　対象者に対して行った倫理的配慮を明記しているか？

☐　個人や対象集団の特定につながる情報の記載はないか？

☐　文献，使用した測定用具・モデルについては引用を明記しているか？

※注意：各々の項目をチェックする際は「看護研究における倫理指針」を参照すること

（日本看護協会：看護研究における倫理指針．2004 による）

◦**表4-3　科学者の行動規範**

Ⅰ. 科学者の責務

（科学者の基本的責任）

1　科学者は，自らが生み出す専門知識や技術の質を担保する責任を有し，さらに自らの専門知識，技術，経験を活かして，人類の健康と福祉，社会の安全と安寧，そして地球環境の持続性に貢献するという責任を有する。

（科学者の姿勢）

2　科学者は，常に正直，誠実に判断，行動し，自らの専門知識・能力・技芸の維持向上に努め，科学研究によって生み出される知の正確さや正当性を科学的に示す最善の努力を払う。

（社会の中の科学者）

3　科学者は，科学の自律性が社会からの信頼と負託の上に成り立つことを自覚し，科学・技術と社会・自然環境の関係を広い視野から理解し，適切に行動する。

（社会的期待に応える研究）

4　科学者は，社会が抱く真理の解明や様々な課題の達成へ向けた期待に応える義務を有する。研究環境の整備や研究の実施に供される研究資金の使用にあたっては，そうした広く社会的な期待が存在することを常に自覚する。

（説明と公開）

5　科学者は，自らが携わる研究の意義と役割を公開して積極的に説明し，その研究が人間，社会，環境に及ぼし得る影響や起こし得る変化を評価し，その結果を中立性・客観性をもって公表すると共に，社会との建設的な対話を築くように努める。

（科学研究の利用の両義性）

6　科学者は，自らの研究の成果が，科学者自身の意図に反して，破壊的行為に悪用される可能性もあることを認識し，研究の実施，成果の公表にあたっては，社会に許容される適切な手段と方法を選択する。

Ⅱ. 公正な研究

（研究活動）

7　科学者は，自らの研究の立案・計画・申請・実施・報告などの過程において，本規範の趣旨に沿って誠実に行動する。科学者は研究成果を論文などで公表することで，各自が果たした役割に応じて功績の認知を得るとともに責任を負わなければならない。研究・調査データの記録保存や厳正な取扱いを徹底し，ねつ造，改ざん，盗用などの不正行為を為さず，また加担しない。

（研究環境の整備及び教育啓発の徹底）

8　科学者は，責任ある研究の実施と不正行為の防止を可能にする公正な環境の確立・維持も自らの重要な責務であることを自覚し，科学者コミュニティ及び自らの所属組織の研究環境の質的向上，ならびに不正行為抑止の教育啓発に継続的に取り組む。また，これを達成するために社会の理解と協力が得られるよう努める。

（研究対象などへの配慮）

9　科学者は，研究への協力者の人格，人権を尊重し，福利に配慮する。動物などに対しては，真摯な態度でこれを扱う。

（他者との関係）

10　科学者は，他者の成果を適切に批判すると同時に，自らの研究に対する批判には謙虚に耳を傾け，誠実な態度で意見を交える。他者の知的成果などの業績を正当に評価し，名誉や知的財産権を尊重する。また，科学者コミュニティ，特に自らの専門領域における科学者相互の評価に積極的に参加する。

Ⅲ. 社会の中の科学

（社会との対話）

11　科学者は，社会と科学者コミュニティとのより良い相互理解のために，市民との対話と交流に積極的に参加する。また，社会の様々な課題の解決と福祉の実現をはかるために，政策立案・決定者に対して政策形成に有効な科学的助言の提供に努める。その際，科学者の合意に基づく助言を目指し，意見の相違が存在するときはこれを解り易く説明する。

（科学的助言）

12　科学者は，公共の福祉に資することを目的として研究活動を行い，客観的で科学的な根拠に基づく公正な助言を行う。その際，科学者の発言が世論及び政策形成に対して与える影響の重大さと責任を自覚し，権威を濫用しない。また，科学的助言の質の確保に最大限努め，同時に科学的知見に係る不確実性及び見解の多様性について明確に説明する。

（政策立案・決定者に対する科学的助言）

13　科学者は，政策立案・決定者に対して科学的助言を行う際には，科学的知見が政策形成の過程において十分に尊重されるべきものであるが，政策決定の唯一の判断根拠ではないことを認識する。科学者コミュニティの助言とは異なる政策決定が為された場合，必要に応じて政策立案・決定者に社会への説明を要請する。

Ⅳ. 法令の遵守など

（法令の遵守）

14　科学者は，研究の実施，研究費の使用等にあたっては，法令や関係規則を遵守する。

◖表4-3(つづき)

（差別の排除）	
15	科学者は，研究・教育・学会活動において，人権，ジェンダー，地位，思想・信条，宗教などによって個人を差別せず，科学的方法に基づき公平に対応して，個人の自由と人格を尊重する。
（利益相反）	
16	科学者は，自らの研究，審査，評価，判断，科学的助言などにおいて，個人と組織，あるいは異なる組織間の利益の衝突に十分に注意を払い，公共性に配慮しつつ適切に対応する。

（日本学術会議：科学者の行動規範−改訂版−. 2013による）

B　研究における依頼と同意

　研究を行うにあたっては，研究対象者に書面で依頼を行い，同意を得る。

1　依頼の仕方

● **倫理原則と依頼書**　依頼書は，遵守すべき4つの原則のうち，「人格の尊重」にかかわる「情報を得る権利」を擁護するために，非常に重要なツールである。A節でも述べたインフォームドコンセントは，説明と同意と訳されることが多いが，重要な点は説明と同意の間であり，研究者は，対象者が説明を受けて，「十分に理解したうえで」同意の諾否を決定できるように，配慮しなければならない。したがって，対象者の特性に合わせて，対象者が理解しやすい体裁にして依頼書を作成することが大切である。

● **依頼書における配慮と工夫**　たとえば，依頼書に「この研究は，背面開放座位が意識障害患者の廃用症候群の改善に与える影響を明らかにすることを目的としています」と記載されていた場合を考えてみよう。もし，この研究の対象者が看護師の場合，背面開放座位，意識障害患者，廃用症候群といった専門用語を十分に理解できると考えられるため，このような記載は妥当である。しかし，これが意識障害患者を対象とした研究であり，その家族に対して説明する場合は，内容が十分に伝わらない可能性が高い。また，意識障害患者という表現が，家族の気持ちを傷つける可能性もある。

　そのため，たとえば「ベッドに寝たままの状態は，からだがもっているはたらきを弱め，さまざまな悪影響を及ぼします。この研究は，意識がはっきりせずベッドに寝たままのことが多い患者の皆さまに対して，背中をベッドから離して座る姿勢をとることによって，からだへの悪影響をどの程度減らせるのかを明らかにすることを目的としています」といったように，専門用語を避けてわかりやすく伝える必要がある（◖図4-1）。

　また，簡潔に書く，見出しをつける，箇条書きにする，行間をあけるなど，読みやすさの追求も重要である。対象者が高齢者の場合は文字を大きくする，子どもの場合は漢字に読みがなをふるなど，対象者の特性に応じた工夫も必要である。

　依頼書の記載内容について◖100ページ図4-2に一例を示した。

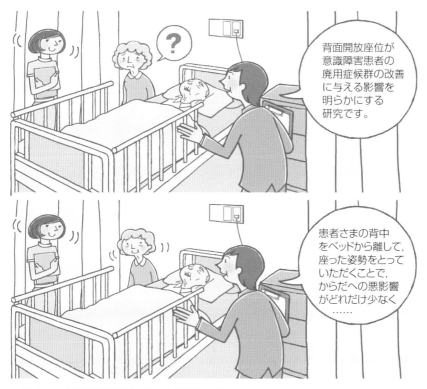

> 背面開放座位が意識障害患者の廃用症候群の改善に与える影響を明らかにする研究です。

> 患者さまの背中をベッドから離して，座った姿勢をとっていただくことで，からだへの悪影響がどれだけ少なく……

◉図 4-1　対象者の特性に合った説明をする

2 同意のとり方

1 十分なインフォームドコンセントと強制力の徹底的な排除

● **倫理原則と同意**　同意のとり方は，遵守すべき 4 つの原則のうち，「人格の尊重」にかかわる「自己決定の権利」を擁護するために非常に重要となる。対象者が自分で深く考え，自分で決めて，自分の判断に基づいて行動できるように，研究者は，研究参加に関する十分な情報を伝え理解してもらうことを前提とし，研究参加に向けた強制力を徹底的に排除するように配慮しなければならない。

● **同意における配慮と工夫**　たとえば，糖尿病患者に対する新しい患者教育の効果を明らかにするために，10 名の患者に集まってもらい，研究について十分な説明を行ったうえで協力を依頼し，その場で研究協力の是非について確かめたとしよう。これは，倫理的に問題がある方法だろうか。

　実は，このように，その場で同意を求める方法は，倫理的な問題を生じさせる可能性がある。ほかの患者が研究協力に同意するのを見たら自分も同意しないと看護に差をつけられてしまうのではないかと不安になるおそれがあるし，研究内容を十分に理解できないままに同意してしまうおそれもあるか

「リハビリテーションの継続を支える要因」に関する研究参加のお願い①

②冒頭にあいさつ文を入れることもある。

①研究課題を記載
※研究参加への依頼書であることを明記する。

【全体】目的，方法，倫理的配慮など，見出しをつけて箇条書きにしてもよい。

○○○○○○②

　私は，○○病院のリハビリテーション（リハビリ）病棟で看護師をしている神奈川優子と申します。③リハビリに取り組む患者の皆さまとかかわるなかで，リハビリを続けることがとても大切であること，また，大変であることを実感してきました。④そこで，リハビリの継続を支える要因を明らかにし，よりよい看護につなげたい⑤と考えました。

③研究者の所属，氏名などを記載。ただし，依頼書のなかに記載があれば必ずしも最初に入れる必要はない。

④研究の背景や意義を記載

⑤研究目的を記載

　リハビリ外来に通われている皆さまに，どのようなことがリハビリを続ける支えになっているのかをインタビューさせていただきたいと思っております。答えたくない内容には答えていただく必要はありません。インタビューの時間は30分から1時間程度であり，場所は，対象者の皆さまと相談のうえ，プライバシーを確保できる利便性のよい個室を準備します。また，面接日は相談のうえ，決定いたします。⑥

⑥研究方法を記載
※期間，方法，内容，利益，不利益，リスクなど

　研究への参加は自由であり，参加されなくても，リハビリの質がかわるといった不利益をこうむることはいっさいありません。⑦また，いったん参加に同意されたあとでも，いつでも研究参加を辞退することができます。それによって不利益をこうむることはありません。同封の同意撤回書を研究者に郵送してください。⑧インタビュー後に研究参加を辞退された場合は，データを削除いたします。インタビュー内容は，許可を得てから録音させていただきます。データは厳重に管理し，個人が特定されないかたちにして分析します。⑨また，個人が特定されないかたちで，看護系の学会などで研究結果を公表いたします。データは研究終了後，5年間保管し，処分いたします。⑩研究結果を知りたい場合は，同意書に研究結果の送付先をご記入ください。⑪

⑦研究参加への自由意思の尊重
※研究参加の拒否による不利益がないことを保障

⑧いつでも研究参加を撤回でき，それによる不利益のないことを保障

⑨個人情報の保護，およびデータの保管と破棄について記載

⑩研究成果の公表方法を記載

⑪研究成果の対象者への還元について記載

　研究にご協力いただける場合は，同封の返信用封筒に同意書を入れて○月○日までに投函してください。⑫ご不明な点などございましたら，いつでも下記の連絡先までお問い合わせください。⑬

⑫同意方法を記載

⑬問い合わせ方法を記載

　　　　　　　　　　○年○月○日
　　　　　　　　研究代表者　○○病院
　　　　　　　　　　　　　　神奈川　優子⑭

⑭日付，研究者名，連絡先を記載

　　　＜連絡先＞
　　　住所　所属　氏名　電話番号　メールアドレスなど

● **図4-2　依頼書の記載内容**

らだ。したがって，この場合，研究参加に同意したかどうかをほかの患者が
知ることのないように，また，不明な点を確認し十分に理解したうえで参加
の是非を決められるように，研究の説明から一定の期間をおいて，研究参加
への意思を確認する方法をとるなどの配慮が必要である。

2　リスクや負担の程度に応じた同意のとり方

　同意をとる方法は複数あり，研究対象者のリスクや負担の程度によって，
どのように同意をとることが望ましいかについてガイドラインが示されてい
る（◉表4-4）。
● **侵襲と同意**　研究における**侵襲**とは，穿刺，切開，薬物投与，放射線照
射，心的外傷にふれる質問などによって，研究対象者の身体または精神に傷
害または負担が生じることをいう。◉表4-4が示すように，侵襲を伴わない
研究については，必ずしも文書によるインフォームドコンセントを必要とし
ていない。しかし，できる限り文書で同意を得るのが望ましい。そのため
「文書によるインフォームドコンセントは手間がかかるから」といった理由
で安易な方法に流れることのないようにする。対象者が研究内容を正しく理

◉表4-4　インフォームドコンセント(IC)などの手続き

研究対象者のリスク・負担			ICなどの手順	研究の例
侵襲	介入	試料・情報の種類		
あり	―		文書IC （または電磁的方法）	未承認の医薬品・医療機器を用いる研究など
なし	あり	―	文章IC あるいは口頭IC＋記録作成	健康の保持増進や疾病の予防に関わる行動を調整する研究など
	なし	人体取得試料	文書IC （または電磁的方法） あるいは口頭IC＋記録作成	自然排泄される尿・便・喀痰，唾液・汗等の採取や超音波画像の撮像などを用いる研究など
		人体取得試料以外　A 要配慮個人情報あり	文書IC （または電磁的方法） あるいは適切な同意 あるいはオプトアウト	病歴や心身の機能障害，健康診断結果などの情報を扱う研究など
		B 要配慮個人情報なし	文書IC （または電磁的方法） あるいはオプトアウト	匿名のアンケート調査など

＊ 文書IC：文書により説明し文書により同意を受けること。
＊ 電磁的方法：電子情報処理組織を使用する方法その他の情報通信の技術を利用する方法。
＊ 口頭IC：口頭により説明し口頭により同意を受けること。または，説明又は同意のいずれか一方を文書で，他方を口頭で行うこと。
＊ 記録作成：説明の方法および内容，受けた同意の内容に関する記録を作成すること。
＊ 適切な同意：研究対象者が同意に関わる判断するために必要と考えられる内容を必要な範囲で合理的な方法によって明示した上で，必要な範囲の同意を受けること。例えば口頭による意思表示，確認欄へのチェック，ホームページ上のボタンクリックなど。
＊ オプトアウト：あらかじめ情報を通知・公開し，研究対象者などが拒否できる機会を保障する方法。例えば，研究対象者等への文書の送付，パンフレットの配布，ホームページへの掲載など。
＊ 要配慮個人情報：本人の人種，信条，社会的身分，病歴，犯罪の経歴，犯罪により害を被った事実その他本人に対する不当な差別，偏見その他の不利益が生じないようにその取扱いに特に配慮を要する記述等が含まれる個人情報。
（文部科学省・厚生労働省：人を対象とする生命科学・医学系研究に関する倫理指針ガイダンス. 2021 による）

解するために必要な情報を，対象者に応じた方法を選択して提供し，強制力のかからない方法を用いて同意を得るという原則にのっとり，最適な方法を考慮してほしい。

● **同意の撤回方法の明示**　また，対象者は前述のとおり，いったん研究参加に同意したあとでも，参加を辞退できる権利をもっている。したがって，同意をとる際には，あらかじめ，同意の撤回方法を決めておき，対象者に伝える必要がある。たとえば，同意撤回書を同意書とともに対象者に渡しておき，同意を撤回する場合は，同意撤回書を研究者に郵送してもらうなどの方法がある。また，データ収集後に同意が撤回された場合は，その対象者のデータを破棄する必要がある。すでに研究成果を公表しているなど，破棄できない場合は，そのことを対象者に伝えるようにする。

● **無記名式アンケートと同意**　一方，無記名式のアンケート調査の場合は，原則として個人情報を収集していないため，文書や口頭による同意を得ることなく，「アンケートの返送をもって同意とみなす」ことが多い。

C　特別な配慮が必要な場合の対応

1　自己判断がむずかしい対象者

● **自己判断がむずかしい対象者とは**　看護研究の実施にあたり，自己判断がむずかしい人を対象者とする場合は，特別な配慮が必要になる。自己判断がむずかしい人には，新生児や子ども，意識のない人，認知症をわずらっている人，終末期にある人，精神疾患をもつ人，などが考えられる。自己判断のむずかしさには段階があり，新生児や意識のない人のように，自分で判断することがまったくできない段階から，小学生のように，大人と同じ判断はできなくても子どもなりの判断ができる段階までさまざまである。研究者は，対象者の自己判断能力に応じて，研究の依頼方法や同意を得る方法を考えなければならない。

● **代諾者の選定**　自己判断がむずかしい人を対象者とする場合は，対象者本人のかわりに研究への参加について判断する**代諾者**を選定する。代諾者の選定基準には，次のようなものがある。

1. （研究対象者が未成年者である場合）親権者または未成年後見人
2. 研究対象者の配偶者，父母，兄弟姉妹，子・孫，祖父母，同居の親族またはそれら近親者に準ずると考えられる者（未成年者を除く）
3. 研究対象者の代理人（代理権を付与された任意後見人を含む）
（文部科学省・厚生労働省：人を対象とする医学系研究に関する倫理指針ガイダンス．2015）

　ただし，画一的に選定するのではなく，研究対象者個々の状況，たとえば，

研究参加への同意書

○○　○○（研究者の所属）
○○　○○（研究者名）殿

研究課題名：カンガルーケアが新生児に及ぼす
　　　　　　影響

　上記研究の実施にあたり，担当者から文書を
用いて説明を受け，研究の内容について十分に
理解しましたので，この研究に参加することに
同意します。

　　　　　　　　　　　　　　○年○月○日

　本人氏名　＿＿＿＿＿＿＿＿＿＿
　代諾者氏名　＿＿＿＿＿＿＿＿＿＿
　本人と代諾者の続柄

○年○月○日
　説明担当者
　　　　所属　○×大学附属病院 A 病棟
　　　　氏名　横須賀　花子

◦図 4-3　代諾者による同意書の例

○○ちゃんへのお願い

わたしはかんごしです。
○○ちゃんは，からだからばいきんをおいだす
ために，ちゅうしゃをうけています。
わたしは，なるべくちゅうしゃがいたくなくな
るやりかたをかんがえました。
そのやりかたを，○○ちゃんにさせてほしいで
す。
そして，いたみがどうなったのかおしえてほし
いです。
もし，おねがいをきいてもよければ，□のなか
に，○をかいてください。
もしいやになったら，おしえてください。すぐ
にやめます。
・・・・・・・・・・・・・・・・・・・・・

○○　○○（子どもの名前）
おねがいをきいてもいいです

　　　　　　　　　　　　　　○年○月○日
　　　　　　　　　　　　せつめいしたかんごし
　　　　　　　　　　　　よこすか　はなこ

◦図 4-4　子どもへの説明・同意文書の例

　研究対象者とのパートナー関係，信頼関係などの精神的な共同関係のほか，
場合によっては研究対象者に対する虐待の可能性なども考慮したうえで，研
究対象者の意思および利益を代弁できると考えられる人が選定されることが
望ましいとされている。代諾者から同意を得た場合は，必ず，代諾者と研究
対象者の関係を示す記録を残すようにする。代諾者への同意書の例を◦図
4-3 に示す。

● 子どもの同意　小学生のように，子どもであってもそれなりに理解し判
断できる場合には，子ども本人に対して**インフォームドアセント**を行い，両
親などの代諾者から研究参加への許可を得る。アセントとは，研究に参加す
ることに対する子どもの肯定的な賛同を意味する。たとえば，◦図 4-4 のよ
うな説明・同意文書を用いて，インフォームドアセントを行うことができる。

● 対象者として適切かの検討　終末期患者などを対象とした研究において，
研究に参加することにより本人が得られる利益よりも，研究に参加すること
による生じる負担やリスクが大きいことが予想される場合には，自己判断能
力の程度にかかわらず，研究対象者とすることが妥当であるかどうかを検討
しなければならない。

2　強制力を排除するための配慮

●**関係性による強制力**　看護研究の実施にあたり，研究者と対象者の関係性になんらかの上下関係や利害関係があり，研究者から対象者に強制力がかかりやすい場合は，強制力を排除するための特別な配慮が必要になる。たとえば，看護師が患者を対象とする場合，教員が学生を対象とする場合，上司（例：看護師長）が部下（例：スタッフ看護師）を対象とする場合などである。とくに，研究者が所属する施設や教育機関で研究を行う場合には，強制力がはたらきやすい。患者は，ふだん接している看護師からの依頼を断ると，受けられる看護の質が低下するのではないかと不安になったり，本当はいやだけどお世話になっているのだから断れないと感じたりしがちである。また，学生は，研究協力を断るとわるい成績をつけられるのではないか，先生の対応がかわってしまうのではないかといった懸念をいだきやすい。

●**関係性による強制力の排除**　このような関係性を考慮し，研究を依頼するときや同意を得るときに，強制力を排除するための対策を講じ，実践する必要がある。最初に考慮すべきことは，直接的な利害関係のある人を対象者に含まないことである。研究者が所属する施設や教育機関の患者や学生を対象者から除くことによって，強制力の大部分を排除することができる。

　どうしても除外することがむずかしいときには，研究を依頼する際に，対象者が受けるかもしれない不利益について具体的にあげ，そのような不利益をこうむらないことを説明することも重要である。たとえば，「研究協力を断っても，治療や看護の内容がかわることはありません」「研究協力を断っても，成績に影響するなどの不利益はいっさいありません」といった説明である。

　さらに，学生を対象とした研究の場合，教員が学生の成績に手を加えられる時期や機会を外すなどして研究を実施する方法も有効である。たとえば，すでに成績が学生に通知されたあとに研究協力を依頼する，成績評価に関係しない研究助手にデータの匿名化を依頼し教員はどの学生が研究に協力したのかわからない状態にするなどである。

　また，対象者が研究者に面と向かって断りにくい状況を考慮し，研究の依頼時にその場で同意を求めず，後日，同意する者だけ同意書を所定の場所に提出するなど，非対面式に同意を表明する方法を用いることも効果的である。

　強制力の排除には，こうすればよいという決まった方法はない。研究内容や研究者と対象者の関係性に応じて，個別的に工夫をこらす必要がある。

D　依頼書，同意書の例

　無記名式アンケート調査の依頼書（◯図4-5），介入研究に関する依頼書および同意書・同意撤回書の例を示した（◯図4-6，図4-7，図4-8）。

「教授活動自己評価尺度（看護学講義用）の開発」に関する研究協力のお願い

拝啓

　〇〇の候，皆様にはますますご清祥のこととお喜び申し上げます。近年，ファカルティ・ディベロップメント（FD）は普及してきていますが，それが教育力向上に十分つながっていないことが指摘され，教員への研修の活性化と自己点検・評価の確実な実施が求められています。このたび，〇〇の助成を得て，「教授活動自己評価尺度―看護学講義用―」の開発に取り組むこととなりました。講義は看護基礎教育に用いられる主要な授業形態の１つであり，この尺度は，教員の皆さまがご自身の講義における教授活動を客観的に評価し，その質を高めることに役だちます。

　尺度の開発に向け，調査を行う運びとなりました。調査紙への回答に要する時間は約20分です。ご多忙のところ誠に恐縮ですが，研究の趣旨を理解いただき，調査にご協力くださいますようお願い申し上げます。

敬具

〇×大学看護学部基礎看護学講座（研究者所属）
県立　太郎（研究者名）

※回答に際してのお願い
◎調査紙は，返信用封筒に入れ，無記名のまま各自で投函してください。
◎誠に恐れ入りますが，調査紙は**〇月〇日（〇）まで**に返送いただければ幸いです。

【調査内容と方法】
1. 本研究の目的は，「教授活動自己評価尺度―看護学講義用―」を開発することです。
2. 本研究の対象者は，<u>看護学の講義を担当している教員の皆さま</u>です。職位，専門領域，常勤・非常勤の別は問いません。
3. 調査方法は郵送法であり，調査内容は看護学の講義における教授活動と教員の皆さまの個人特性です。
4. 本研究は，〇〇研究倫理審査委員会の承認（承認番号＊＊＊＊）を得ています。研究への協力は皆さまの自由意志に基づくものであり，研究への協力を辞退した場合でも不利益をこうむることはありません。また，いったん，協力をお引き受けいただいたあとでも，調査紙を返送しないことによって研究協力を取りやめることができます。調査紙の返送をもって研究協力に同意したこととさせていただきます。
5. 得られたデータは，無記名であるため個人が特定されることはありません。また，研究目的以外に使用することはなく，厳重に保管いたします。研究終了後は，5年間保管後，適切に破棄致します。
6. 研究成果は学会や学術雑誌などで発表する予定ですが，個人が特定されることはありません。また，ご要望に応じて研究成果の概要を皆さまに郵送させていただきます。希望される場合は，別途，以下の連絡先まで連絡してください。
7. 研究内容に関する疑問や質問が生じた場合には，お手数ですが以下の連絡先までお問い合わせください。

＜連絡先＞
住所　所属　氏名　電話番号　メールアドレスなど

●図 4-5　無記名式アンケート調査の依頼書の例

転倒予防プログラムの効果に関する研究協力のお願い

　　高齢者は，若い世代に比べて転倒しやすく，転倒したときの身体への悪影響が大きいといわれています。転倒をきっかけに骨折し，介護が必要になってしまうこともあります。転倒を予防することは，生き生きと自立して暮らせる健康寿命をのばすことにつながります。

　　このたび，毎日の生活に簡単に取り入れられる転倒予防プログラムを開発しました。そこで，地域で暮らす高齢者の皆さまを対象に転倒予防教室を実施させていただき，プログラムの効果を明らかにしたいと考えました。

　　以下の内容をお読みいただき，研究にご協力くださいますようお願い申し上げます。ご了承いただきましたら，別紙の同意書に署名し，同封した封筒にて〇月〇日(〇)までに，ご返送ください。

【対象となる方】
・65 歳以上の方(性別は問いません)
・日常生活が自立しており，自力で歩ける方
・転倒予防教室の開催場所までお越しいただける方
・〇〇……

【ご協力内容】
1.　次の①②③から都合のよい日程を選び，転倒予防教室に参加してください。
　　　　①〇月〇日，〇月〇日の 2 回(1 回につき 1 時間)
　　　　②〇月〇日，〇月〇日の 2 回(1 回につき 1 時間)
　　　　③〇月〇日，〇月〇日の 2 回(1 回につき 1 時間)
　＊　転倒予防教室では，転倒予防に関する知識，転倒予防に向けた歩行時の工夫などついてお伝えします。実際に歩きますので，動きやすい服装でお越しください。

2.　転倒予防教室参加時に，次の内容を計測します。痛みを伴うものはありません。
　　　　身長，体重，下肢筋力，〇〇……

3.　アンケートに 3 回，答えてください(時間：1 回約 20 分)。
　　　　①転倒予防教室参加前：生活環境，転倒の有無，〇〇……
　　　　②2 回目の転倒予防教室時：転倒予防対策の実施状況，転倒の有無，〇〇……
　　　　③2 回目の転倒予防教室後 3 か月：転倒予防対策の実施状況，〇〇……
4.　転倒予防教室参加時に，こちらで飲物を準備します。また，すべての内容に協力いただいた方に〇〇円分のプリペイドカードを進呈します。

5.　本研究は，〇〇研究倫理審査委員会の承認(承認番号＊＊＊＊)を得ています。
　　　　研究にあたり，次のことをお約束します。

　　・研究への協力は皆さまの自由です。研究への協力を拒否されても不利益をこうむることはありません。また，いったん，協力をお引き受けいただいたあとでも，いつでも取りやめることができます。その際も，不利益はありません。協力を取りやめる場合は，同封の同意撤回書を研究者に郵送してください。いただいたデータを破棄いたします。ただし，すでに結果が公表されている場合は，対応できませんので，ご了承下さい。
　　・得られたデータを研究目的以外に使用することはありません。得られたデータは，個人情報に関わる部分を記号におきかえるなどして，個人情報の保護に努めます。また，厳重に管理し，研究終了後 5 年間保管したあと，適切に破棄します。
　　・研究結果は学会などで公表されますが，個人が特定されることはありません。

▶ **図 4-6　介入(準実験/実験)研究の依頼書の例**

・本研究は，皆さまにふだんの暮らし以上の負担をかけるものではありませんし，十分に安全をまもって行いますが，万が一，転倒予防教室に参加することによって体調がわるくなる事態などが生じた場合は，医療機関への受診などすみやかに対応いたします。また，○○保険の範囲内で受診にかかった費用を負担いたします。
・研究に対して疑問や質問が生じた際には，担当者から説明いたします。

研究代表者	○○大学看護学部	教授	○○○○
研究分担者	○○大学看護学部	助教	○○○○
	○○病院	看護師	○○○○
	○○病院	理学療法士	○○○○
連絡先	○○○○		

＜研究代表者連絡先＞
　　住所　所属　氏名　電話番号　メールアドレスなど

▶図4-6（つづき）

同意書

○○　○○（研究者の所属）
○○　○○（研究者名）殿

研究課題名：転倒予防プログラムの効果

　上記研究の実施にあたり，担当者から文書を用いて説明を受け，以下の内容について十分に理解しましたので，この研究に参加することに同意いたします。

☐　研究の目的
☐　研究の方法
☐　研究への参加が自由である
☐　個人情報がまもられる
☐　同意を拒否，撤回または中止した場合でも不利益をこうむらない
☐　疑問や質問には担当者から適切な説明がなされる
☐　個人が特定されないかたちで研究結果が公表される
☐　○○……

　　　　　　　　　　　　　　　　　　　　　　　○年○月○日
　　　　　　　　　　　　　　　　　　　　　本人氏名　＿＿＿＿＿＿＿＿＿

　　　　　　　　　　　　　　　　　　　　　　　○年○月○日
　　　　　　　　　　　　　　　　　　　　　説明担当者
　　　　　　　　　　　　　　　　　　　　　　所属　○×大学附属病院A病棟
　　　　　　　　　　　　　　　　　　　　　　氏名　横須賀　花子

▶図4-7　介入研究の同意書の例

同意撤回書

○○　○○(研究者の所属)
○○　○○(研究者名)殿

研究課題名：転倒予防プログラムの効果

　上記研究について，担当者から文書を用いて説明を受け同意しましたが，同意の是非について再度検討した結果，同意を撤回いたします。

○年○月○日
氏名　＿＿＿＿＿＿＿＿＿

＊同意を撤回される場合は，この同意撤回書にご記入のうえ，下記宛てに郵送してください。

＜郵送先＞　　住所○○○○
　　　　　　　所属○○○　　氏名○○○○

▶ 図4-8　介入研究の同意撤回書の例

　依頼書に含むべき基本的な内容は，すでに ▶100ページ図4-2 に示したとおりである。対象者や研究方法の特性に応じて，どのような内容をどこまで記載するのかをかえたり，体裁を検討したりして，対象者が研究に参加することによって自分にどのようなことが生じるのかを十分に理解できるように工夫する。

第 5 章

研究デザイン
──研究の設計と方法の選択

本章の目標	□ なぜ，看護学においては多彩な研究デザインが必要かを理解する。
	□ リサーチクエスチョンのレベルに応じた研究デザインを知る。
	□ それぞれの研究デザインの概要を理解する。

A 看護における研究デザインの多様性

　この章では，リサーチクエスチョンに答えるための研究デザインについて学ぶ。**研究デザイン** research design❶とは，研究の型（スタイル/形式）であり，研究の全体的な設計をいう。研究デザインは，リサーチクエスチョンに応じて選ばれる。

　看護学は，人々が健康になることを支援する学問である。人々が健康で活躍するためには，からだに異常がないというだけでは足りない。心や社会的な側面への支援も重要である。たとえば，人は家族や学校，職場，地域コミュニティのなかで，大好きな人たちに囲まれながら役割を発揮できれば幸せを感じ，元気も出るだろう。実際，幸福感が高いと病気になりにくいことが報告されている[1]。このように人の健康を取り巻くことがらは多種多様で複雑なので，いろいろな視点から研究を進めていくために，多くの研究デザインが必要である。

　第1章で述べたとおり，近代看護の生みの親といわれるナイチンゲールは，最先端の統計学者としても評価され，王立統計協会会員やアメリカ統計学会名誉会員にもなった。彼女は，着任当初には42.7%であった野戦病院における負傷兵の死亡原因がおもに感染症であったこと，それを看護の力で2.2%にまで下げたことを，統計学を使って世界に示した。

　このように看護学は，医学・統計学はもちろんのこと，文化人類学・社会学・哲学など，他領域の方法論を貪欲に吸収し独自の研究を発展させてきた。今後も，多種多様な研究方法を取り込んでいくことだろう（▶column「看護研究のデザインについて」）。一方，医学はすぐれた知見をつぎつぎと世に出しているが，研究デザインとしては疫学研究・実験研究が中心である。これは人の健康や生活という多様な局面を持つ現象を対象とする看護と，疾病や病理という生体反応をおもな対象とする医学との研究方法の違いであろう。

NOTE
❶研究方法と研究デザイン
　研究デザインと類似する用語に，研究方法 research method がある。本書では研究方法を具体的なやり方，すなわち「誰を対象に，どのように情報を集め，どのように分析するか」などを示す用語として使う。

B 研究デザインの選択

● **リサーチクエスチョンのレベルと適した研究デザイン**　第2章でみたよ

1）Veenhoven, R.：Healthy happiness：Effects of happiness on physical health and the consequences for preventive health care. *Journal of Happiness Studies*, 9：449-469, 2008.

表5-1　リサーチクエスチョンのレベルと研究デザイン

リサーチクエスチョンのレベル	研究のタイプ	介入の有無	適した研究デザイン
①それはなにか	質的研究	介入しない	Ⅰ．質的研究 ・事例研究（❍123ページ） ・質的記述的研究（❍124ページ） ・内容分析（❍127ページ） ・エスノグラフィー（❍128ページ） ・グラウンデッドセオリーアプローチ（❍129ページ） ・現象学的アプローチ（❍131ページ） ・歴史研究（❍132ページ） など
②どのようにおこっているか	量的研究		Ⅱ．実態調査研究（❍133ページ）
③それらに関連はあるか			Ⅲ．相関研究（仮説検証型研究を含む，❍135ページ） ・記述的相関研究（❍135ページ） ・ケースコントロール研究（❍136ページ） ・コホート研究（❍137ページ）
④介入は効果があるか		介入する	Ⅳ．実験研究・準実験研究（❍140ページ）

うに，リサーチクエスチョンにはいくつかのレベルがある（❍41ページ）。①それはなにか，②どのようにおこっているか，③それらに関連はあるか，④介入は効果があるか，の4つのレベルである。❍**表5-1**のとおり，それぞれのレベルの疑問に答えるための適切な研究デザインがある。自分のリサーチクエスチョンの疑問のレベルに合わせ，どのような研究デザインが適しているのかを考えてみよう。

● **研究デザインの名称と分類**　研究デザイン名は，そのデザインの特徴によってつけられている。数字を分析するか文字を分析するかという特徴によって量的研究と質的研究に分けられるほか，観察する（介入しない）か介入するかという特徴によって観察的研究と（準）実験研究に分類される。なお，観察的研究には，実態調査研究や相関研究が含まれる。

---

column　看護研究のデザインについて

　看護学独自の研究デザインがまだないという声もある。しかしさまざまな分野の研究法を貪欲に吸収し，看護の課題にそって自在にかたちをかえ，また組み合わせて使っていくところが看護研究の特徴ではないかと筆者は考える。この30年の間に，さまざまな研究手法がつぎつぎに試みられた。看護研究はよりバリエーションに富み，より複雑な現象を解明できるものへと進化している[1]。

＊1 Chinn, P. L.：Three Decades of Excellence in Nursing Scholarship. *Advances in Nursing Science*, 30（1）：1-2, 2007.

1 それはなにか──質的研究

1 質的研究とは

　気になる現象が「なに」か。その性質や特徴が明らかになっていないときは，その現象のありよう（状態や特徴など）を言葉でていねいに記述していくことから始めなければならない。このように現象を質的に探究しそれを記述していく研究を**質的研究** qualitative research という。

　「それはなにか」の解明には，現象に関連がありそうな**概念**（◉plus「概念と変数」）を抽出し，どのようにしてその現象がおこっているかを図で示す**構造化**を行うことも含まれる。◉図 5-1 は構造化の例である。

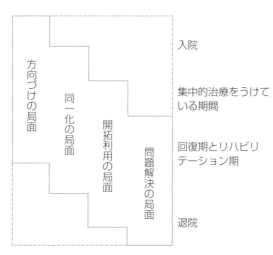

◉図 5-1　構造化の例（患者-看護者関係の 4 つの側面）
ペプロウ H. E. Pepulau は健康をパーソナリティの全身的な成熟と位置づけ，それは患者と看護師関係の治療的な対人的プロセスにおいてなされることを示した。
（ヒルデガード，E. ペプロウ著，小林富美栄ほか訳：人間関係の看護論──精神力学的看護の概念枠．p.22，医学書院，1973 による）

plus	概念と変数

　概念とは，ものごとに共通する意味内容を言葉として抽象化したものである。たとえば私たちは「犬」という概念をもっている。そのため，セントバーナードのような大きな犬を見ても，チワワのように小さい犬を見ても，「ネズミ」と区別して「犬」とあらわす。
　変数とは，第 2 章ですでに説明したとおり，変化しうる値（数値だけでなく分類を含む）をもつ概念のことである。たとえば「年齢」は 19 歳，20 歳……とさまざまな値をとるので変数であり，「性別」も男性，女性と変化しうるので変数である。

2　質的研究の方法

● **質的研究のおもな方法**　質的研究のおもな方法を示す。詳しくは本章 C 節（◯118 ページ）で説明する。

　①**事例研究**　特定の個人・集団・組織を取り上げ，詳細に掘り下げリサーチクエスチョンの解を得る方法である。

　②**質的記述的研究**　次の③以下に示すような方法にはあてはまらないが，質的データを用いて現象をありのままに記述する方法である。

　③**内容分析❶**　ある特定の特徴を明らかにするために，テキストデータを意味の類似性に基づき分類し，発生頻度・順序・強さを測定する方法である。

　④**エスノグラフィー**　文化人類学を基盤とし，文化的❷な行動をとらえ記述し解釈する方法である。

　⑤**グラウンデッドセオリーアプローチ**　社会的プロセスと社会的構造を研究し，現象についての包括的な説明（理論）を生成する方法である。社会学者のグレイサー B. Glaser とストラウス A. Strauss によって開発された。

　⑥**現象学的アプローチ**　現象学という哲学を基盤とし，人々の「生きられた経験❸」とそれによって生じる意味を見つけ記述する方法である。

　⑦**歴史研究**　歴性的なできごと（過去のできごと）を系統的に収集し，検討する方法である。

　⑧**その他**　上記以外にも**アクションリサーチ**や**ナラティブリサーチ**などがある。

● **なぜさまざまな方法があるか**　質的研究法の方法は実に多種多様である。それは，看護学では対象となる人や現象について，その特徴や意味をきわだたせるためのさまざまな研究法が必要となるからである。

◆**質的研究の「強み」と「弱み」**
　・強み　①多種多様なテーマに対応することができる。
　　　　　②仮説や理論の生成に向いている：リサーチクエスチョンに従って
　　　　　　深い意味をさぐり現象を概念化したり，構造を示したりできる。
　　　　　③少数例を大切にし，新しい発見をすることができる。
　・弱み　①仮説の検証に使うのはむずかしい：収集されるデータの量や分析
　　　　　　が，研究者の経験や能力に影響を受けやすい。

3　質的研究を始める場合

　どのようなデザインでも，研究をはじめて行うときは**メンター**（導き・支援を行う人，指導教員）が必要であるが，とくに質的研究を進めるときは，それぞれの研究法に従った分析方法の 1 つひとつを**コーチ**（指導）してくれる人が不可欠である。

　質的研究は「本質」をさぐる研究方法である。しかし，私たちは「本質」を考えずにものごとを「要約」することに慣れてしまっている。質的研究は，いままで誰も気づかなかった新しい概念を示し，また理論を生成するところ

NOTE

❶内容分析は質的記述的研究と同意語として使われる場合もあるが本書はベレルソンの定義に従った。

❷**文化**
　文化とは，ある集団の生活の仕方であり，社会的に構成され，伝承され，学習された行動である。

❸**生きられた経験**
　生きられた経験 lived experience：人はそれぞれの経験を通して固有の世界の見方をもっている。その人の意識にあらわれているありのままの経験を「生きられた経験」という（◯131 ページ）。

にその価値があるので，その研究方法を習得するまで適切なコーチを受けてほしい。質的研究は，単にインタビューをまとめるような簡単なものではない。漠然とした現象のなかで本質を見きわめ，価値ある結果を導きだすために，鍛錬が必要な研究方法である。具体的な分析例は第7章A節「質的データの分析」（●190ページ）で示すので参照してほしい。

2 どのようにおこっているか──実態調査研究

「それはなにか」が説明されると，「それはどのようなときに，どのような頻度でおきるのか」といった疑問が生じてくる。この疑問に答えるには，**実態調査研究**が適している。実態調査研究は現象に関係する**変数**（●112ページ）の特徴（分布や頻度）を数字で示していく研究法である。たとえば「肺がんはどのようにおこっているのか」という疑問に対して，肺がんの発生率を性別・地域別・職業別に調査する研究スタイルである。

実態調査研究は数字で現象を記述するため，**量的記述的研究** quantitative descriptive research とよばれることもある。このように数字を分析していく研究方法の総称を**量的研究** quantitative research という。また実態調査研究は，すでにおこっていることを観察し，それを数字で示すので**観察的研究**❶ observational study にも分類される。ただし，質的研究のデータ収集で用いられる**観察法**のことではないので注意しよう。

◆**実態調査研究の「強み」と「弱み」**
- **強み**　広く多様なデータを収集することができ，テーマに関しての全体像を得ることができる。
- **弱み**　変数の関連性を明確にすることはむずかしい。

3 それらに関連はあるか──相関研究

実態調査研究によって，どのようにおこってくるかが明らかになると，次は，現象に影響しそうな変数との関連を明らかにする段階に移る。たとえば「肺がんはどのような生活習慣と関連しているか」という疑問である。

まずは自然現象を観察し，関連の有無を確かめていく。そのためには観察的研究のなかの，**相関研究** correlation research❷ とよばれる研究デザインが使われる。この研究デザインには，変数間の関連性を記述する記述的相関研究，因果関係を探索するケースコントロール研究（症例対照研究）やコホート研究など，さまざまな方法がある（●図5-2）。詳しくは本章E節②（●133ページ）で説明する。

1 記述的相関研究

記述的相関研究は，自然現象を観察することで得られたデータから，**変数間の関連**を明らかにしようとする研究デザインである。因果関係を明らかに

□NOTE
❶観察的研究
研究者は介入を行わず，自然に生じる現象を観測する研究。介入を行わないため，非実験的研究ともいわれる。

□NOTE
❷相関研究と仮説検証型研究
「それらに関連はあるか」ということは研究者がある仮説をもっているということになるので，相関研究は仮説検証型研究とよばれることもある。

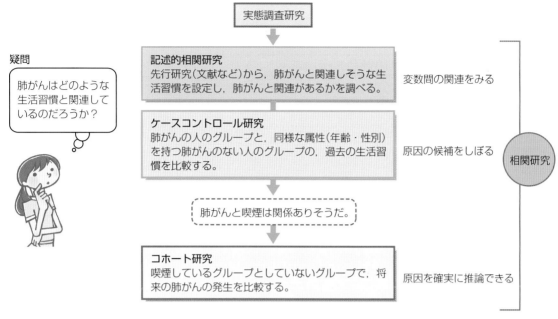

○**図 5-2　相関研究による原因の探索**

するというより，変数間の関連を記述することに主眼がおかれるので実態調
査の延長線上にあるといえる。たとえば，肺がんの発生と生活習慣に関する
データをとり，肺がんはどのような生活習慣と関連があるのかを調べる研究
デザインである。

◆**記述的相関研究の「強み」と「弱み」**
・**強み**　比較的多数の変数に関する情報を，迅速に，比較的安価で得ること
　　　　ができる。
・**弱み**　関連をみることはできるが，因果関係を推測することはむずかしい。

2　ケースコントロール研究（症例対照研究）

● **因果関係成立の要件**　A（原因）によってB（結果）が生じたという**因果関
係の探究**は，研究の重要な目的の1つである。なぜなら，原因を明らかにで
きれば，原因に介入し，結果をかえることができるからである。しかし，原
因を明らかにすることはむずかしい。変数と変数の間に関連がみられること
がわかっても，それだけでは原因といえない。因果関係の成立には○**表 5-2**
に示す要件が必要である。

● **ケースコントロール研究とは**　ある現象の原因の候補を広くさがすため
に行われるのが，**ケースコントロール研究** case-control study（症例対照研究）
である。困った健康問題（たとえば肺がん）をもつケース（症例）群と，その健
康問題をもたないコントロール（対照）群を比較し，両群の違いから原因候補
をさがす研究方法である。「健康問題をもつ/もたない」というのは結果であ
り，過去にさかのぼりその原因が探索されるので**後ろ向きデザイン**

◉表5-2　因果関係成立の要件

1. 関連の一致性	ある集団でみられた変数間の関連性が時間・場所を異にする集団でもみられる。
2. 関連の強固性	変数間に量・反応関係がみられる。
3. 関連の特異性	原因と考えられる変数(原因A)が存在すれば結果と考えられる変数(結果B)が存在し,原因Aが存在しなければ結果Bは存在しない。
4. 関連の時間性	原因Aは結果Bの前に作用している。
5. 関連の整合性	原因Aと結果Bの関連性が科学的知識から矛盾なく説明できる。

現代人の健康をおびやかしているメタボリックシンドロームなどは多数の生活習慣に起因するので,「関連の特異性」が示されなくても因果関係は否定されないこともある。

retrospective design❶とよばれる。

◆ケースコントロール研究の「強み」と「弱み」
・強み　比較的多数の原因候補についての情報を,迅速に,比較的安価で得ることができる。
・弱み　原因候補をしぼることはできるが,確定することはむずしい。

3 コホート研究

● コホート研究とは　コホート研究 cohort study❷は,ある特徴をもつ集団を追跡調査して健康問題の発生を観察する研究デザインである。通常,現時点で要因(原因候補)をもつ群ともたない群(コントロール群)を設定し,縦断的に(時間を追って)追跡し,健康問題の発生率を比較する方法である。その要因をもつ群のほうの発生率が高ければ,その要因が原因である可能性が高くなる。

たとえば,喫煙が肺がんの原因かどうかを調べたい場合,喫煙している群としていない群を追跡調査し,5年後,10年後の肺がんの発生率を比較する。喫煙群で肺がんの発生率が高ければ,喫煙は肺がんの原因である可能性が高い。

この研究デザインは,健康問題の出現まで追跡するので,時間と手間と費用がかかる。そのため,ある程度,原因候補がしぼられた段階で行われる。この研究デザインは,将来にわたって追跡して調べるので,**前向きデザイン** prospective design とよばれる。

◆コホート研究の「強み」と「弱み」
・強み　原因を確定しやすい。とくに実験研究の実施がむずかしい場合には有効である。
・弱み　長期にわたり観察するので,時間と手間が必要となる。また,脱落者が発生するという問題がある。

NOTE
❶後ろ向きデザインの名称
　ほかに遡及的研究とよばれることもある。

NOTE
❷「コホート」と「コホート研究」という言葉
　コホートとは「共通した要因をもつ集団」という意味で,古代ローマの歩兵隊の単位に由来している。よってコホート研究という用語は集団を追跡する研究の総称として使われることもある。

4 介入は効果があるか——実験研究・準実験研究

　これまでの研究で，健康問題の「原因」となるものがしぼられている場合には，その原因へ研究者がはたらきかけ(**介入**)，その効果を検証したいと考えるであろう。研究者が人為的に手を加え(**実験的操作**)，「結果」がかわるかどうかをみる研究デザインを**実験研究・準実験研究❶**という。とくに看護学は実践科学なので，介入によってよりよい現象を引きおこすことが期待されている。たとえば，足浴を行い，苦痛が緩和されるのか確かめるような研究である。

　この研究デザインは，因果関係を検証することにもなるので，**因果関係検証型デザイン**ともいわれている。詳しくは本章 E 節③(◉133ページ)で説明する。

NOTE
❶**実験研究・準実験研究の名称**
　介入が行われるので介入研究ともいう。

1 実験研究

● **実験研究**　**実験研究** experimental study とは研究対象になんらかの操作を行う研究のことをいう。真の実験研究とは，「操作」「コントロール」「ランダム(無作為)化」のすべてが行われる研究デザインをさす❷。

　①**操作** manipulation　研究者が，研究参加者になんらかの介入または処置を行うことをさす。よい結果をもたらすと考えられる状況をつくり出したり，わるい結果をもたらすと考えられる要因を減らしたりする。

　②**コントロール**　広い意味では実験状態をコントロールすることをいうが，重要なのは実験(介入)群に対してコントロール(対照)群を設定することである。

　③**ランダム(無作為)化** randomization　対象者をランダム(無作為)に実験(介入)群とコントロール群に割りつける方法である(◉141ページ)。

● **ランダム化比較試験**　臨床において，実験群とコントロール群に無作為に割りつけ，実験群には新しく効果が期待できる介入を行う研究は**ランダム化比較試験** randomized control trial(**RCT**)❸とよばれ，この研究デザインを用いて出された結果は信用性が高いとされる。それは，対象者をランダムに実験群とコントロール群にふり分けることでかたよりのない均一な2群をつくると想定でき，結果に違いがあるとすれば，それは介入によっておこったと考えることができるからである。

NOTE
❷**看護における実験研究**
　実験研究というと，実験室で試験管を振る姿を想像する人がいるかもしれないが，そうではない。看護研究は看護ケアに関する現象を扱うので，対象に新しいケアの導入などの介入を行い，効果をみることが多い。
❸**ランダム化比較試験の名称**
　ランダム化比較試験のほかにも無作為化臨床試験，無作為比較試験，無作為化対照比較試験，無作為比較対照試験などさまざまな訳語があり，RCT と略すことが多い。

　◆**実験研究の「強み」と「弱み」**
　・**強み**　結果を左右するかたよりを最小限にするので，因果関係を検証するのに最も適した方法である。内的妥当性(結果の違いは介入によって生じたと考えられること)は高い。
　・**弱み**　同質と考えられる2群をつくるために対象者の条件が厳しくなることが多いため，外的妥当性(研究結果が違った集団にも適応できる)は低くなる傾向がある。また，扱えるテーマが限られる(◉86ページ，4章)。

2 準実験研究

準実験研究 quasi-experimental study とは，実験研究の条件である「コントロール」「ランダム（無作為）化」のうち，どちらかもしくは両方が欠けた研究デザインである。

● **ランダム割りつけされないコントロール群をもつ場合**　ランダム化が抜けている研究デザインである。たとえば，便秘の対象者を募集し，A地区に住む人たちには1日に水分を1.5L以上とってもらい（介入群），B地区に住む人たちにはいままでと同じ生活を送ってもらうような研究デザインである。

● **介入の前後比較**　介入の前後で結果を比較する研究デザインである。「コントロール」「ランダム化」が抜けている。たとえば，便秘の対象者を募集し，1日に水分を1.5L以上とってもらい（介入群），一定期間後，介入前と比較して改善効果をみるような研究デザインである。

この方法は介入研究のなかでは最も実施しやすい。一方で，みられた変化は，介入を行わなくても「自然」に生じたのではないかという疑念に反論することがむずかしい。たとえば，高齢者のように自然に機能が低下する傾向にある対象者の場合，効果があればそれは介入によるものと判断してよいだろう。しかし機能が向上する傾向にある発達期の子どもなどの場合，介入がなくても自然によくなったとも考えられる。

◆**準実験研究の「強み」と「弱み」**
- **強み**　看護介入は，ランダム化がむずかしい場合も多いので，準実験的研究は適用範囲が広く，現実的なことが多い。
- **弱み**　対象者のかたよりや介入以外の要因が結果に与えた可能性を否定できない（内的妥当性は高くない）。

C 研究デザインの整理

これまで多くの新しい名前がつぎつぎと出てきて，とまどっているかもしれない。ここでもう一度全体を整理してみよう（◐図5-3）。

1 質的研究と量的研究

1 質的研究と量的研究の違い

研究デザインは，扱うデータの性格から，大きく質的研究と量的研究に分けられる。1つの研究のなかに質的研究と量的研究を含むものは**ミックスドメソッド** mixed method（混合研究法）という。

● **質的研究の特徴**　質的研究は，現象を質的に探究しそれを記述していく

質的研究

1) 事例研究
2) 質的記述的研究
3) 内容分析
4) エスノグラフィー
5) グラウンデッドセオリー
　　アプローチ
6) 現象学的アプローチ
7) 歴史研究
8) その他

ミックスドメソッド

量的研究

1) 観察的研究
　①実態調査研究（量的記述的研究）
　②相関研究
　・記述的相関研究
　・ケースコントロール研究
　　（症例対照研究）
　・コホート研究
2) 実験研究・準実験研究（介入研究）
　①実験研究
　（＝ランダム化比較試験〔RCT〕）
　②準実験研究

◯図 5-3　看護研究に使われる研究デザインの整理

研究である。観察されたことや語られたことをデータとし，対象の本質を探究することに重きがおかれる。研究の進行は循環型で，データを収集しながら検討し，その情報をもとに次のデータ収集や方法を考えていく。通常少数例の分析となるので**一般化可能性❶**について疑問視されることもある。

● **量的研究の特徴**　量的研究は，変数の関連性ひいては因果関係を明らかにすることを目的として行われることが多い。研究者は関心のある変数を設定し，数値データを収集し，統計分析を行う。研究の開始から終了までには，体系だった一連のステップがある。量的研究では，その研究の信頼性・妥当性を検討する方法が確立し，一般化可能性を読者がチェックすることができる。

　ただし，量的研究では，調べたい変数は文献などを参考にしながら研究者が設定することになる。研究者が設定しなかった変数は調べられないので，大切な変数が抜けてしまう可能性がある。たとえば，便秘に影響する因子として研究者が「運動」を設定しなければ，便秘と運動については解明されない。

　そのため，量的研究に着手する前には，質的研究が行われ，現象の本質や関連する変数がわかっていることが必要である。また量的研究は，概念をたった1つの数字におきかえる作業をするので，実際にはかれること（**指標**）で，自分が知りたいこと（**概念**）がわかるのか考えてみる必要がある。たとえば，「便秘のある人は水分摂取量が少ないのではないか」という疑問でいえば，便秘（概念）は，どのような指標であらわすことができるのか考えてみる必要がある。

2　質的研究と量的研究の使い分け

◆ 理論を生み出す質的研究

● **帰納的推論**　なにもわかっていないときには，まず，現象をありのままに観察し，記述していく質的研究を行う。このように「個別的な観察から，

◻NOTE
❶一般化可能性
　研究結果をほかの人々にも適用すること（一般化）ができるかをいう。

そのなかにルールを見つけていく考え方」を**帰納的推論❶**という。帰納的推論を経て，**理論**が導かれる。理論とは「個々の現象や事実を統一的に説明し，予測する力をもつ体系的知識」のことである。

●**理論の必要性**　看護現象は複雑で多様な面をもつが，だからこそ，大切な点を見きわめ，効果的な実践を導くために理論が必要である。

　現在までに多くの看護理論が生み出されているが，まだ名前さえもつけられていない現象が無数にあるはずだ。理論構築は一朝一夕にできるものではなく，現象の言語化，関連する現象の構造化，現象の前提や帰結の体系化など，地道に質的研究を積み重ねていくことが必要となる。

　質的研究を経て提案されたばかりの「理論」は，その時点ではまだ**仮説**の域を出ない。それを検証するためには量的研究が必要になる。

◆ 仮説を検証する量的研究

　仮説は，現実の現象と合っているか確認されることで検証される。仮説を検証するためには，いろいろな人を調べ，その仮説が実際にあてはまるのかを統計学を使って確かめる量的研究が適している。たとえば，「水分摂取量が少ないと便秘になりやすい」という仮説があったとしたら，いろいろな人について水分摂取量を調べ便秘の有無との関連を調べて，その仮説があてはまるか確かめればよい。このように「一般的な原理（この場合は仮説だが）から個別な予測を行うこと」を**演繹的推論**という。

◆ ミックスドメソッド

　最近では，質的データと量的データを収集し，分析し統合する**ミックスドメソッド**という研究方法も使われるようになった[1]。異なる研究方法を使うことで，現象を違った視点からみることが可能になる。また，複数の方法を組み合わせることによって，それぞれの研究方法がもつ弱点を軽減できる可能性もある。

2　横断研究と縦断研究

　質的研究と量的研究は扱うデータの種類による分類だが，これとは別に，調査を実施する回数に注目する分類もある。1時点（1回）だけ調査を行う**横断研究** cross-sectional study と，同一対象者を追跡して複数回調査する**縦断研究** longitudinal study という分類である（❍図5-4）。

　前述したケースコントロール研究は，結果がおこってしまったいまという一時点でデータが収集されるので横断研究である。一方，コホート研究は，通常将来にわたって健康問題の発生を追跡するので縦断研究である。

━━NOTE

❶質的帰納的研究

　質的研究は「個別的な観察から，一般的な原理を見つけていく考え方」である帰納的推論を用いることがほとんどであるため，「質的帰納的研究」ともよばれる。ただし，厳密には演繹的推論を用いた質的演繹的研究もありうる。たとえば，すでに明らかになっているカテゴリ（原理）に質的データを分類していくといった研究である。

1）D. E. ポーリット，C. T. ベック著，近藤潤子監訳：看護研究──原理と方法．第2版．p.280．医学書院，2010．

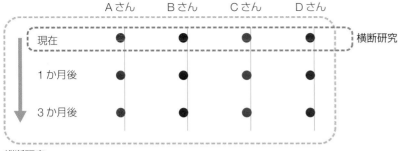

●図 5-4　横断研究と縦断研究

D　質的研究デザイン

1　質的研究の特徴

　質的研究デザインは，気になる現象をまるごととらえて「それはなにか」を明らかにしようとするときに用いられる。質的研究は「個別的な観察から一般的な原理を見つけていく考え方」である帰納的推論を用いていることから，前述のとおり質的帰納的研究ともよばれる。

●**質的研究デザインの特徴**　質的研究デザインは，量的研究デザインに比べて柔軟性をもつ。しかしそれが「曖昧性」と受け取られることもある。量的研究の場合は，研究計画書を作成できれば，研究がおおかた終わったともいわれるほど，研究開始前の綿密な計画立案が重要であり，また，計画どおりにデータを収集・分析していくことが可能である。基本的に，研究者によってデータ収集の結果や分析の結果がかわることもない。たとえば，ある看護介入が血圧の低下に効果があるのかを調べる研究の場合，血圧計を用いて血圧を測定すれば，その値は誰がとっても同じ値を示すし，t 検定などといった統計学的な手法を使って分析するので，誰が分析しても同様の結果を示す。

　一方，質的研究は，量的研究のように，前もって綿密な計画を立案することがむずかしい。あまり知られていないことに関して「これはなにか」を明らかにしようとする研究なので，既存の枠組みや理論を使ってあらかじめ予想をたてることがむずかしく，やってみるまでなにがどのように出てくるのかわからないのである。たとえば，「ある病気をかかえながら自宅で生活する高齢者がどのような経験をしているのかを明らかにする」という研究に取り組む際に，データの収集と分析を並行して行い，分析によって見えてきたことをよりどころにしてデータ収集の対象を再度考慮したり，データ収集の継続と終了を判断したりする必要も生じる。また，何度分析しても同じ結果を示す統計学的な分析と異なり，質的な分析の場合，1 回目と 2 回目の分析

結果が同じであることはほとんどなく，何度も分析を繰り返して結果を洗練させていくプロセスをたどる。

● **看護学における質的研究の役割**　質的研究デザインでは，データ収集のツールもデータ分析のツールも人間である研究者が担うため，研究者によって得られるデータも分析した結果も異なってしまい，「客観性がない，曖昧である」と批判される原因にもなっている。しかし，人間がツールになって，数値であらわすことのできないデータを収集し分析するからこそ近づける世界がある。対象を全人的にとらえて，個別性にあふれた繊細な状況に深くかかわることを必然とする看護学にとって，質的研究の果たす役割はきわめて大きい（◯column「多くの人が『なるほど』と納得する質的研究にするために」）。

　質的研究にはさまざまなデザインがあり，前述したような共通の特徴のほかに，おのおの異なる特徴をもっている。リサーチクエスチョンに応じて，知りたいと思う内容が最もよく明らかになる方法を選択できるよう，次項以降に，看護研究に比較的用いられることの多い質的研究デザインを示した。

　なお，質的研究デザインは，量的研究デザインと異なる用語を用いることが多い。たとえば，研究対象者を研究参加者・情報提供者などとよんだり，データ収集をデータ生成などとよんだりする。このような用語は，研究者と対象者がデータ収集の場にともに参加し，互いに影響を及ぼし合いながらデータがつくられていくという質的研究の特徴をよくあらわしている。しかし，多様な用語を用いることによって理解しにくくなる側面もあるため，ここでは，これまで述べてきたように，研究対象者，データ収集といった用語を用いることとした。

| **column** | **多くの人が「なるほど」と納得する質的研究にするために** |

　どれだけ看護研究を行っても，看護にかかわる人たちに研究結果を使ってもらえなければ意味がない。研究結果を使ってもらうためには，論文を読んだ人に，「なるほど，確かにそうだ。この研究は信頼できる。使ってみよう」と思ってもらう必要がある。

　このように，「なるほど，確かにそうだ」と思ってもらうための基準が，量的研究と質的研究では別々に示されている。また研究者によってもさまざまな基準がある。

　ここでは，リンカーン Y. S. Lincoln とグーバ E. G. Guba[*1] が提唱した，質的研究における信憑性 trustworthiness（真実性や信用性とも訳される）の基準を紹介する。

　リンカーンとグーバは，質的研究の信憑性を判断する基準として，次の4つをあげた。

　①**信用性** credibility　研究データやデータの解釈が事実を忠実にあらわす。

　②**確認可能性** confirmability　研究結果が，研究者によってゆがめられていない。

　③**明解性** dependability　研究データと結果に一貫性があり，結果が時間をこえて安定している。

　④**転用可能性** transferability　研究結果がほかの状況にも適用できる。

　質的研究を行う際には，これら4つの基準をなるべく高い水準で満たすように努めよう。これらの基準を満たすための具体的な方法については，質的研究の専門書などを参照してほしいが，たとえば，研究参加者に研究結果を確認してもらう，インタビュアーとしての訓練を受けてデータ収集能力を高めるなどは，信憑性を高めることにつながる。

*1 Lincoln, Y. S. and Guba, E. G. : *Naturalistic inquiry*. Sage Publications, 1985.

2 事例研究

1 事例研究とはなにか

● **事例とはなにか** 事例研究は，その名のとおり，**事例（ケース）**を対象とした研究である。事例とは，特定の個人・家族・集団・組織・施設・コミュニティなどに実際におこったできごとをいう。多くの研究では，ある種の現象または変数が探究の中心となるが，事例研究では事例に焦点があたり，個人が特定の仕方で考えたり行動したり発達したりするのはなぜかといったダイナミクスを，徹底的に明らかにする[1]。

● **単一の事例を対象とする場合** たとえば，「A 病棟での業務改善によって患者満足度が向上した状況」「患者 B が乳房切除によるボディイメージの変容を受容する経験」は，両者とも事例となる。事例研究は，こうした事例について徹底的に掘り下げて追究することによって，「なぜ」「どのように」といったリサーチクエスチョンに対する解を得ることを目ざしている。リサーチクエスチョンの例としては，「なぜ A 病棟の業務改善はうまくいったのか」「患者 B は，乳房切除によるボディイメージの変容をどのように受容していったのか」といったものが考えられるだろう。

● **複数の事例を対象とする場合** ここでは事例研究が単一の事例を扱う例をあげたが，複数の事例を対象にして，共通のパターンを見いだすことを目的とする場合もある。たとえば，毎日，痛みを伴う処置を必要とする患児 C が，ほとんどの場合，暴れて処置を拒否するのに，看護師 D，E，F が担当の際は，泣きべそをかきながらも処置をがまんして受け入れているとする（◯図 5-5）。このような場合，看護師 D，E，F による患児へのかかわりにはどのような共通のパターンがあるのかを明らかにすることを目的とし，複数事例を対象とした事例研究に取り組むことができる。事例研究の対象者数は研究の目的によって異なり，1 例から数例が多いが，数十例に及ぶこともある。

2 研究方法

● **事例研究のデータ** 事例研究では，インタビューや観察のデータ，質問紙によるデータ，診療録や看護記録といった文書記録，公文書や私文書，報告書などあらゆるものがデータとなりえる。テキストデータ，数値データの両者を扱うことができるが，研究の妥当性を高めたり，多角的に現象を描いたりするために，複数の情報源を組み合わせることが推奨されている。

● **事例研究の特徴** 事例研究が最も強みを発揮できるのは，数値にあらわすことで消えてしまう質的な世界を記述することであるといわれている。少ない事例について多角的・包括的に質的な情報の詳細を記述し，事例のもつ

---

1) D. F. ポーリット，C. T. ベック著，前掲書．p.265.

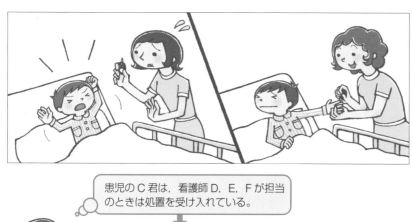

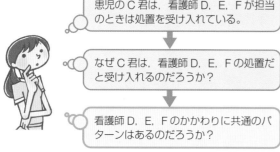

患児のC君は，看護師D，E，Fが担当のときは処置を受け入れている。

なぜC君は，看護師D，E，Fの処置だと受け入れるのだろうか？

看護師D，E，Fのかかわりに共通のパターンはあるのだろうか？

◉**図 5-5　事例研究のテーマの例**

固有の意味や法則性を見いだしていくことは，事例研究の得意技である。また，事例研究によって仮説を導き出したり，逆に仮説を検証する糸口にしたりすることもできる。このように，事例研究は，看護研究にとって有用で効果的な研究デザインであり，とりわけ，日々1人ひとり異なる患者に悪戦苦闘しながらかかわりつづける看護師が，看護ケアを見直し改善していくことに役だつ。一方，事例研究は，一般化・普遍化に限界をもつという短所がある。事例研究によって見いだしたパターンや関係性，概念がほかの事例にも適用できるのかを明言することはむずかしい。

事例研究の詳細は，第10章B節（◉305ページ）で説明する。

3　質的記述的研究

1　質的記述的研究とはなにか

● **質的記述的研究の特徴**　社会科学一般を学問的な基礎とし，質的データを用いて現象をありのままに記述する方法である。後述するグラウンデッドセオリー，現象学，エスノグラフィーなどのように特定の哲学的な基盤（ものの見方）をもたないが，「研究者ではなく対象者にとってのものの見方を理解しようとする」といった，質的研究に共通した前提をもっている。この研究は，よくわかっていない現象を質的に記述し，理解することを目的とし，日常的な言語で現象やできごとを包括的に示す。質的記述的研究は，グラウンデッドセオリーなどと比較して基礎的でシンプルな方法であり，目の前でおきているできごと，語られていることを記述していく際に，研究者の解釈

や推論の加わる程度が小さい，また解釈や推論の際に，特定の哲学的基盤の影響を受けにくいという特徴をもっている。

● **ほかの質的研究との違い**　質的記述的研究とほかの質的研究の方法との違いを理解するために，「血糖コントロールの良好な糖尿病患者」を対象とした質的研究を例に，いくつかの研究デザインを説明する。

　「血糖コントロールの良好な糖尿病患者は自分の病気をどのように受けとめているか」を明らかにしたいとしよう。先行研究があまりない状況であるならば，まず詳細に記述していくことが大切であり，質的記述的研究が適しているだろう。質的記述的研究は特別な手法をもたずに現象をていねいに記述していく研究デザインである。

　また，血糖コントロールの良好な糖尿病患者の病気の受けとめについて，「なにに影響を受けながら，どのようにその考え方がつくられていくのか」といったプロセスに関する理論を生成したいのであれば，グラウンデッドセオリーが適しているだろう。さらに，血糖コントロールの良好な糖尿病患者が，「どのような価値観をもち，どのような行動様式をとっているのか」を知りたいのであれば，糖尿病の患者会を対象としたエスノグラフィーが適切であろう。加えて，糖尿病患者が病とどのようにつきあっているのか，生きられた経験の本質を知りたいのであれば現象学的アプローチが適しているだろう（◐図5-6）。

2 研究方法

　このように述べてくると，質的記述的研究が，適当に取り組める，簡単で手軽な方法であるように思えるかもしれないが，けっしてそのようなことはない。単に質的データを収集しまとめただけでは研究とはいえず，現象をよりよく理解できる新しい知見を示していなければならない。特定の方法論を明示しないぶん，研究者がどのようなものの見方にたって，どのような目的で，どのようにものごとを明らかにしようとしているのかについて，読者に伝わるように記載することが求められる。また，その方法が研究目的を達成するために妥当でなければならない。

　質的データの分析にあたっては，既存の枠組みにとらわれないなど，どの質的研究でも重要となる視点がある。しかし，画一化された方法はなく，データと対話しながら試行錯誤し具体的な分析方法を見いだしていくことが必要となる。第7章Aに質的データの分析に関する一例を示した（◐194ページ）。

　質的記述的研究は，質的研究デザインのなかで最もよく用いられている。このデザインについて詳細に解説している文献は少ないが，サンデロウスキー M. Sandelowski[1]やグレッグ M. F. Gregg[2]が質的記述的研究の特徴を解説しているので，興味のある人は参照するとよい。

1）マーガレット・サンデロウスキー著，谷津裕子・江藤裕之訳：質的研究をめぐる10のキークエスチョン──サンデロウスキー論文に学ぶ．医学書院，2013．
2）グレッグ美鈴ほか：よくわかる質的研究の進め方・まとめ方──看護研究のエキスパートをめざして．医歯薬出版，2007．

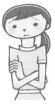

Bさんは内科系病棟に勤めて
3年目の看護師。
毎日，糖尿病の患者と接し，
うまく血糖をコントロールで
きない患者への看護に悩んで
いる。

初学者でも取り組みやすい研究デザイン

事例研究

糖尿病患者Aさんは，うまく血糖
をコントロールできている。それ
はなぜか。Aさんの状況を詳しく
徹底的にに知りたい。

↓

Aさんおよび家族，Aさんの担当
看護師への半構成的インタビュー，
Aさんの入院生活の観察，カルテ
からの情報収集によって血糖コン
トロールにかかわるデータを多様
な側面から深く収集し分析する。

質的記述的研究

血糖コントロールが良好な糖尿病
患者は，自分の病気をどのように
受けとめているのかを知りたい。

血糖コントロールが良好な患者
10名を対象に「病気の受けとめ」
について半構成的インタビュー
法を用いてデータを収集し分析
する。

内容分析

血糖コントロールが良好な糖尿病
患者と不良な糖尿病患者について，
病気の受けとめにどのような違い
があるのかを知りたい。

↓

糖尿病患者100名を対象にHbA1c
の値を問う実数記述式質問と「病
気への受けとめ」を問う自由回答
式質問からなる質問紙を用い，デ
ータを収集し分析する。

哲学的基盤を学習してから取り組む研究デザイン

文化人類学

エスノグラフィー

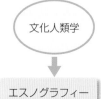

血糖コントロールが良好な糖尿病
患者たちがどのような価値観を持
ち，どのような行動様式をとって
いるのかを知りたい。

エスノグラフィーを適用し，糖尿
病の患者会に継続的に参加して，
観察法およびインタビュー法によ
りデータを収集し分析する。

社会学
（シンボリック
相互作用論）

グラウンデッドセオリー

血糖コントロールの良好な糖尿病
患者の病気への受けとめは，何に
影響を受けながらどのように形成
されていくのか，そのプロセスを
明らかにする理論を生み出したい。

グラウンデッドセオリーアプローチ
を適用し，糖尿病患者約20名を
対象に半構成的インタビュー法を
用いてデータを収集し，持続比較
分析を行う。データが飽和するま
でデータ収集を継続する。

現象学

現象学的アプローチ

糖尿病患者が病とどのように付き
合っているのか，生きられた経験
の本質を知りたい。

現象学的アプローチを適用し，糖
尿病患者3名を対象に非構成的イ
ンタビュー法を用いてデータを収
集し分析する。生きられた経験を
語ってくれるようになるまでイン
タビューを継続する。

◉ 図5-6 質的研究デザインの選択例

4 内容分析

1 内容分析とはなにか

● **分析対象**　ある特定の特徴を明らかにするために，テキストデータ（文字によるデータ）を意味の類似性に基づき分類し，単語・語句・文の発生頻度，順序・強さを測定する方法であり，元来，出版や報道によるテキストと資料の分析のために開発された。質的記述的研究デザインの1つとして扱われることもある。

　分析対象は，メッセージ・書物・報告などである。対象を客観的かつ体系的に，また数量化してとらえることを目的としており，質的分析と量的分析を併用している。メッセージの「内容」を明らかにすることに焦点をあてており，プロセスを明らかにしたい場合には，談話分析など別の方法を用いる必要がある。

● **質的分析に量的分析を加味**　たとえば，患者が「どのような看護師をよい看護師ととらえているのか」について明らかにするために，自由記述式の質問紙に回答してもらい，データの意味の類似性に基づき分類した結果，「明るく元気である」「技術が的確である」「患者をよく理解している」などのカテゴリが生成されたとしよう。ここまでは質的分析の部分である。そして次に，各カテゴリがどの程度の頻度で出現しているのかを数える。その結果，多くの患者が「よい看護師ととらえる内容」，少数の患者が「よい看護師ととらえる内容」が数値としてみえてくるだろう。これが量的分析の部分である。

　このように，内容分析は，「内容」に焦点をあてた質的分析を主とし，それにカテゴリの出現頻度という別の量的な視点を加えて現象をみる研究デザインである。カテゴリの信頼性については，同じデータを別の人が分析した際に，研究者が生成したカテゴリに正しく分類できるのかを調べて検討することができる。

● **内容分析が適したケース**　内容分析は，上述した質的記述的研究と同様に，何度もインタビューを繰り返したり長期間にわたる観察を経てデータを収集したりしなくても理解できる，比較的シンプルな現象を扱うのに適している。一方，患者が看護師とコミュニケーションをとるなかでどのように関係性が築かれていくのかといったプロセスを明らかにしたい場合や，なぜ患者が上述したような看護師をよい看護師ととらえるのかを深く探究したい場合には，別の研究方法が適している。

2 研究方法

　ベレルソン B. Berelson，ホルスティ K. J. Holsti，クリッペンドルフ K. Krippendorff などが内容分析の定義や方法を提示しているが，それぞれ立場や特徴が異なるため，内容分析に取り組む場合は留意する必要がある。舟

島[1]は，ベレルソンの内容分析が初学者にも使いやすい方法であるとして，具体的な研究のプロセスを解説しているので，興味のある人は参照するとよい。また，内容分析のための量的解析ソフトウェアが開発されており，大量のテキストデータを分析していく際に同じ言葉で表現されたデータをさがすなど，比較的単純な作業の部分に活用できる。

5　エスノグラフィー

1　エスノグラフィーとはなにか

● **文化とはなにか**　エスノグラフィーは，文化人類学を哲学的基盤とし，文化的な行動をとらえ記述し解釈する方法であり，アーモット K. Aamodt，レイニンガー M. M. Leininger，ラグッチ A. Ragucci らの看護文化人類学者によって保健医療分野に導入された。

文化とは，歴史的，社会的に形成された外面的および内面的な生活様式のシステムであり，ある集団の全員あるいは特定の成員によって共有されているものをさしている。エスノグラフィーは，そのような文化に焦点をあて，ある集団を構成する人たちが生活するなかでつくられた特徴的な行動や価値観，決まりごとなどを理解することを目的としている。

● **なぜ文化を理解する必要があるのか**　患者や家族がもつ特有の文化を理解することは，対象のニーズを明確にしたり，対象に合った看護を提供したりすることに役だつ。また，医療者がもつ特有の文化を理解することは，看護師が自分たちの考え方やものの見方，行動の仕方の傾向を知り，みずからを看護の道具としてじょうずに使い患者にかかわっていくことに役だつ。

たとえば，難病をもつ子どもの親の会を対象に，親の会に所属する家族集団がもつ文化を明らかにできれば，家族会のもつ価値観を大事にし，家族会が不快に感じる行動を避けながら，家族会のニードをふまえて，どのように協力して難病をもつ子どもにかかわっていけばよいのかに関するヒントを得られる。

2　研究方法

● **データ収集の方法**　エスノグラフィーを行う研究者は，異文化のなかにみずからの居場所を築きながら相手を全体的に理解しようとする手法をとるため，通常，対象となる集団の生活に飛び込み，フィールドワークを通しておもに参加観察とインタビューによりデータを収集する。文化を理解するために，情報提供者となる対象（集団）が自然にふるまうなかで対象を観察したり，話を聴いたりする必要があり，対象が研究者の存在に慣れて受け入れてくれるまで地道で長期間にわたるかかわりも必要とする。

たとえば，学生にとって実習グループのメンバーとの関係性は，実習の成

1）舟島なをみ：質的研究への挑戦，第2版，医学書院，2007．

否に影響を与える。そのため，実習グループのもつ暗黙のルール，求められる行動や避けるべき行動，受け入れられやすい価値観など，文化的な側面を知ることができれば，実習をよりよくのりきっていけるかもしれない。しかし，実習メンバーである学生たちは，研究者というよそ者がいる場では，ふだんのふるまいを見せてくれないだろう。学生が研究者を信用し，ともに場を共有することを受け入れてくれ，ありのままの姿を見せたり語ったりしてくれるまでには相当の時間を要する。このように，通常，エスノグラフィーのデータ収集期間は数か月から年単位といった長期間にわたる。

● **データ分析の方法**　データ収集とデータ分析は並行して行われ，分析のプロセスでは，**イーミックな視点**と**エティックな視点**の両者を必要とする。イーミックな視点とは，内部の人の視点，情報提供者である対象者の物の見方をさす。文化を明らかにしていく際に，対象者の視点からみた世界を徹底的に探究することは重要である。一方，エティックな視点とは，外部者の視点，研究者の物の見方をさす。エティックな視点を持ち込むことによって，対象者自身が気づいていない文化的な考え方や行動に気づくことができる。

6　グラウンデッドセオリーアプローチ

1　グラウンデッドセオリーアプローチとはなにか

● **データに根ざした理論**　**グラウンデッドセオリーアプローチ**とは，社会プロセスと社会的構造を研究し，現象についての包括的な説明（理論）を帰納的に生成する方法である。社会学者のグレイサー B. G. Glaser とストラウス A. L. Strauss によって開発された。

　グラウンデッドセオリーは，データに根ざした理論と訳される。頭の中で論理的に組み立てた理論ではなく，現実の多様な文脈のなかで生じるデータと対話することを通して，帰納的に開発された理論，またはそのような理論を開発する質的研究デザインをさす。

● **シンボルを手がかりにする**　グラウンデッドセオリーアプローチは，人間が用いる言葉や表情，行動などの**シンボル**（象徴）を手がかりにして，個人を取り巻く状況や人々との相互作用を含め，現象を説明したり構造を明らかにしたりすることを目ざしている。つまり，グラウンデッドセオリーアプローチは，これまで明らかにされてこなかった，あるいは十分にわかっていない現象のうち，プロセス・人間関係・意味・適応といったことが分析の焦点となるような状況に関して理論を帰納的に生成したいときに適している。

　そのことが，次で説明する現象学的アプローチのように，個人の「生きられた経験」（後述）を深く掘り下げ，本質をさぐる方法とは異なる特徴である。

　たとえば，新人看護師が「看護師らしさ」をどのように身につけていくのかを明らかにする研究を考えてみよう。看護師らしさといっても，新人看護師が考える看護師らしさと，先輩看護師や患者が考える看護師らしさは異なることが考えられる。新人看護師は，先輩看護師や患者とのかかわりを通し

て，なにが看護師らしさであるのかに対する自分の解釈をかえながら，看護師らしさを身につけるための行動も修正していくと思われる。また，病院の規模や特徴によっても，求められる看護師らしさや看護師になるための支援が異なることが考えられ，それらは新人看護師が看護師らしさをどのように身につけていくのかに影響を与える。

このようなことをふまえて，研究目的を達成するには，新人看護師と周囲の相互作用や新人看護師を取り巻く状況を含めてデータを収集することが必要になる。そのために，参加観察したり，新人看護師自身の認識を知るためのインタビューをしたりといったことを行う。そして，新人看護師が看護師らしさをどのように身につけていくのかを説明できる概念や概念間の関係，プロセスや構造を明らかにしていく。

2 研究方法

● **持続比較分析** グラウンデッドセオリーアプローチでは，データ収集する対象者やできごとの領域・数を計画段階で決めることはできず，データ収集と分析を同時に進めるという**持続比較分析**を行う。

たとえば，場面 A を参加観察した内容をデータ化し，それを分析する。次に場面 B を参加観察し，得られたデータを分析する。そして場面 A の分析結果と場面 B の分析結果を比較する。次に場面 C を参加観察して得られたデータを分析し，場面 A および B の分析結果と比較する。この持続比較のプロセスを通して発見した視点に基づき，理論生成に向けて，データの足りない領域を補う新しい対象者やできごとを見つけ，データ収集を継続する。

このような対象の探索方法を**理論的サンプリング**という。また，持続比較分析を継続し，これ以上，理論生成にかかわる新しい情報が得られず，過剰状態に達したことを，**データの飽和**や**理論的飽和**という。データの飽和が確認されたら，データ収集は終了となる。現象学的アプローチと同様に，データ収集期間や分析期間はある程度，長期にわたる。

先述したように，グラウンデッドセオリーアプローチはグレイサーとストラウスによって開発されたが，その後，開発者間の対立が生じ，課題と混乱を残したまま現在にいたっている。そのなかで木下は，グラウンデッドセオリーアプローチの発展過程に生じた曖昧さや複雑さといった課題の克服を試みた修正版グラウンデッドセオリーアプローチ(M-GTA)を提唱している[1]。M-GTA は，とりわけインタビューデータのみを扱う研究に焦点をあてており，近年，わが国では M-GTA を適用した研究が多く実践されている。

グラウンデッドセオリーアプローチや M-GTA の具体的な分析過程はさまざまあるので，参考図書[2,3]を参照してほしい。

1）木下康仁：定本 M-GTA——実践の理論化をめざす質的研究方法論. 医学書院，2020.
2）マーガレット・サンデロウスキー著，谷津裕子・江藤裕之訳：前掲書.
3）松葉祥一・西村ユミ：現象学的看護研究——理論と分析の実際. 医学書院，2014.

7 現象学的アプローチ

1 現象学的アプローチとはなにか

● **どのようなアプローチか**　フッサール E. Husseri やハイデガー M. Heidegger が発展させてきた**現象学**という哲学を基盤とし，人々の生きられた経験とそれによって生じる意味を見つけ，十分に記述する方法である。

　おそらく皆さんは，看護を学ぶプロセスでことあるごとに「患者の立場になって考える」ことを求められてきただろう。それは，看護が対象理解を基盤として展開され，対象である患者をどのくらい理解できているかによって，看護の質が左右されるからである。

　現象学的アプローチは，対象者が自分におきていることや自分を取り巻く世界をどのように見ているのか，意味づけているのか，その生き生きとした経験の本質を対象者の目線から詳細に明らかにすることを目ざしている。対象者の意識にあらわれているありのままの経験のことを**直接経験**または「**生きられた経験**」とよぶ。論文のタイトルやキーワードに「生きられた経験」という言葉が用いられている場合は，現象学にかかわる方法を用いていると判断してよい。

● **現象を正確に記述することが目的**　現象学的アプローチは，理論をつくり出すことを目的とするグラウンデッドセオリーと異なり，対象となる現象を正確に記述することを目的とする。この研究デザインは，原因と結果の関係やプロセスではなく，対象者の視点から経験の本質を記述することに焦点をあてている。したがって，これまで明らかにされてこなかった，あるいは十分にわかっていない現象のうち，対象者の経験の本質を深く詳細に知りたいときに適用できる。

2 研究方法

● **データ収集の方法**　現象学的アプローチは，対象者の「生きられた経験」を詳細に記述することを目的とするので，研究者が関心をもつ研究テーマに関して，対象者に自分の経験を思いのまま自由に語ってもらい，あらかじめ予想できない多様でゆたかな語りを得る必要がある。そのため，主たるデータ収集方法には，非構成的で対話的なインタビューが用いられることが多い。そのほか，研究テーマにかかわることがらを知り，「生きられた経験」を理解するために，対象者の経験が生じているその場にともに存在してフィールドワークを行ったり，関連する記録文書を収集したりする。「生きられた経験」が生じた文脈を理解することは，「生きられた経験」を対象者の視点から明らかにしていくために重要である。

　研究者は，対話を通して，対象者の「生きられた経験」にできる限り近づこうと努めなければならない。つまり，対象者にありのままの経験をゆたかに語ってもらう，あるいは，研究者自身がもつ先入観や偏見に左右されるこ

となく「生きられた経験」に接近することが求められる。そのためには，対象者との信頼関係に基づく高いインタビュー技術や，研究者自身の偏見や先入観を取り除く繊細なプロセスが必須となる。自分がどのようなものの見方をしているのかを自覚し，自分があたり前だと思っていることをとりあえず棚上げしてインタビューしたり分析したりすることは，簡単なようで非常にむずかしいプロセスである。また，1人の対象者に繰り返しインタビューすることが必要になるため，データ収集期間や分析期間はある程度長期にわたる。一方，通常，対象者の数は少ない。松葉ら[1]が現象学的アプローチによるインタビューデータの詳細な分析プロセスを解説しているので，興味のある人は参照するとよい。

● **多様な種類**　看護研究でよく用いられている現象学的アプローチは，ジオルジ A. Giorgi，シュピーゲルベルグ E. Spiegelberg，ヴァン=マネン M. van Manen などによって開発されている。現象学の流派や現象学的アプローチの種類は多様であり，またおのおの大事にしていることや立場が異なるため，実際に現象学的方法を用いる際には，各方法の詳細を学習する必要がある。

8　歴史研究

1　歴史研究とはなにか

歴史的なできごと（過去のできごと）を系統的に収集し，検討する方法である。一般に，現在の行動や実践・状況を解明するために，過去のあるできごとに関して，その原因やそのできごとが現在に及ぼす影響・傾向についての疑問に答えるために行う。

たとえば，ある患者集団が周囲の偏見に傷つき，社会的に孤立して苦しんでいるとしよう。これまでの歴史をふり返ると，ある疾患について，看護職が主導となり，疾患に起因する患者への社会の偏見を克服してきた事実があった。看護職がどのように偏見を取り除いていったのかを歴史研究を用いて明らかにすることによって，現在直面している偏見を克服するための示唆を得られるだろう。

2　研究方法

歴史研究の主たるデータは，史料となる文書記録である。公的史料，社会的史料があり，日記や著述，書簡，口述，新聞，雑誌，会議記録，法律文書，教科書などが該当する。また，文書に限らず，写真やフィルム，録音・録画などの視聴覚資料や歴史的事実に関してインタビューした内容などもデータになる。歴史研究では，明らかにしたい現象に関する主要なデータはなにかを吟味すること，それらのデータを可能な限り網羅して系統的に収集すること，データの信用性を確保するよう努めることが重要となる。また，単なる

1）松葉祥一・西村ユミ：前掲書.

文献検討とならないように，分析の視点や過程を明瞭に示し，新たに発見された知見を史料に基づき示していくことが求められる。

9 その他

そのほか，看護研究に用いられる質的研究デザインとして，KJ法，アクションリサーチなどがある。

1 KJ法　文化人類学者である川喜多二郎によって開発されたデータの整理・分析手法である。よくわかっていない混沌とした現象を対象に，いだいている問題意識や関心に関する質的データをフィールドワークによって収集し，それをデータ化してラベル（紙片）を用いて帰納的に整理し，各ラベルを関連づけて図式化する。これによって問題意識や関心をもつ現象に関する実態の構造を明らかにすることができる。研究に限らず，教育や研修の場で活用されたり，職場での問題解決の手段に用いられたりしている。

2 アクションリサーチ　心理学者であるレビン K. Lewin によって提唱された方法である。研究者が現場に入り，主体的に参加する現場の当事者と一緒に研究のプロセスを歩み，実践的な知識を生み出すのみならず，現場に変化をもたらすことを目的としている。研究者と共同研究者である現場の当事者はパートナーとして同等である。ともに，解決すべき問題を明確化して，よりよい実践に向けて研究を計画し，現実と計画をすり合わせて，実践してデータを収集・分析し，リフレクションして計画を修正し，次の実践を試みるというプロセスを繰り返す。「プロセスを繰り返す」とあるように，リフレクションの結果に応じて実践（介入）を修正する，すなわち介入の試行錯誤が認められている点が，ほかの研究デザインと大きく異なっている。個々の現場がかかえる問題に対して個別的かつタイムリーに対応でき，実践および場をかえていけることがアクションリサーチの大きな魅力である。

E 量的研究デザイン

1 実態調査研究

1 実態調査研究とは

実態調査研究は，自分が知りたいことに関するデータを集めて，どのような特徴があるのかを示すための研究デザインである。国勢調査や街頭アンケートのようなものを想像するとわかりやすいかもしれない。質的な研究とは違い，知りたいことに関係しそうなこと（**要因**）を数字におきかえたデータ（**量的データ**）を集めて分析を行う。介入は行わずに自然状況を観察し，「どのようにおこっているか」を量的に記述する（●図5-7）。

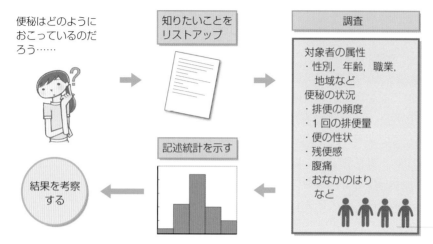

○**図 5-7　実態調査研究のイメージ**

　このデザインの研究の具体例として，「便秘はどのようにおこっているか」という疑問に対する，次の方法がある。
(1) 1 週間の排便頻度，便の性状，排便困難感など，便秘の状態を示す調査項目を考えアンケートをつくる。
(2) 多くの人を対象に便秘についてのアンケート調査を実施する。
(3)「排便が 1 週間に 1 回の人の割合は○％，2 回の人は△％，3 回の人は□％」のように，発生割合の結果を示す。

2　実態調査研究の方法

● **なにを調べるかを決める**　研究を始めるためには，まず「どのようなことを調べるか」を考える必要がある。実態調査研究は，自分の知りたいことがどのようにおこっているかという特徴を「数」を用いて記述することが目的である。そのため，実態を詳しく知るためには，幅広い項目を調査することが望ましい。

● **調査対象の範囲を決める**　なにを調べるかが決まれば，次に「どのような人々を調査するべきか」を考えなければならない。たとえば 1 つの病棟内での調査よりは病院全体，市町村，都道府県，全国というように，より広い範囲で調査をしたほうがいろいろなデータを集めることができるため，得られた結果も多くの人にあてはまるものとなる。その反面，範囲が広がれば広がるほどデータの収集に大きな労力が必要となる。

　ここでは，実現可能性を考慮しながら，できるだけ広く範囲を設定しよう。調査範囲が決まれば，最後に，調査の対象となる人々のなかから「実際に調査する人をどのように選ぶか」を考える必要がある（○155 ページ，第 6 章 B「標本の選択」）。

2　相関研究

1　相関研究とは

　相関研究は，自分の「知りたいこと」に関連しそうな要因がある場合に，その「知りたいこと」と要因の関連性（**相関**）を明らかにする研究デザインである。

　このデザインの研究には，変数間の関連性を記述することを目的とする記述的相関研究，因果関係を探索するケースコントロール研究（症例対照研究）やコホート研究などがある。

2　記述的相関研究──因果関係は証明できない

　記述的相関研究は，変数間の関連を記述する研究デザインである。たとえば，便秘に関する実態調査をふまえ，「野菜摂取量が少ないと便秘になりやすい」という仮説をたて，**変数間の関連**を記述するという形式の研究である（◉図 5-8）。

●**仮説をたてる**　研究を始めるためには，まず「知りたいこと」と要因との関係がどのようなものであるかという**仮説**をたてる。この仮説は，ただの思いつきでたてるのではなく，文献や自身の先行研究の結果を根拠にしてたてる。

●**変数を定義する**　量的研究では，調べたい変数を測定し数値であらわすことによって分析が可能になる。それでは，「便秘」はどのように測定できるだろうか。

　なにかを測定するためには「定義」が必要である。「便秘とは1日に排便がない」と定義することもできるが，小指の先ほどの少量の便しか出ない場合も「便秘でない」とするべきだろうか。回数だけでなく，便の性状や量についての情報が必要だろう。しかし性状を測定するのはむずかしい。このような場合に便利なのが**測定ツール（尺度）**である。便の性状をはかる尺度には，ブリストルスケールなどがある。

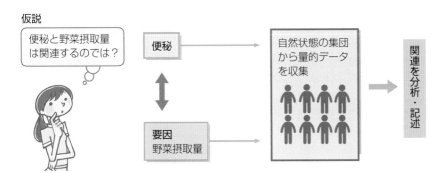

◉**図 5-8　記述的相関研究のイメージ**

このように，そのままではとらえどころのない変数を，測定方法によって定義することを**操作的定義**という。

● **因果関係は証明できない**　研究を行うにあたり，相関研究では因果関係を証明することはできないことを知っておく必要がある。たとえば，「腸蠕動（ぜん）が弱い人は便秘になりやすい」という仮説をたてて相関関係を示すことができたとしても，「便秘の人は腸蠕動が弱くなりやすい」という関係もなりたつからだ。

将来的な結果改善を見すえ，因果関係を明らかにしたいというときには，次に示すケースコントロール研究やコホート研究を行う必要がある。

3　ケースコントロール研究（症例対照研究）
——過去にさかのぼり原因をさぐる

ケースコントロール研究（症例対照研究）は，ある問題の原因になった要因をさがそうとする場合に，その問題が発生している**症例（ケース）**と発生していない**対照例（コントロール）**を比較するかたちで，過去にさかのぼりその原因を探索する研究デザインである（◎図5-9）。このデザインは，原因がはっきりしておらず，複数の要因から原因候補をさがすために用いられることが多い。たとえば便秘の原因を調べるために，ある時点で便秘であった人のグ

ケースコントロール研究	コホート研究

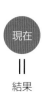 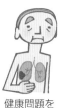 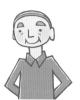

現在 ＝ 結果

健康問題を
もった人　　健康問題を
もたない人

原因は過去にあるから
過去にさかのぼって違いを調べる

 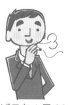 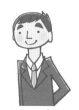

現在 ＝ 原因

たばこを1日20本
以上吸うグループ　　吸わないグループ

将来にわたって追跡
肺がんの発生を比較

過去 ＝ 原因

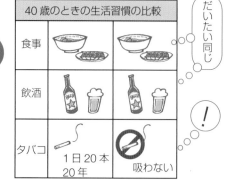

40歳のときの生活習慣の比較

食事		
飲酒		
タバコ	1日20本 20年	吸わない

だいたい同じ

！

  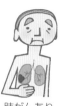 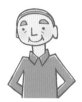

将来 ＝ 結果

肺がんあり　　肺がんなし

◎**図5-9　ケースコントロール研究とコホート研究**

ループと便秘でなかった人のグループをつくり，それぞれのグループでの過去1週間の野菜摂取量や水分摂取量を調査し，グループ間の違いから原因をさがすといった研究である。

● **ケースとコントロールの選定**　研究を始めるためには，まず問題が発生しているケースのグループを選定し，次に年齢や性別といった特性がよく似たコントロールのグループを選定する。この手法を**マッチング**（○139ページ）という。なにも考えずにケースとコントロールを選び，たとえばケースは女性ばかりでコントロールは男性ばかりになってしまうと「女性のほうが便秘になりやすい」という影響がケースにだけ強くはたらき，公平な比較ができなってしまう。そのため，男女比率や年齢構成などのマッチングがうまくいっているほうが問題の原因は見つけやすくなる。しかし一方で，あまりに多くの特性についてマッチングさせようとすると，コントロールとなる人を見つけるのがむずかしくなったり，比較するべき問題の原因をマッチさせてしまったりする可能性が出てくるため，注意してほしい。

● **研究の特徴**　ケースコントロール研究は，結果がすでにおこっている「現在」という一時点のなかでデータを収集するため，研究に費やす時間や費用は少なくてすむ。しかし，対象者の記憶の曖昧さ（**想起バイアス**），記録の不備などデータの信頼性に問題があることも多い。

4　コホート研究──将来を追跡して原因をさぐる

　コホート研究は，ある問題の原因候補がしぼられてきた時点で，その原因候補をもつ集団ともたない集団を追跡し，将来その問題がおこるかどうかを調べる研究デザインである（○図5-9）。**特定の要因**（**ファクター**）をもつ・もたないで集団を分けて調べるため，ケースコントロール研究に対して，ファクターコントロール研究ともよばれる。

● **研究の方法**　追跡の結果，特定の要因をもつ集団での問題の発生率が高ければ，その要因が問題の原因と考えることができる。たとえば喫煙が肺がんの原因かどうかを調べたい場合，「喫煙している」集団と「していない」を追跡調査し，5年後，10年後の肺がん発生率を比較する。喫煙群で肺がんの発生率が高ければ，喫煙は肺がんの原因である可能性が高い。

● **前向きと後ろ向き**　通常は，未来に向かって前向きに追跡し，問題の発生率を比較することが多いが（前向きコホート），問題の出現まで追跡すると時間と手間と費用がかかる。そのため，その要因をもつ集団・もたない集団ともに，要因に関する信頼できる情報が記録や既存のデータなどのかたちで手に入る場合は，現在の発症率の違いがなぜ生じたかを過去から現在に向かって調査することもある（後ろ向きコホート）。後ろ向きコホートは，現在から過去に向かってさかのぼるのではなく，過去のある時点から現在までを調査するのでケースコントロール研究とは異なる。

5　共分散構造分析──複雑な要因どうしの関係を検証する

● **原因が複雑な場合**　たとえばデング熱は，デングウイルスによっておこ

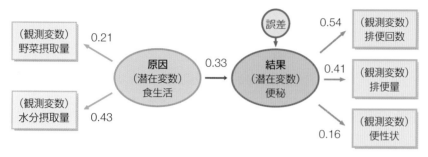

◯**図 5-10　共分散構造分析**
「食生活は，便秘に影響を与える」というモデルを考えたとしよう。食生活も便秘もはかることがむずかしい。
「食生活」は，観測変数である「野菜摂取量」と「水分摂取量」から合成されるとしよう。合成される変数は，「潜在変数」とよんで，楕円で示す。便秘は，「排便回数」と「排便量」と「便性状」という観測変数から合成されるとしよう。
食生活と便秘の間に因果関係があると考える場合には，原因から結果へ一方向の矢印が，相互に関連していると考えられた場合には，双方向の矢印が引かれる。矢印のかたわらには，関係性の強さを示す数字が示され，このモデルがどれくらい実測値と適合しているかが示される。

る感染症である。デングウイルスが存在しなければデング熱はおこらない。このように感染症は，特定の原因でおきるものである。

　しかし実際のところ，健康問題で多いのは，たとえば糖尿病のように，さまざまな要因が複雑にからみ合っておこるものである。そういった複雑な要因どうしの関係を，仮説をたてて検証するための方法に，**共分散構造分析**（**構造方程式モデリング**）がある。近年，共分散構造分析を用いた研究が増えており，文献として読む機会も多いだろう。

　共分散構造分析は統計学的手法の1つで，変数間の関係を自由に設定してモデルを比較検討するものである[1, 2]。◯**図 5-10** に示すように，変数間の相互関係や因果関係を矢印で結ぶ「パス図」を描き，それが実際のデータとどの程度適合しているかを評価して，健康問題の要因をさぐるのに最適なモデルを導き出す。

6　交絡因子とそのコントロール

●**交絡因子とは**　ケースコントロール研究もコホート研究も，2群を比較し，原因候補が「ある」ときと「ない」ときで，結果に違いが生じるかを観察するものである。一見，単純な比較に見えるが，調査対象となる人はさまざまな要因をもっているので，結果に影響を及ぼすほかの要因が存在することはよくある。原因ではないが，年齢や性別のように結果に影響を及ぼす因子のことを**交絡因子** confounding factor という。原因を検討していくときには，交絡因子をできるだけコントロールする，すなわち交絡因子の影響を排除することが重要である。そのために以下のような工夫がある。

　1）豊田秀樹：共分散構造分析　入門編──構造方程式モデリング（統計ライブラリー）．朝倉出版，1998．
　2）山本嘉一郎・小野寺孝義編集：Amos による共分散構造分析と解析事例．ナカニシヤ出版，1999．

◆ 研究デザインの段階での対処法

　[1] **対象者の限定**　研究の対象者を限定する。たとえば女子大学生(18〜22歳の女性)などに限定すれば，交絡因子の影響をかなり少なくすることができるだろう。ただし，あまり限定しすぎると一般化がむずかしくなるので注意が必要である。

　[2] **マッチング**　前述したようにケースコントロール研究においては，ケース(症例)群の年齢構造や性別構造に合わせたコントロール群を選べば(マッチング)，両群を比較するときに年齢や性別の影響を除いて考えられる(◉図5-11)。

◆ データ分析の段階での対処法

　[1] **層化**　交絡因子ごとに対象者のサブグループ(層)をつくって，比較する方法である(◉図5-12)。たとえば，肺がんの発症率を調査するために喫煙者群・非喫煙者群で比較する場合に，男性，女性ごとに分析して男女差によって研究結果が影響を受けないようにするなどの方法である。複数の要因

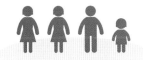
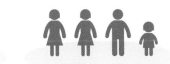

ケース群と似た集団構成にする。

ケース群　　　　　　コントロール群

◉**図 5-11　マッチング**

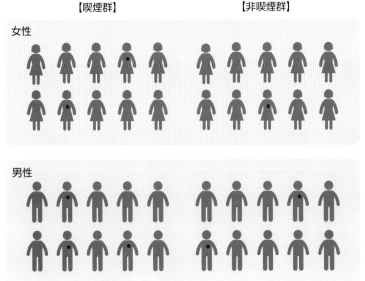

【喫煙群】　　　　　　　【非喫煙群】

女性

男性

● 肺がん

◉**図 5-12　層化**
交絡因子となりそうな特性ごとにサブグループをつくって比較する。

に対して層化を行うこともできるが、あまりたくさんの層を設定するのは非現実的である。

　②**統計学的補正**　データを収集したあとに交絡因子の有無でデータを分け、それぞれを比較分析することで交絡因子の影響を取り除く。また、多変量解析(◉223ページ、第7章)とよばれる手法を用いて、交絡因子も変数の1つとして含めて分析するなどがある。

　しかし、「交絡因子のなかには、わかっていないものもたくさんあるのではないか」と思うかもしれない。把握できている因子については上記の方法で対応できるが、わからないものについてはどうするのか。実は、それは大きな問題である。この問題を解決するための研究デザインが、次に紹介する実験研究である。

3 実験研究

1 実験研究とは

● **介入により因果関係を解明する**　**実験研究**は、人為的に**操作(介入)**を行い期待する結果が生じるかを検証する研究をいう。すなわち、原因と結果の関係(**因果関係**)を明らかにするためのデザインである。介入効果を明らかにするためには、介入を行った場合と行わなかった場合の結果を比較することが必要になる。すなわち、2つのグループをつくり、一方には介入を行い(**実験〔介入〕群**)、もう一方には介入を行わない(**コントロール〔非介入〕群**)こととし、結果の違いを介入の効果とする(◉図5-13)。

● **均一な2集団をつくる**　イメージとしては、まったく同じ溶液を2つの試験管に分け、片方にだけ薬を入れて成分の変化を比べるような化学実験を考えるとわかりやすい。しかし、実験を溶液ではなく人の集団で行う場合、人には1人ひとりに違いがあるため、まったく同じグループを2つ設定する

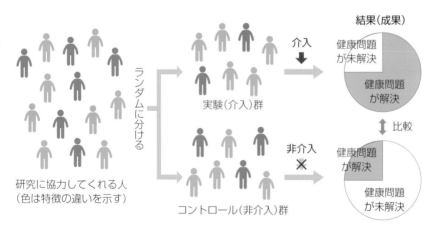

◉**図5-13　実験研究のイメージ**
ランダムにふり分けることによって同質の2群ができたと考える。

ことは不可能である。できるだけ同じような2つのグループをつくるために
は，統計学的確率に基づいたグループ分けの方法（ランダム化）を行う必要が
ある。

2 ランダム化とランダム化比較試験

● **ランダム化とは**　ランダム（無作為）化とは，意図性をもたずに（無作為
に）分けるということである。コンピューターを用いて発生させた「でたら
めな数字の順番」（乱数）を使って行うことが多い。ランダム化によって2つ
のグループをほとんど同じように分けることができているかを確認するため
に，年齢や性別，知りたいことに大きな影響を及ぼす可能性がある要因につ
いてのデータを集め，グループ間に違いがないことを確認しておくとよい。
そうすることで，2つのグループの結果の違いが偶然ではなく，介入によっ
て得られたものであると考えやすくなる。

　介入を行う研究で，対照群をもち，ランダム化が行われているものを**ラン
ダム化比較試験** randomized controlled trial（**RCT**）とよぶ。このような，①実験
的操作，②コントロール（対照群の使用など），③ランダム化の条件を満たす
ものは，**真の実験研究**ともよばれる。対照群がなかったり，ランダム化が行
われていなかったりする研究は**準実験研究**に位置づけられる。

　なお，人間を対象とした看護研究では，真の実験研究を行えることは限ら
れている。また一般的に，真の実験研究は，ほかの研究デザインよりもすぐ
れていると考えられがちであるが，リサーチクエスチョンによっては，準実
験研究や非実験研究が適していることは多い。

● **実験研究の例**　このデザインによる研究の具体例として，次のような方
法があげられる。

(1) 便秘の人を集め，ランダム化を行って2つのグループに分ける。
(2) 1つのグループはいつもの食事後に追加でサラダを1皿食べ（実験〔介
入〕群），もう1つのグループはいつもの食事後になにも食べないように
して（コントロール〔非介入〕群），1週間を過ごしてもらう。
(3) 2つのグループで便秘の発生率の違いを比較する。

3 実験研究の方法

● **仮説をたてる**　研究を始めるためには，まず「介入すればよい結果が得
られる」という仮説がたてられなければならない。この研究デザインでは人
に対して人為的な介入を行うため，対象者になんらかの負担を与えてしまう
可能性もある。本当によくなるかどうかもわからない介入を行うことは，倫
理的に問題である。したがって，「要因を変化させればどのようなことがお
こり，それがどのように結果の改善へとつながるのか」というストーリーを
文献検討で明らかにしておく必要がある。そして，介入の効果を正確に示す
ことができる変数を考えておかなければならない。

● **再現できるよう手順を決める**　次に，実際に介入を行うための具体的な
手順を決める必要がある。「誰が，いつ，どこで」実施しても，毎回同じ介

入ができるように示さなければならない。

　その手順どおりに行えば，「誰が，いつ，どこで」実施しても毎回同じ結果が出るようにしなければならない。手順どおりに行って同じ結果が出るか試すことを**追試**といい，追試によってきちんと同じ結果が出ることを**再現性**という。

　実際に介入を行うときは，決められた手順のとおりに行わなければならない。通常の看護ケアのように，そのときの状況に応じて手順を変更してしまうと，得られた結果が介入によるものであると断定できなくなってしまう。したがってこの手順では，どのように介入するかだけではなく，どんなときに介入を中止するかについてもきちんと決めておく必要がある。

4　ホーソン効果と盲検化

● **ホーソン効果**　ホーソンという名前は，アメリカのウェスタン・エレクトリック社のホーソン工場で1924〜1932年にかけて行われた実験に由来する。これは，照明や作業時間といった環境条件をさまざまにかえ，生産性に影響を与える環境を明らかにしようとする実験であった。しかし，結果はどのような条件においても，生産性は向上した。実験に参加しているという意識が，労働者の行動をかえてしまったと考えられる。このように研究に参加しているという意識だけで生じてしまう効果のことを**ホーソン効果**という。

● **盲検化**　ホーソン効果に対応するための方法として**盲検化**がある。これは，研究に参加している人が無意識のうちによい結果を出そうとしてしまわないように，自分は介入群なのかコントロール群なのかわからないようにすることである。たとえば，ある薬に血圧を下げる効果があるかを調べる実験研究において，本当の薬とまったく見分けはつかないがなんの効果ももたない錠剤（**プラセボ**）[1]を準備し，自分がどちらの群かわからないようにするなどである。次に説明する二重盲検化と区別して，研究参加者（被験者）だけを盲検化する場合を**一重盲検化（単盲検化）**とよぶ。

　臨床の場においては2重のホーソン効果に対応しなければならない。1つは，介入を行う臨床家たち，もう1つは受け手である患者たちである。薬を飲む患者と薬を渡す医療者のどちらにも，それが本当の薬かどうかわからないようにする方法を**二重盲検化**という。一重盲検化と二重盲検化の違いを ● 図5-14に示した。

● **看護における盲検化のむずかしさ**　研究デザインとして盲検化を行うことは重要であるが，看護介入において実施することはむずかしい。看護介入を提供する側は少なくとも新しい介入か否かはわかっている。また患者も，「自分がどちらの群なのかわかってしまう」ことが多い。厳密な盲検化は困難でも，ホーソン効果を生じさせない努力は必要である。

1）患者を対象とする研究では，効果をもたない薬ではなく，従来使われている薬が用いられることが多い。

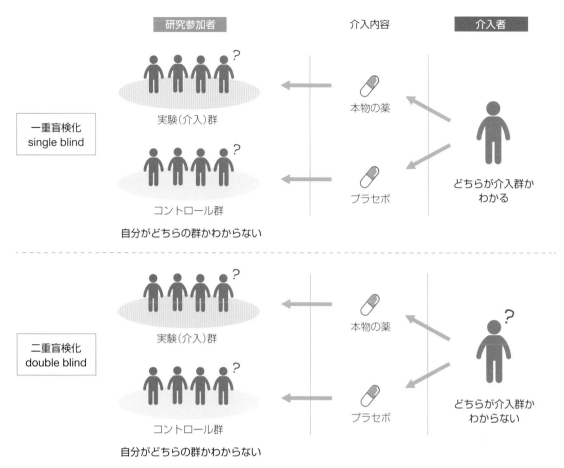

研究参加者　　　　介入内容　　　　介入者

一重盲検化
single blind

実験(介入)群

本物の薬

どちらが介入群か
わかる

コントロール群

プラセボ

自分がどちらの群かわからない

二重盲検化
double blind

実験(介入)群

本物の薬

どちらが介入群か
わからない

コントロール群

プラセボ

自分がどちらの群かわからない

○**図 5-14　盲検化**

4 システマティックレビュー

1 ランダム化比較試験の弱点

　いくつかある研究デザインのなかでも，ランダム化比較試験は「因果関係を明確にする」ことができるため，このデザインの研究による結果は強いエビデンス(科学的根拠)となる。しかし，ランダム化比較試験を行うためには，介入による不利益が生じていないかをつねに気にしながら，決められた方法どおりにすべての実験手順を進めていかなければならない。このような方法には途方もない労力が必要となるため，よほどに大がかりな研究でもない限り，多くの人を対象としたランダム化比較試験はむずかしい。100 人から聞いた意見とたった 1 人から聞いた意見とでは信頼性が異なるように，研究の対象人数が少なくなればなるほど結果が個人の要因による影響を受け，信頼性が低くなってしまう。そのような問題を解決するための方法として，メタアナリシスがある。

2 複数のランダム化比較試験の結果を統合する

メタアナリシス meta-analysis とは，同じテーマのランダム化比較試験の結果を集めて，それらを統合して統計的に分析する方法のことである。この方法を用いれば，「対象人数が少なく結果の信頼性が十分ではない研究」を足し合わせて，疑似的に大がかりなランダム化比較試験の結果を提示することができる。そして，1つひとつの研究では明確にできなかったことを結論づけることもできる。そのため，これは最も質の高い根拠を提示できる研究デザインであるといえる。

この方法は，足し合わせる前の1つひとつのランダム化比較試験が正しい手順にのっとって実施されていることを前提としてなりたっている。したがって，厳密にメタアナリシスを行うためには，分析に含めるランダム化比較試験を選ぶための方法が必要になる。

3 システマティックレビュー

同じテーマのランダム化比較試験の結果を系統的に順序だてて集め，内容をきちんと調べてから，適切な文献だけを選んでメタアナリシスを行う，という一連の手順を**システマティックレビュー** systematic review とよぶ。システマティックレビューはコクラン共同計画❶が運営するコクランライブラリーにおいて，臨床家に向けた実践の根拠を提示するための方法として発展したものである。システマティックレビューのメタアナリシスの結果は，フォレストプロットとよばれるグラフで示され，ひと目で結果を知ることができる（●plus「フォレストプロットの読み方」）。

コクランライブラリーは東日本大震災の直後，津波による被災者がエビデンスに基づいた医療を受けられるように日本国内で無償開放されていた。このことからもわかるように，システマティックレビューは研究者というよりも，むしろ実践家が臨床で役だてるためのエビデンスを提供するための研究であるといえる。

NOTE
❶コクラン共同計画
　世界で行われた研究の結果を網羅的に集め，吟味し，発表することで，科学的根拠に基づく医療を推進する学術的な国際組織。

F　ミックスドメソッド

1 ミックスドメソッドとは

質的研究，量的研究の両方のよいところを取り入れようとする研究デザインが，**ミックスドメソッド（混合研究法）**である[1]。看護の実践は，「患者がなにを望み，どのように自分の病気をとらえているか」といった，数字ではあらわせない質的なデータと，体温や血圧といった，数字であらわせる量的

1）Creswell, J. and Plano-Clark, V. : *Designing and Conducting Mixed Methods Research.* Sage, 2007.

plus	フォレストプロットの読み方

　フォレストプロット forest plot とは，システマティックレビューで行われたメタアナリシスの結果をひと目で示す図のことである。フォレストプロットでは，個々の研究結果を年代順に並べ，最後にそれらの研究結果を統計的に統合した統計量が示される。フォレストプロットという名前の由来は，この図が木のように見えるからである。

　メタアナリシスから得られる知見は，実践家が臨床で活用することができる最良のエビデンスである。しかし，臨床で活用するためには，「結果をどのように解釈すればよいのか」という読み方を知らなければならない。

　この plus では，ライス V. H. Rice らが 2004 年に発表した論文「Nursing interventions for smoking cessation」を，綿貫らが翻訳した特集記事から転載した図（右下）を題材とし，フォレストプロットの読み方を説明する。

　この論文は，成人の喫煙行動に対する看護介入の有効性を明らかにするために，システマティックレビューを行ったものである。具体的に説明すれば，包括的な文献検索・収集を行い，文献を選別し，選別した文献を看護介入の程度によって「高い介入度の研究（複数回にわたる長時間の介入）」と「低い介入度の研究（1 回のみの短時間の介入）」に分け，その介入効果を分析したものである。

①研究

　メタアナリシスの対象となった研究（文献）が「著者名と発行年」で示されている。

②介入群 n/N，対照群 n/N

　それぞれの研究結果から，介入群と対照群における効果が得られた人数（n）と全体の人数（N）が示されている。この表における「効果が得られた数」とは禁煙を達成した人数のことである。

③重みづけ（%）

　分析対象となった研究結果は，それぞれ「確からしさ」が異なるので，同じように扱うのは問題である。たとえば 10 人からの結果と 10,000 人からの結果を単純に平均してしまうならば，10,000 人の研究結果を軽くみてしまうことになる。そこで各研究結果に「重みづけ」をし，最終的に研究結果を量的に統合している。ここでは「重みづけ」が割合（%）で示されている。値が大きなものは，最終統合結果に大きな影響を及ぼしているということである。

④Peto オッズ比と 95%信頼区間（数値）

　それぞれの研究において点推定されたオッズ比と，

95%信頼区間（オッズ比が 95%の確率で存在すると推定される区間）が示されている。オッズ比とは，介入の効果を示す統計学的指標の 1 つである。この表では介入群と対照群における「禁煙を達成した人数/禁煙できなかった人数」の比が推定されている。オッズ比が 1 の場合は介入群と対照群で禁煙を達成する割合に違いがないことを示す。また，オッズ比が 1 よりも大きい場合は介入群で禁煙を達成する割合が対照群よりも多いこと，オッズ比が 1 よりも小さい場合は介入群で禁煙を達成する割合が対照群よりも少ないことを示す。したがって，95%信頼区間が 1 より小さい数値と 1 より大きい数値で示されている場合は「有意差がない*」，1 より大きい数値と 1 より大きい数値で示されている場合は「有意に禁煙を達成する効果がある」，1 より小さい数値と 1 より小さい数値で示されている場合は「有意に禁煙を達成しない効果がある」というように判断することができる。

⑤Peto オッズ比と 95%信頼区間（図示する）

　④で示された「オッズ比と 95%信頼区間」の数値を図示したものが示されている。■の中心がオッズ比の値，■の大きさは「重み付け」の大きさを示している。罫線（──）の長さは 95%信頼区間を示しており，線が 1 をまたいでいる場合は「有意差がない」，線が 1 よりも右側にあるとき（たとえば高い介入度に含まれる「Canga 2000」の研究〔①の上から 2 番目〕）は「有意に禁煙を達成する効果がある」，線が 1 よりも左側にあるとき（たとえば高い介入度に含まれる「Rice 1994」の研究〔①の上から 8 番目〕）は，「有意に禁煙を達成しない効果がある」と判断される。

⑥⑦⑧メタアナリシスによって統合された結果

　統合された結果は，◆で示される。菱形の中央は点推定値を示し，幅は 95%の信頼区間を示している。⑥は高い介入度の研究を統合した結果，⑦は低い介入度の研究を統合した結果，⑧はすべての研究を統合した結果である。この結果から，高い介入度の介入では「有意に禁煙を達成する効果がある」ことがみとめられるが，低い介入度の研究では「有意差がない」ことがわかる。すべての研究を統合した結果では有意差が示されていることから，「禁煙への看護介入は有効である」という結論が得られたといえる。

　このような読み方を理解したうえで，もう一度，フォレストプロットをながめてみよう。「看護介入によって禁煙を達成できる」という仮説が成立するなら，統合されたオッズ比の信頼区間が 1 のラインより右側にあるはずだ。高い介入での統合されたオッズ比の

信頼区間（⑨）は［1.30，1.78］で1のラインより右側にあり，高い介入度で効果があったことがわかる。一方，低い介入では統合されたオッズ比の信頼区間（⑩）は［0.98，1.44］で1をまたぎ，効果はみられなかったという結果であった。すなわち，1度きりではなく継続的な高い介入を行うことが効果的であることがわかる。このエビデンスから，臨床家は禁煙指導を行う際に，「継続的なフォローアップ」を組み込んだプログラムを考えていくことになるだろう。

　オッズ比の値は，介入しなかった群と比較し介入群では，どれだけ禁煙効果があるかをあらわす。1.52［1.30，1.78］（⑨）という数値は，介入が行われない場合と比べて1.52（1.3〜1.78）倍の介入効果があるということを示している。このエビデンスから，臨床家は労力とその効果という観点でプログラムの内容を検討することができる。

　ここではフォレストプロットの読み方を簡単に紹介したが，詳しくは成書を参考にしてほしい。

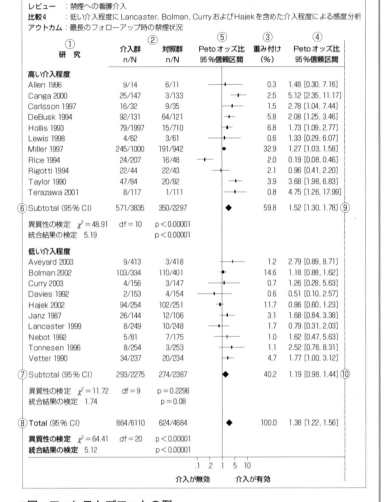

◉図　フォレストプロットの例

（Rice, V. H. ほか著，綿貫恵美子ほか訳：［翻訳］禁煙への看護介入──Cochrane データベース／システマティック・レビューより．看護研究38(3)：199-218，2005による）

＊1　有意差（significant difference）とは，統計学的に意味があると判断できる差（違い）のことである。詳細は第7章の◉212ページで説明する。

なデータを統合して行われているため，ミックスドメソッドは臨床で研究を行ううえで有力な研究方法となる。一方で，この方法を行うには，質的研究・量的研究両方の方法を身につけている必要がある。

2　ミックスドメソッドのタイプ

　ミックスドメソッドとひとくちに言ってもさまざまなデザインがある（◉図5-15）。ミックスドメソッドを使った研究を読んでいくポイントは，質的および量的研究の順序性，どちらかの方法に重きをおくのか，異種のデータ

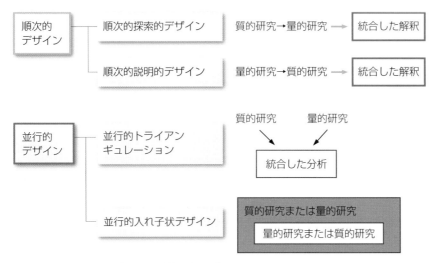

●**図 5-15　ミックスドメソッドのタイプ**

は研究のどの段階で統合されるのかである。

1 順次的デザイン

　ある方法で得られた結果を，ほかの方法によってさらに深く掘り下げるデザインである。分析結果は，実施された順に別々に示され，統合は考察の段階で行われる。

　①順次的探索的デザイン（質的研究→量的研究）　質的研究が行われ，その後，量的研究が行われるデザインである。たとえば質的研究から仮説を導き，それを量的研究によって検証するような場合である。

　②順次的説明的デザイン（量的研究→質的研究）　量的研究が行われ，その後，質的研究が行われるデザインである。量的研究で得られた結果を，質的な研究によって説明解釈しようとする場合である。たとえば，禁煙教育の効果をみる場合，量的研究において，どのような特徴をもつ人に効果があるのかという傾向を調べたうえで，なぜ，その人たちに効果が出たのかという理由をさぐるため，インタビューによる質的研究を行う，などである。

2 並行的デザイン

　質的データ収集と量的データ収集を同時に行うデザインである。通常は分析の段階で，質的データと量的データが統合される。

　①並行的トライアンギュレーション　量的データ収集と質的データ収集が並行して実施されるデザインである。1 つの課題を別の視点から総合的に評価したり，補強したりする目的で行われる。

　②並行的入れ子状デザイン　質的あるいは量的どちらかの方法が主であり，そのなかに並行してほかの方法が組み込まれるデザインである。たとえば，質的デザインを用いた研究において，研究協力者の記述をゆたかなものとするために量的デザインを組み込む場合である。質的研究の対象者の属性

や背景（年齢，疾患のデータなど）を量的データとして用いることで具体的に
示すことができる[1]。

G 尺度開発

尺度は抽象的なものをはかるためのツールであり，●図5-16のとおり多
くの段階を経て慎重に開発されるものである。「患者Aさんは不安が強いの
で軽減に努めます」。このような看護目標を実習でたてたことはないだろう
か。看護学が興味のある「不安」「安寧」「ストレス」「満足度」「QOL」など
の心理・社会的な状況は，ひと目でわかるものではない。しかし「わからな

---

①なにを測定する尺度なのか明確にする。
　1）「なにを測定したいか」を明確にし，尺度をつくる意義や有用性を検討する。
　2）「測定したいもの」の概念分析を行い，測定したいものを構成している概念[※1]を
　　明らかにする。

②予備尺度の作成
　1）内容妥当性[※2]の検討→専門家による検討
　2）予備調査→質問項目の修正，表面妥当性[※3]の検討

③調査の実施と尺度の完成
　1）尺度を使ってのデータ収集
　2）妥当性，信頼性の検討

　＜妥当性＞
　（1）基準関連妥当性：外的基準[※4]との関連は高いか。
　　　例〉実際の塩分摂取量と尺度との相関を調べる。
　（2）構成概念妥当性：測定したいものを構成する因子が測定できているか。
　　　例〉因子分析を行い，構成概念と合っているかを調べる。
　＜信頼性＞
　（1）安定性：同じような条件で同様の結果が得られるか。
　　　例〉再テストを行い比較する。
　（2）内的整合性（一貫性）：一貫した回答がなされているか。
　　　例〉クロンバック Chronbach のα係数を求めて確認する。

①～③の手順で完成したら終わりではない。
尺度は広く使われていくことで，精錬されていく。

※1　たとえば，健康に関連したQOLは「身体機能」「日常役割機能」など，8つの概念から
　　なる。
※2　内容妥当性：質問項目の内容がはかりたい特性に対応しているか。
※3　表面妥当性：回答者からみて測定したい特性を測定しようとしていることがわかるか。
※4　外的基準：今回，測定したいものに関連する，ほかの尺度や測定値。

●図5-16　尺度開発の手順

1）高木廣文・萱間真美：現象を読み解くための Mixed Method──質的研究法と探索的データ解析法の共働──第27回日本看
　護科学学会学術集会／（株）医学書院共催ランチョンセミナーより．看護研究41(2)：123-130，2008.

い」と言っていると，看護職の仕事の成果を第三者に示すことができない。そこで，それらを測定するさまざまな尺度が開発されてきた。実際の尺度については，第 6 章 F「開発された尺度の活用」(⊙182 ページ)を参考にしてほしい。

● **尺度開発の流れ**　尺度は「見えないもの」を測定するのだから，妥当性と信頼性を兼ね備えていることが必要である。**妥当性**とは「測定したいものがきちんと測定されているか」ということ，**信頼性**とは「誤差が少なく測定されているか(同じ状況のとき同じ結果が出るか)」ということである。ただつくっただけの自作のアンケートでは，妥当性・信頼性は保証されていない。アンケート調査を行うときも既存の尺度を活用できないか考えてみよう。

● **尺度使用の注意点**　また，尺度を使うときに注意すべきことは，その尺度は「誰」を対象に，「なにを」測定しているのかということである。たとえば，QOL(生活の質)といっても，一般的な健康に関連した QOL を測定する SF-36[®1]から，頭頸部がん患者の QOL を測定する EORTC QLQ-H & N35[2]など，多種多様な尺度が生み出されている。臨床での実践をよりよいものにするためにも，知りたいと思っていることを測定する尺度がないかさがしてみよう(⊙48 ページ，第 3 章「情報の探索と吟味」)。

参考文献
 1. Berelson, B. 著，稲葉三千男ほか訳：内容分析．みすず書房，1957.
 2. Juliet Corbin & Anselm Strauss 著，操華子・森岡崇訳：質的研究の基礎——グラウンデッド・セオリー開発の技法と手順，第 3 版．医学書院，2012.
 3. 小田博志：エスノグラフィー入門——〈現場〉を質的研究する．春秋社，2010.
 4. 木下康仁：定本 M-GTA：実践の理論化をめざす質的研究方法論．医学書院，2020.
 5. グレッグ美鈴ほか：よくわかる質的研究の進め方・まとめ方——看護研究のエキスパートをめざして．医歯薬出版，2007.
 6. 豊田秀樹：共分散構造分析 入門編．朝倉書店，1998.
 7. ドロセア E. オレム著，小野寺杜紀訳：オレム看護論——看護実践における基本概念，第 4 版．医学書院，2005.
 8. バーニー・G. グレイザーほか著，後藤隆ほか訳：データ対話型理論の発見——調査からいかに理論をうみだすか．新曜社，1996.
 9. ヒルデガード，E ペプロウ著，小林富美栄ほか訳：人間関係の看護論——精神力学的看護の概念枠．医学書院，1973.
10. 舟島なをみ：質的研究への挑戦，第 2 版．医学書院，2007.
11. ポーリット，D.F.・ベック，C.T. 著，近藤潤子監訳：看護研究——原理と方法，第 2 版．医学書院，2010.
12. ホロウェイ，I.・ウィーラー，S. 著，野口美和子監訳：ナースのための質的研究入門——研究方法から論文作成まで，第 2 版．医学書院，2006.
13. マーガレット・サンデロウスキー著，谷津裕子・江藤裕之訳：質的研究をめぐる 10 のキークエスチョン——サンデロウスキー論文に学ぶ．医学書院，2013.
14. 松葉祥一・西村ユミ：現象学的看護研究——理論と分析の実際．医学書院，2014.
15. 谷津裕子：Start Up 質的看護研究，第 2 版．学研メディカル秀潤社，2010.
16. 山本嘉一郎・小野寺孝義編：Amos による共分散構造分析と解析事例．ナカニシヤ出版，1999.
17. ロバート K. イン著，近藤公彦訳：新装版　ケース・スタディの方法，第 2 版(bibliotheque chikura)．千倉書房，2011.

1）Fukuhara, S. et al.：Translation, adaptation, and validation of the SF-36 Health Survey for use in Japan. *Journal of Clinical Epidemiology*, 51：1037-1044. 1998.
2）Toth, G. and Tsukuda, M.：Translation report of the EORTC QLQ-H & N35 into Japanese. *Yokohama City University Graduate School of Medicine*, 26. 2002.

第 2 部

「研究力」をつける
──初心者のための
看護研究の実践

第 6 章

データの収集

本章の目標	□ データとはなにかを理解する。
	□ リサーチクエスチョンの答えを得るために，研究対象と集めるべきデータの選定（標本の選択），およびデータの収集方法について理解する。
	□ 標本の選択の考え方と方法を理解する。
	□ データの収集方法を理解する。
	□ 本章での学びを通じて，適切な研究対象を選び，適切なデータを適切な方法で収集できるようにする。

● **誰からどのようなデータを集めるか**　研究において「誰（なに）を対象にするか」は，もちろん研究結果を左右する。適切な対象を調べなければ適切な解答は得られない。それに加えて，研究対象から「どのようなデータをとるか」で明らかにできることは大きくかわる。この章では，「データとはなにか」「誰（なに）を対象に，どのようなデータを，どのように集めたらよいのか」について学ぶ。

● **臨床で役だつデータ収集技法**　看護職は日々，病院，在宅，保健センターなどさまざまな臨床の場面で，五感を駆使して患者のデータを収集し，アセスメントをし，ケアを行っている。研究という枠組みはもたなくても，「○○さんの今日の健康状態はどうだろうか」「十分休息はとれているのだろうか」という疑問をもち，インタビューをし，観察し，その答えをさがしている。

　多くの看護職はすぐれた観察者でありインタビュアーでもある。そのため，この章で学ぶデータ収集の技法は，研究だけに限らず，臨床で働くときにも役だててほしい。

A　データとは

　データ data という言葉の意味は「物事の推論の基礎となる事実。また，参考となる資料・情報」[1]とされている。ここでは，「意味のある情報を引き出すための素材」と定義する。データを人が解釈し，意味をもたせたものが**情報**である。

　研究においてデータとは，リサーチクエスチョンをとくために集められる文字，符号，数値などをさす。データは，一次データと二次データに分けられる。

　①**一次データ**　研究者がみずから集めたデータ

　②**二次データ**　厚生労働省や WHO（世界保健機関）などの公的機関やほかの研究者などが収集した「すでにあるデータ」

1）松村明監修：デジタル大辞泉. 小学館，2022.

B 標本の選択 ──誰からデータを集めるか

1 母集団と標本

● **母集団とは**　「研究者がリサーチクエスチョンをとくために関心をもつ対象者の全体」を**母集団** population という。たとえば,「新人看護師は休日をどのように過ごしているか」という疑問をもったとしよう。その場合は「新人看護師」が母集団となる。しかし実際に,「どの範囲を母集団とするのか」と聞かれたら,すぐには答えられないかもしれない。

● **母集団の範囲**　母集団を考える際は,具体的な範囲を明確にする。たとえば「新人看護師」を母集団としたい場合は,まず「看護師免許により業務を行って1年以内の者」などと定義を明確にする。そして次に,どこまでを「母集団」とするのかを考える。新人看護師といっても,A市の,B県の,日本の,全世界の……とさまざまな範囲がある。私たちが漠然と「新人看護師」といった場合,多くは「日本の」新人看護師を想定しているだろう。しかし「日本の新人看護師」といっても,勤務する医療機関や,所属する診療科はさまざまである。これらすべての新人看護師を対象にすることもできれば,医療機関や診療科の種別で限定することもできる。

　さまざまな選択ができるなかで,自分がなにを調べたいのか,自分が調べた結果をどのような人々に適用したいのかを考え,母集団を明らかにしておくことは重要である。まずは自分が誰を「母集団」としたいのかを考え,書き出してみよう(◎図6-1)。

● **母集団の確定後**　母集団が決まれば,次に,その集団をどう調査するかという問題が生じる。関心ある母集団全部を調査することを**全数調査**といい,

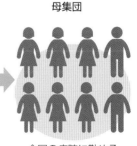

疑問

> 新人看護師は休日をどのように過ごしている？

どの範囲を母集団とするか。
①定義を明確にする。

> 新人看護師とは？
> →看護師免許により業務を行って1年以内の者

②範囲をどこにするかを考える。

> →勤務地域は？　A市,B県,日本,世界……
> →勤務先の種類は？　病院,診療所……
> →診療科は？

「日本全国の病院に勤める新人看護師」としよう。

母集団

全国の病院に勤める
新人看護師(約8万人)

◎**図6-1　母集団決定のイメージ**

それができればよいが，多くの場合はむずかしい。たとえば日本全国の新人看護師は 8 万人をこえている。そこで，母集団の特徴をあらわすと考えられる一部である**標本**（**サンプル** sample）を抽出し，母集団を推定する。このように母集団の一部を選び出すことを**標本抽出**（**サンプリング** sampling）という。

2　標本抽出

1　標本抽出法の種類

　母集団から標本を抽出する方法は，標本の抽出を無作為に行うか，作為的に行うかで，大きく 2 つに分けられ，それぞれについていくつかの方法がある（◎表 6-1）。◎図 6-1 で例にあげた母集団からクラスター抽出法によって標本を抽出する場合，◎図 6-2 のような流れになるだろう。第 5 章で述べたとおり，研究デザインは大きく分けると，文字（テキスト）などの定性的データを分析する**質的研究**と，量（数値）を分析する**量的研究**がある。両者では，明らかにしたいことが異なるので，標本抽出に際してなにを重視するかが異なる。

◎表 6-1　標本抽出法

Ⅰ．確率標本抽出法 probability sampling（無作為抽出法：ランダムサンプリング random sampling）
　　母集団から無作為に標本が抽出される。母集団のすべての構成員が抽出される確率を同じにする方法である。
　1．単純無作為抽出法 simple random sampling
　　作成されたリストより乱数表などを利用し，必要な標本数になるまで無作為に抽出する。
　2．系統抽出法 systematic sampling
　　1 人目は乱数表などを用いて選ばれるが，その後は系統的に一定の間隔で標本が抽出される。通常，等間隔で選ばれるので等間隔抽出法ともいう。
　3．層化無作為抽出法 stratified random sampling
　　母集団を主要な要素によって，あらかじめ 2 つ以上の層に分け，そこから標本を無作為に抽出する方法である。層化は，年齢や性別などの属性に基づくことが多い。母集団の構成に比例して抽出する場合を比例層化抽出法という。
　4．クラスター抽出法 cluster sampling
　　無作為抽出を行うためには，あらかじめリストが必要であるが，母集団のすべての構成員のリストをつくることはむずかしい場合が多い。そこで，連続的にクラスター（集団）の無作為抽出を行う方法である。たとえば日本全国の病院の新人看護師を調べたい場合，まず対象となる病院をいくつか無作為に選び，そこの新人看護師から標本を無作為に抽出する方法である。連続的な段階を経るので多段抽出法ともよばれる。

Ⅱ．非確率標本抽出法
　　作為的に標本を抽出する方法である。非確率標本抽出を総称して有意抽出ということもある。
　1．便宜的標本抽出法 convenience sampling
　　情報を得やすい人々（物）を対象とする方法である。偶発的標本抽出法 accidental sampling ともいう。そのなかには，はじめに標本に選んだ人に，条件に合うほかの対象者を紹介してもらう雪玉式標本抽出も含まれる。標本のかたよりは大きくなる危険性がある。
　2．割りあて標本抽出法 quota sampling
　　結果を左右するような母集団の特性を層化し，それぞれの層から必要とされる標本数を選ぶ方法である。たとえば，痛風患者は男性に多いが，母集団の性別比に合わせ，必要な数を男女から抽出する方法である。
　3．有意抽出法 purposive sampling（判定抽出法 judgmental sampling）
　　研究の目的を最もよく達成できそうな対象を研究者が意図的に選ぶ方法である。

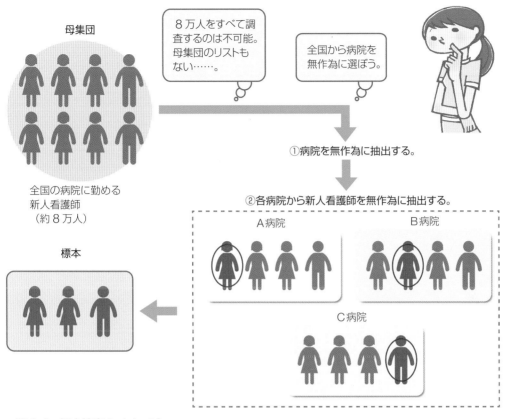

図 6-2　標本抽出のイメージ

2　質的研究で使われる標本抽出法

　質的研究は，「それはなにか」ということを明らかにすることに力を注ぐ。意味を見いだし，現象のなりたちを示したり，現実の多様性を示したりすることを目的とする。そこで，質的研究の場合は，「誰（なに）がゆたかな情報を提供してくれるのか」という観点で標本を選ぶ。研究が進むごとに「知りたい」ことがかわってくると，その情報を提供してくれる人をさがしていく。このように，質的研究では通常，リサーチクエスチョンをとくのに最もゆたかな情報を提供してくれそうな標本を選ぶ，**有意抽出法** purposive sampling がとられる。

3　量的研究で使われる標本抽出法

　量的研究では，選んだ標本から母集団を推測することを前提としている。選んだ標本から母集団を推測するには，標本が母集団をよく代表している必要がある。選ばれた標本集団は，母集団の特性をよく反映するものであってほしい。スープが入った鍋（母集団）からすくった一杓子（標本）で，スープ全体を予測することを思い浮かべてほしい（◯図6-3）。杓子の中に鍋全体のスープの特徴が反映されていれば，一杓子（標本）を調べることで，鍋全体の

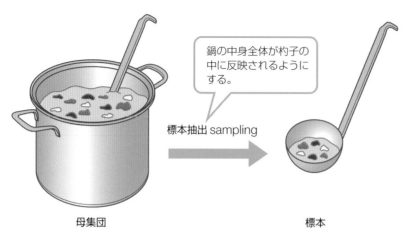

鍋の中身全体が杓子の
中に反映されるように
する。

標本抽出 sampling

母集団　　　　　　　　　　　　　　　　　　　標本

◖**図6-3　量的研究における標本抽出の考え方**
母集団を代表するようなかたよりのない標本抽出＝無作為抽出である。

状況がわかる。

　現在のところ，**確率標本抽出法**（**無作為抽出法**）が，代表的な標本を得るための唯一の科学的な方法だといわれている[1]。作為（意図性）なくランダムに選ぶことで，すべての構成員が選ばれる確率は等しくなり，抽出された標本は，母集団を代表する可能性が高くなる。この方法が開発されてきた経緯を「研究のヒント」（◖181ページ）にまとめたので参考にしてほしい。

　とくに**実態調査研究**の場合は，母集団の特性を推測することに目的があるので，可能な限り，無作為抽出法をとることが望ましい。一方で介入効果を検証する実験研究の場合は，均一と考えられる2群をつくり対象者を介入群とコントロール群に無作為に割り付けるが，対象者を母集団から無作為に抽出することはほとんどない。なお，無作為抽出と無作為割付（◖140ページ）は異なる操作なので注意してほしい。

3　サンプルサイズ（標本の大きさ）

　標本集団が決まれば，次に問題となるのは「どれだけの標本数が必要か」である。「多ければなんとかなるのでは？」と思う人もいるかもしれない。しかし**サンプルサイズ** sample size❶はただ大きいほうがよいのではなく，リサーチクエスチョンに答えるのに，適切な数であることが重要である。それは，少数例であることもあるし，何千も必要なこともあるだろう。倫理的にも（多くの人をわずらわせないという点においても）必要最小限のサンプルサイズであることは大切である。

1　質的研究のサンプルサイズ

　質的研究は，「それはなにか」を示すことに力を注ぐので，何人調べれば

□NOTE

❶サンプルサイズとサンプル数

　サンプルサイズと類似する用語にサンプル数（標本数）がある。サンプルは「母集団から抽出した個体の集まり」をいうので，サンプル数は母集団から抽出された集団数をいう。たとえば，10,000人の母集団から100人を抽出した場合，サンプル数は1，サンプルサイズは100となる。

1）D. F. ポーリット・C. T. ベック著，近藤潤子監訳：看護研究——原理と方法，第2版．pp.298-324，医学書院，2010．

よいのかといったサンプルサイズの決まりはない。100 人に聞いても，意味のある情報が得られないこともあれば，最初の 1 人が雄弁に語ってくれることもある。では，どこで終わりにすればよいのか。それは，データが飽和したときである。

飽和 saturation とは，新たなデータをとっても，もう新しい情報が得られない状況のことをいう[1]。質的研究では飽和に達するまでデータをとりつづけるのが原則である（●121 ページ，第 5 章）。しかし，現実問題として「飽和したのか」を判断するのはむずかしい。たまたま次の人からは新しい情報が出てこなくても，その次の人から新しい情報が出てこないとは限らない。であるから飽和とは，研究者がテーマである現象をあらわしえた，すなわちリサーチクエスチョンの解を得たと確信できたときなのだろう。質的研究をクリティーク（吟味）するとき，飽和に達しているのか読んでいくことは重要である。

2 量的研究のサンプルサイズ

量的研究では，研究計画の段階で研究が成立するために必要なサンプルサイズを考えるべきである。

[1] **実態調査研究** 標本数が増えれば増えるほど母集団に近づくことができるので，実態をより正確に反映できる。たとえば，10 人で母集団の実態を予測するよりは，100 人で予測したほうがより正確なので，実態調査のサンプルサイズは大きければ大きいほうがよい。

[2] **相関研究** 変数間の関連を調べる研究では，最低 30 の標本数が必要であると経験的にいわれているが，これには理論的根拠はなく，30 では不十分な場合が多い[2]。また，設定した項目の各カテゴリ数×10～20 程度の標本が必要という指摘がある[3]。たとえば，「便秘の①有，②無」と「性別（①男性，②女性）」，「1 日の水分摂取量（①1,000 mL 未満，②1,000 mL 以上 1,500 mL 未満，③1,500 mL 以上）」の関連をみようとする場合には，2×2×3×10＝120 で 120 人以上の標本が目安となる。このほか，多変量解析（複数の変数の関連を分析する方法）を行うときは 100 では結果が安定せず，300 をこえるのが望ましいという指摘もある[4]。これらの見解を参考にし，実際に集められる数を考慮しながら，サンプルサイズを考える。

[3] **実験研究・準実験研究** 検出力分析 power analysis という方法を使って，サンプルサイズを求める必要がある。詳しくは，成書を参考にしてほしい。

1 ）D. F. ポーリット・C. T. ベック著：前掲書.
2 ）バーンズ＆グローブ著，黒田裕子ほか監訳：看護研究入門——実施・評価・活用——．エルゼビア・ジャパン，2007.
3 ）川口孝泰：データの収集．南裕子編：看護における研究．pp.122-157，日本看護協会出版会，2008.
4 ）Comrey, A. L.：*A first course in factor analysis.* Academic Press, 1973.

C データ収集法について ——どのデータをどのように集めるか

● **データ収集法の種類** データ収集法には，次の3つがある。

①**測定** measurement 生理学的なデータや身体的なデータを機器によって測定する方法。

②**自己報告法** self-report 人々に質問し報告してもらうことによってデータを集める方法。アンケート(質問紙)法やインタビュー(面接)法によるデータ収集はこれに含まれる。

③**観察法** observation 人々の行動や状態などを観察することによってデータを集める方法。

①は研究者の能力とは関係なく同じデータが得られる(誰が測定しても40 kgの体重の人は40 kgである)。しかし②，③と進むほど研究者の能力によって得られるデータが異なってくる。

収集されるデータの性質としては，量的(数値)データ，記述(テキスト)データ，映像などがある。本章のD節以降で，よく使われるインタビュー法，アンケート法，観察法，生理学測定法について，データ収集の方法を詳しく示す。

D インタビューデータの収集

● **インタビューデータの有用性** 研究というと，アンケート(質問票)を思い浮かべる人は多いであろう。しかし，現象が十分にわかっていない場合などには，**インタビュー** interview(**面接**)を行うほうが，はるかに多くの「生きた」情報が得られることが多い。**インタビュー法**とは，対象者に質問し，会話を通じてデータを得る方法である。

研究者は机の上でものごとを考えがちだが，現実世界を生きる人々ははるかにゆたかで多様な発想と意味のなかにある。また，実際に聞いてみないとわからないことも多い。たとえばAさんに冷たい態度をとっているように見えたBさんは，実はAさんが大好きでたまらなかったなど，インタビュー法は外から見ただけではわからない内容を引き出すのにとても適している。質問票を作成するときの事前調査などの簡単なものから，深い意味をさぐる本格的な研究まで守備範囲は広い。

とくに質的研究では，インタビュー法によってデータが収集されることが多い。「なにを語ってもらえるか」は，研究の質を左右する。だから，インタビューの技法をみがこう。

● **インタビューの種類** インタビューには，質問や回答をすべて決めておく**構造化面接**と，おもな質問は用意しておくが，対象者の回答や状況に応じ

て質問を変化させて話を深める**半構造化面接**，質問内容をとくに定めず，対象者の反応に応じて自由に話を深めていく**非構造化面接**がある。看護研究で最もよく使われているのは，半構造化面接である。

1 一般的なインタビューデータの収集の手順

インタビューデータの収集は，一般的には ▶図 6-4 の流れで行う。

1 リサーチクエスチョンの確認

研究において最も重要なのは，リサーチクエスチョンである。なにを明らかにしたいのか，書き出して確認しよう。「とりあえずインタビューしてみて，なにかおもしろいことが出てきたら研究としてまとめよう」というのは，宝くじを買って 3 億円をあてようとするようなものである。それは研究テーマをしぼるための予備調査として行ってほしい。

2 周到な準備

◆ 予備調査・文献検討

インタビューをする前には，文献検討はもちろん，対象はどのような人なのか，どのような質問を設定したらよいか，周到な準備が必要である。質的

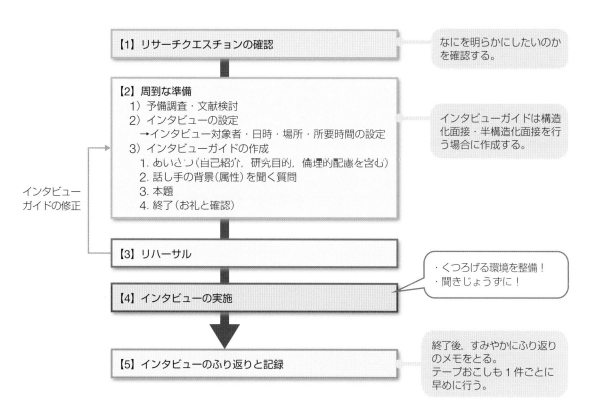

○**図 6-4　インタビューの手順**

研究は先入観をもってはいけないので，文献検討を含め事前情報はないほうがよいといわれることもあるが，それはナンセンスだろう。それでは質的研究は初心者しかできないことになる。インタビューにおいて下調べは欠かせない。思いつきの質問や調べればすぐわかる質問は，相手側の答える意欲を失わせてしまう[1]。

◆ インタビューの設定

　インタビュー対象者，日時，場所，所要時間を設定する。

◆ インタビューガイドの作成

　構造化面接・半構造化面接では，質問したい話題を順に書きならべた**インタビューガイド**がつくられる。

▌インタビューの一般的な流れ
　インタビューの一般的な流れは以下のとおりである。
　① **あいさつ**　自己紹介をし，研究目的を伝え，倫理的な配慮について述べ，研究参加への同意をとる。
　② **話し手の背景(属性)を聞く質問**　ただし，会ったばかりで属性をいろいろと聞くと，話し手に警戒心をおこさせてしまう。はじめに聞くのは話題に関連することがらだけにとどめ，データとしてそろえておきたい年齢などの基本属性は最後に聞くか質問の流れのなかで聞いたほうがよい場合もある。
　③ **本題**　リサーチクエスチョンに関連した質問である。次の「質問のつくり方」を参照。
　④ **終了**(お礼と確認)　最後に，研究参加への礼を述べ，なにか疑問や言いそびれたことはないかたずねる。

▌質問のつくり方
　① **リサーチクエスチョンから聞きたい項目の柱をたてる**　このとき柱が10をこえてしまったら，なにを明らかにしたいのかしぼられていないことが多い。もう一度，この研究でなにを明らかにしたいか考えよう。

> **例〉**
> ● **リサーチクエスチョン**：「便秘のある女子大生は便秘改善のためになにをしているか」
> ● **柱**：便秘の状態・程度，困っていること，便秘対策
> ※便秘の定義：3日以上排便がない状態，または毎日排便があっても残便感がある状態をいう。

　② **柱ごとにいくつかの質問を考えてみる**
　質問だけでなく質問後の展開も考えておくとよい。

1）佐藤郁哉：フィールドワークの技法．新曜社，2002.

例〉【便秘の状態・程度】

・どのような便秘の症状ですか。

　（最初は対象者がなにかを答えることができる答えやすい質問から始める）

　まず便秘の症状をたずねる。たとえば1週間の排便回数，便の性状，残便感，排便時の苦痛，いつごろから便秘かなどについてたずねる。

【困っていること】

・便秘で困っている症状はなんですか。

　（自由に語ってもらう）

　（話が出なければ……）お腹の痛み・不快感，ストレスなどについてたずねる。

・便秘による日常生活への影響はありますか。ある場合は，それはどのようなものですか。

　（自由に語ってもらう）

　（話が出なければ……）社会活動の制限，食事などについてたずねる。

【便秘対策】

・便秘を改善するためにどんなことを行っていますか。

　（自由に語ってもらう）

　（話が出なければ……）食生活，薬剤の使用，受診行動などについてたずねる。

③ **質問の順番を考える**　答えやすい質問，やさしく威圧的でない質問から始める。

　・過去よりも現在から。

　・意見よりも経験や事実から。

④ **具体的な質問を考える**

①**オープンエンドの質問を考える**　オープンエンドの質問 open-ended question とは，回答者が自由に回答できる形式の質問である。これに対して回答が「はい」「いいえ」で終わってしまうような質問を**クローズドな質問** close-ended question という。質問は，オープンエンドなものになるように設定する。5W1H，すなわち「誰が」「なにを」「どこで」「いつ」「なぜ」「どのように」を意識した質問にすればオープンエンドなものになる。ただし，「なぜですか」という質問は，批判されていると受け取る人もいるので，気をつけて使ったほうがよいだろう。「どのように考えられたのですか」と聞くと，障害なく答えられることが多い。

②**1つの質問では1つのことをたずねる**　1つの質問に複数の内容が含まれていると，明確な答えを得ることがむずかしい。

⑤ **相手が答えに困ったときの聞き方を用意しておく**　相手が答えに困ったときの，別の聞き方を用意しておくとよい。インタビュアーが例をあげると回答を得やすいが，例示は回答に方向性を与えてしまうので，あまり多用しないほうがよい。

3 リハーサル

　インタビューガイドができたら，友人に頼んでリハーサルを行ってみよう。このとき，リハーサルの様子を録音しておくとよい。話の流れはスムーズにいったか，わかりにくい質問はなかったか，相手の話を待たずに先に進んでしまうことはないかなどを確認する。リハーサル協力者の助言や録音を確認した結果をふまえて，インタビューガイドを修正する。

4 インタビューの実施

　対象者に依頼し，具体的な日時と場所を決める。よいインタビューになるよう次の2点に気をつけよう。

◆ くつろげる環境を整備する

　落ち着かない状態では会話にエネルギーを注げないので，対象者が安心できて，くつろげるような環境を整える配慮が大切である。対象者の存在をおびやかさない，静かで，プライバシーを保てる場所を選ぶ。質問を始める前に，気軽なおしゃべりをし，お互いの緊張をときほぐすとよい。

◆ 聞きじょうずになる

　佐藤は対象者が「問わず語り（聞かないのに語りはじめること）」に話しはじめる語りのなかに思いもよらなかった重要な情報があると述べている[1]。自発的に語りはじめた話は，語り手が本当に話したかったことであり，また研究者が想定しえなかった内容が含まれることがある。

　リストにあがった質問をつぎつぎとこなしていくことは，一見，効率的にみえるが，深い話を聞き出す機会を逃していることも多い。実際のインタビュー場面では，相手の言葉をさえぎってしまったり，沈黙に耐えられず次の発言をしてしまったりすることは多いだろう。しかし，聞き手には耐えられないほど長く感じる沈黙も，録音を聞き直してみると案外短いものである。語り手の話の分量が多ければ多いほどインタビューはゆたかなものとなる。そのためには「待つ」ことが重要である。寡黙で人見知りをするような学生が，往々にしてゆたかなデータを得ることがあるのは，そのせいかもしれない。

　また，インタビューをするときは，相手の話に集中しよう。初心者は話を聞きながら「次はどう聞こうか」と次の自分の質問に気をとられがちである。質問がたどたどしくてもよい。話し手は，自分の話を真剣に聞いてくれる人を好み，もっと話そうと思うものである。

5 インタビューのふり返りと記録

● **インタビュー後にすべきこと**　インタビューの終了が，データ収集の終了ではない。録音はきちんととれているか確認する（通常，録音機は故障の

1）佐藤郁哉：前掲書.

場合も考えて2機用意する)。インタビューの概要，印象，心に浮かんだ考えなどについて簡単にメモをしておこう。そしてできるだけ早くデータ分析（◯190ページ，第7章)に入ろう。インタビューデータは全員分を集めてから分析するのではなく，1人分ずつ，とったらすぐに文字におこして，分析していくほうがよい。

◆**一般的なインタビューの長所と短所**
【長所】
・思い・考え・経験・心理など聞かなければわからない内容を知ることができる。
・複雑な内容，深い意見，詳細な状況を把握できる。
・質問を説明したり回答者の反応を確認したりできるので，正確性が増す。
・聞きにくい個人的な情報，専門的な情報を多く引き出せる。
・文字を読み書きできない人にも対応できる。
【短所】
・対象者数が限られる。
・インタビュアーとの相互作用で回答内容がかわる可能性がある。

2　フォーカスグループインタビューのデータ収集

● **フォーカスグループインタビューとは**　インタビューは一般的に，1人を対象に行うことが多い。しかし目的によっては，グループを対象にした**フォーカスグループインタビュー** focus group interview が用いられることもある。フォーカスグループインタビューとは，特定の研究テーマについて複数の人によって行われる討議である。この方法は，商品開発などの分野で多用されるようになり，健康科学・心理学・教育などの分野でも用いられるようになった。

● **フォーカスグループインタビューの準備**　フォーカスグループインタビューの準備について◯166ページ表6-2に示す。詳しくは，成書を参考にしてほしい。

◆**フォーカスグループインタビューの長所と短所**
【長所】
・複数の人の発言に触発され，さまざまな意見やアイデアが生まれる。
・議論することにより話題への関心や理解が広がる。
・広範囲の多数意見が短時間で得られる。
【短所】
・グループ全員の話を聞くと時間がかかり，多くの問題を議論できないことがある。
・人前では話しにくいような話題，犯罪などの反社会的行為などの話題には適していない。

●表 6-2　フォーカスグループインタビューの準備

1. リサーチクエスチョンと期待される成果を明確にする。
2. 必要とされるフォーカスグループの構成と人数を設定する。
 ・インタビュー対象者：通常 4～12 名[注1]
3. インタビューの運営体制を決める。
 ・司会者：インタビュアー 1 名（＋サブインタビュアー 1 名）[注2]
 ・記録者：筆記記録，観察担当者各 1 名（＋録音担当，映像担当者各 1 名）[注2]
 ・所用時間：1～2 時間
 ・場所の設定：静かでくつろげるような部屋
4. 司会者の手引書を作成する。
 〈手引書の内容〉
 ・導入：あいさつ，目的の説明，インタビュー上のお願い（ガイドライン）
 ・ウォーミングアップ：1 人 2～3 分程度の導入的な質問
 ・用語の明確化：有用な用語や概念を定義する。
 　例〉このインタビューのなかで「困難さ」とは……のことです。
 ・一般的で答えやすい質問
 ・焦点をしぼったむずかしい質問
 ・要約：テーマの確認，論じられたことの要約，論じられていない論点の確認
 ・メンバーの照合：主要な論点についてのメンバーの考えを全体的につかむ。
 ・終わりの言葉
5. 人や場所の手配

注 1) ニード調査のように幅広く情報を得たい場合には 1 グループ 6～12 名が適切といわ
　　れているが[1]，健康問題に関してより個人からの情報量を多く得たいときには 4～8
　　人が適切と考えられる。
注 2)（　　）内は必要に応じて。

E　アンケートデータの収集

　アンケート法（**質問紙法** questionnaire）とは，質問項目と回答肢が設定され
た質問紙に対象者が回答を記入することによりデータを集める方法である。
　アンケート法はデータ収集の方法として，最もよく使われる。しかし，質
問が研究者によってあらかじめ設定されるため，対象者が回答したい選択肢
がなかったり，重要な項目が抜けてしまったり，またさまざまな解釈ができ
る質問になっていたりすることで，知りたいことが聞き出せない場合もある。
アンケートを作成したら試行してみて，どうしたら，よいアンケートをつく
ることができるか工夫してみよう（●186 ページ，演習 6）。

1　アンケート作成の手順

　アンケート作成は，一般的に●図 6-5 の流れで行う。

1　方法の適切性の検討──リサーチクエスチョンの確認

　研究において最も大切なのは，リサーチクエスチョンである。インタ
ビューの際と同様，まず，「このアンケートでなにを明らかにしたいのか」
を書き出して確認しよう。あなたのリサーチクエスチョンは，①それはなに

1）Vaughn, S. ほか著，井下理ほか訳：グループインタビューの技法．慶應義塾大学出版会，1999.

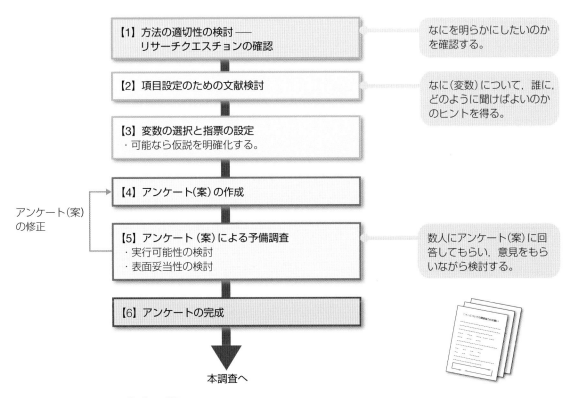

図 6-5 の手順内容:

【1】方法の適切性の検討 ── リサーチクエスチョンの確認
　→ なにを明らかにしたいのかを確認する。

【2】項目設定のための文献検討
　→ なに(変数)について，誰に，どのように聞けばよいのかのヒントを得る。

【3】変数の選択と指標の設定
　・可能なら仮説を明確化する。

【4】アンケート(案)の作成

アンケート(案)の修正

【5】アンケート(案)による予備調査
　・実行可能性の検討
　・表面妥当性の検討
　→ 数人にアンケート(案)に回答してもらい，意見をもらいながら検討する。

【6】アンケートの完成

本調査へ

◉**図 6-5　アンケート作成の手順**

か，②どのようにおこっているか，③それらに関連はあるか，④介入は効果があるか，のどのレベルだろうか(◉38ページ，第 2 章 B-③-2 「疑問のレベルを考える」)。

　もし「①それはなにか」であるなら，アンケート法は適さない。また，「④介入は効果があるか」もアンケート法だけでは不十分なことが多い。安易にアンケート法を選択するのではなく，ほかの方法はないか，ここでもう 1 度考えてみよう。

2　準備──文献検討

　気になるテーマについて，過去に行われた研究，研究者らの見解など，文献レビュー(◉48ページ，第 3 章)から得られた知識を書き出していく。そのなかに，なにについて，誰に，どのように聞けばよいのかというヒントがある。これまでの研究者たちも，同じような疑問をもったかもしれない。そして膨大な時間をかけ解明してきた。彼らの努力の結晶をあなたの研究にいかそう。

3　変数と操作指標の選択

　文献検討を終えたら，実際になにについて質問するのかを決める。

◆ 変数の選択

▌仮説が明確でない場合

　リサーチクエスチョンのレベルが,「②どのようにおこっているか」の場合は,「それはどのようなときに,どのような頻度でおきるのか」というレベルの疑問であり,なにが原因でおこるのかといった仮説がまだ明確にたっていない状態である。その場合には,文献やふだんの観察から,なに(変数)を聞くのかを決める。

> 例〉(疑問のレベル)便秘はどのようにおこっているのか。
> 　→(文献検討・観察の結果などから)年齢・性別,1週間の排便回数,排便時の便の量,便の性状,排便時間などの変数があがる。

▌仮説が明確な場合

　リサーチクエスチョンのレベルが,「③それらに関連はあるか」「④介入は効果があるか」である場合は,研究者は明確な「仮説」をもっている。「③それらに関連はあるか」では,「特定の変数が関連している」という仮説,「④介入は効果があるか」では「因果関係(Aが原因となりBという結果がおこる)」という仮説がある。まずは,その仮説を書き出してみよう。

> 例〉(仮説)十分な水分摂取をすると便秘は解消する。
> 　十分な水分摂取(原因)→便秘の解消(結果)。
> 　ここでは「水分摂取」「便秘状態」が変数となる。

◆ 指標の設定

　変数が選択できたら**指標**を設定する。上の例にあげた「水分摂取」という変数を取り上げてみよう。

　「水分摂取」は,どのような質問で把握できるだろうか。「水分を飲んだ量を聞けばよいのでは?」と考えるかもしれないが,では「水分」とはなにをさすのだろうか。具が入っているみそ汁やスープは「水分」とするのか,どれだけの期間に摂取した量を問うのか(例:1日なのか,1週間なのか)……。このように,一見単純そうに見えることがらも,誤解のない回答が得られる質問を設定するのはむずかしい。

●**操作的定義**　誤解なく正確な回答を得るためには,「水分摂取」を測定するという**操作** manipulation を通して,「水分摂取」を定義する必要がある。「水分摂取」という変数は,たとえば「固形物を含まない液体を1日に飲んだ量(mL)」というふうに定義されてはじめて測定することができ,分析することができる。このように,変数を,誰が取り扱っても同じ結果が出る(**客観性,検証可能性**ともいう)ように観察・測定できる具体的なものとして定義することを,**操作的定義** operational definition という。

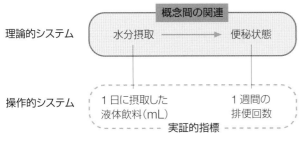

図6-6　サブストラクションの構造

● **変数と概念**　ここまで，**変数**という言葉を使ってきたが，変数は概念を
あらわしている。**概念** concept とはものごとに共通する意味内容を言葉とし
て抽象化したもので，「水分摂取」「便秘状態」は概念である。

　先ほどあげた「十分な水分摂取をすると便秘は解消する」という仮説は，
◎ 図 6-6 のように図式化することができる。このとき，「水分摂取」や「便
秘状態」などの概念間の関連を示す部分を理論的システムという。また，具
体的に観察・測定できるようにしたものを実証的指標とよび，それらを操作
的システムという[1]。このように仮説を書き出して点検してみることを**サブ
ストラクション** substraction という。

● **変数が抽象的な概念である場合**　知りたい変数が「生活の質(QOL)」の
ような抽象的な概念で，直接に観察・測定できそうもない場合には，それを
測定できるようにした研究はないか文献をさがしてみよう。

　このように，抽象的な概念をはかり，見えるようにすることを**可視化**とい
う。自分の求めていた尺度があれば，開発者の許可を得たうえで(論文には
所属や連絡先が書かれている)，利用しよう。

---

column	看護研究で使われる尺度

　看護学が対象とし，重要だと考えている概念には，「QOL」「セルフケア能力」
「自己効力感」など，直接測定することがむずかしいものが多い。先人たちは，こ
れらの概念を測定したいと思い，努力を重ねた。なぜならば，それらを具体的に明
らかにできなければ，多くの人々に看護の力を明確に示せないからである。そして，
先人たちは努力の結果，それらを測定する尺度 scale を生み出し，それらの概念を
「測定できる」ものへとかえてきた(◎148 ページ，第 5 章 G「尺度開発」)。

---

1 ）坂下玲子：概念枠組み・サブストラクション──Conceptual Framework and Substruction. 看護研究 44(6)：620-626, 2011.

4　アンケート(案)の作成

◆　アンケートの構成

一般的なアンケートの構成は次のとおりである。

> 1)表紙
> 　・研究タイトル
> 　・あいさつ，研究依頼
> 　・研究組織(研究者名・所属・役職)
> 　　連絡先など
> 2)フェイスシート
> 　性別，年齢，職業，最終学歴，既往歴など
> 3)質問項目
> 4)謝辞

▌表紙

　表紙には，あいさつと研究協力の依頼が述べられる(◉図6-7)。研究タイトル，研究目的，調査の概要(内容，無記名か記名か，所用時間)，倫理的配慮，記入上の注意，回収方法，研究者(所属，職名，氏名)，連絡先などが書かれる。対象者が問い合わせられるよう連絡先(所属先の住所，電話番号，メールアドレス，研究者名)を明記することは，倫理的にも，回答率を高めるためにも必要である。

▌フェイスシート

　分析をしていくためには，対象者に関する基本的な情報が必要となる。この基本的な情報を**属性**(デモグラフィックデータ demographic data)という。属性には性別，年齢，居住地域，婚姻の有無，家族構成，職業，学歴，収入などがある❶。これを記入していく部分を**フェイスシート**(◉172ページ，図6-8)という。

▌質問項目

　質問項目(◉173ページ，図6-9)は質問票の中心的部分である。項目をつくるときは以下の点に注意するとよい。質問の種類については後述する。

　1 ワーディング　適切な言葉を選んで質問項目をつくることをいう。あいまいさを退け，相手に明確に伝わり，回答しやすい言葉を選ぶことが大切である。ワーディングの注意点を以下に示した。

　①**1項目に1質問とする**　対象者が明確に回答できるよう，1項目では1つのことだけをたずねる。たとえば，「あなたはコーヒや紅茶を飲みますか」のように2つのことを聞く質問は避ける。

　②**平易で簡潔な文章にする**　専門用語を避け，平易な言葉を使う。多義的な言葉，抽象的な言葉，あいまいな言いまわしを避け，簡潔に述べる。

　③**中立的な記載にする**　回答を一方に誘導するような質問は避ける。また，研究者の意見が反映するような用語の使用や書き方はしない。

▭NOTE

❶**属性の情報**

　これらの情報はたいへん重要ではあるが，個人情報の記載が多くなると回答率は下がる傾向にある。文献検討をふまえながら聞くべき項目をしぼろう。

①研究タイトルを明記する。

「認知症の人の在宅介護サービス利用に関する実態調査」への研究協力のお願い

認知症になっても安心して自宅で暮らすことが可能な社会の実現に向けて，政策が整えられつつありますが，認知症の人を在宅介護する場合のサービス利用の実態に関してはこれまで十分な調査が行われていません。本研究は，認知症の人を在宅介護するために利用している支援サービス利用の実情を明らかにすることを目的に行います。この結果から，認知症の人を在宅介護するうえでのサービス利用の実態を把握し，今後の支援のあり方を検討したいと思います。

②研究の背景と目的，意義
※平易な言葉で簡潔に。

この質問紙の回答は，認知症の人を在宅介護されているご家族にお願いしております。質問紙は，○○○を問う質問から構成されており，回答に要する時間は○分程度です。回答は無記名でお願いします。

③回答してほしい対象者を明示する。

④質問の概要，所要時間などを示す。

調査へのご協力は自由意志であり，本調査へのご協力をお断りになられたことで，不利益がもたらされることはありません。ご協力いただける場合には，別紙の質問紙にご回答をお願いします。ご記入がご負担に感じられた場合は，回答を中止していただいて結構です。また，お答えになりたくない項目については，回答なさらなくて結構です。アンケート用紙のご返送をもちまして本調査のご協力に同意いただいたと判断いたします。無記名であるため，個人が特定されることはありません。ご回答の内容は研究者以外が目を通すことのないよう，厳重に管理し，研究終了後，5年間保管したのち，破棄いたします。集計結果の分析をもとに，○○大学の○○研究発表会や関連学会，学術雑誌での公表を行う予定です。なお，本研究は○○研究倫理審査委員会の承認（承認番号＊＊＊＊）を得て実施しています。

⑤倫理的配慮
※第4章（▶86ページ）を参考に必要事項を示す。

ご回答いただいた質問紙は，同封の返信用封筒に入れ，○月○日（○）までにご投函をお願いいたします。ご不明な点やご質問がある場合には，下記の連絡先にお問い合わせください。ご協力のほど，よろしくお願い申し上げます。

⑥回収方法
※無記名調査の場合は無記名での投函を依頼。

研究者所属　研究者氏名
この研究に対するご質問，お問い合わせは下記までお願いします。
○○大学　　○○学部
電話番号○○○○　　E-mail○○○○○

⑦連絡先
※研究者の所属先の住所，電話番号を明示する。

○ **図6-7　アンケート：表紙の例**

④**回答者を尊重した言葉づかいにする**　対象者に合わせた言葉づかいが必要である。年齢に合わせ，ひらがなや漢字の使い方などにも配慮する。適切な敬語を使い，差別用語と誤解されそうな言葉は使用しない。闘病中であったり被災者であったりする人への質問は相手に不快感を与えないよう慎重に言葉を選ぶ。

⑤**二重否定は避ける**　二重否定は誤解をまねくので避ける。たとえば，「心配がないわけではない」のような文章である。

Ⅰ. あなた自身についてお答えください。

1. 性別をお選びください。　　①男性　　　②女性

2. 年齢をご記入ください。　（　　　　　　）歳

3. 現在お住まいの居住地域を下記から選び，○をつけてください。
　　①北海道　　②東北　　③関東　　④甲信越　　⑤北陸
　　⑥東海　　　⑦近畿　　⑧中国　　⑨四国　　⑩九州・沖縄

4. あなたの現在の婚姻状況に○をつけてください。
　　①未婚　　②既婚　　③死別　　④離婚　　⑤別居　　⑥その他（　　　　　　　　　　）

5. あなたの同居家族にすべて○をつけてください。
　　①夫　②妻　③息子　④娘　⑤義父　⑥義母　⑦実父　⑧実母　⑨孫　⑩兄弟姉妹
　　⑪その他（　　　　　　　）⑫なし

6. あなたの職業を下記より1つ選び，○をつけてください。
　　①会社員　　②公務員　　③自営業　　④主婦
　　⑤学生　　　⑥無職　　　⑦その他（　　　　　　　　　）

7. あなたの最終学歴について下記より選び，○をつけてください。
　　①中学校　　②高等学校　　③専門学校　　④短大　　⑤大学　　⑥大学院
　　⑦その他（　　　　　　　　　）

8. あなたの世帯の年収について，あてはまるものに○をつけてください。
　　①200万円未満　　②200万円以上400万円未満　　③400万円以上600万円未満
　　④600万円以上800万円未満　　⑤800万円以上1,000万円未満
　　⑥1,000万円以上1,200万円未満　　⑦1,200万円以上

【全体】
・フェイスシートの項目は研究目的に合わせ設定する。結果に影響を与えるかもしれない属性について聞く。
・アンケートに答える対象者が一般的にどのように分類できるのかについて考え，分析時にどのような対象者から得られた回答であるかがわかるようにする。

▶図6-8　アンケート：フェイスシートの例

　⑥**回答主体を明確化する**　誰のことについてたずねているのか，主体を明確にする。

　⑦**回答方法を明示する**　どのような答え方をすればよいのか，1つ選ぶのか，複数選ぶのか，順位をつけるのかなどがわかるようにする。

　2 **質問項目数**　質問項目はどうしても多くなりがちであるが，必要最小限にする。質問項目は少ないほうが，回答の正確性は高まる。人が誠実に回答できるのは，20項目程度であろう。そのために質問項目をとぎ澄ますことは重要である。

　3 **質問順序**　回答しやすい順序・配置を考える。

　①**関連する質問はまとめる**　関連する質問はまとめて配置すると回答しやすい。たとえば，過去のことを聞く，現在のことを聞く，将来のことを聞く

Ⅱ. 介護保険あるいは介護保険外のサービスや支援の利用についておたずねします。 ── ①関連する質問をまとめる。答えやすい質問から始める。

1. 現在, あなた は, 介護保険のサービスや支援を利用されていますか。 ── ②回答主体を明確化する。

　①利用していない　→ 2. へお進みください ── ③フィルター質問

　②利用している

　ア. 「②利用している」と回答した方におたずねします。現在利用しているサービスや支援について, 最近 1 か月間で利用頻度の高かったものから順に 3 つを選び, ＿＿に 1, 2, 3 の数字を記入してください。

　　＿＿ 通所介護・通所リハビリ

　　＿＿ 短期入所生活介護・短期入所療養介護

　　＿＿ 小規模多機能サービス・看護小規模多機能型サービス

　　＿＿ 訪問介護・訪問入浴介護　　　＿＿ 訪問看護

　　＿＿ 訪問リハビリ　　　　　　　＿＿ 福祉用具貸与・販売

　　＿＿ その他(　　　　　　　　　　　　　　　　) ── ④回答方法を明示する。

　イ. 介護保険サービスの負担額についておたずねします。ここ 3 か月間の平均負担月額について下記より 1 つ選び○をつけてください。

　　①10,000 円未満　　　　　　②10,000 円以上 20,000 円未満

　　③20,000 円以上 30,000 円未満　　④30,000 円以上 40,000 円未満

　　⑤40,000 円以上 50,000 円未満　　⑥50,000 円以上

・・・(中略)・・・

Ⅲ.・・・・・

・・・(中略)・・・

【全体】
下記の視点で, 質問を入念に確認しよう。
・質問からどのようなことを回答してほしいのかがすぐにわかるか。
・質問の内容はわかりやすいか, 別の意味にとられる可能性はないか。

5. 現状の医療や公的支援, 民間サービスなどの問題点や, 具体的なご要望などについてご自由にご記入ください。 ── ⑤自由記載は最後にする。

・・・(中略)・・・

これで調査は終了です。ご協力ありがとうございました。
記入もれがないか確認し, 同封の返信用封筒を用いて無記名でご投函ください。 ── ⑥謝辞

◉図 6-9　アンケート：質問項目と謝辞の例

など，共通性のある質問はまとめるとよい。

　②**答えやすい質問から始める**　できるだけ答えやすい気楽な内容の質問から始める。以下のように質問の流れをつくるとよいだろう。

（1）はい・いいえで答えられる簡単な質問，考えなくてもよい事実を答えるだけの質問

（2）意見や評価

（3）自由記載

　④**体裁**　体裁は回答意欲に影響を与える。文字の大きさや行間隔などを対象者に合った見やすいものにする。質問項目と回答欄は続けて同じページになるようにし，フィルター質問❶の場合もできるだけ同じページになるようにする。

▌謝辞

回答に対する，謝辞を述べる（●図6-9）。

◆ 回答形式

▌閉鎖型質問と自由回答式質問

質問には次の2つの型がある。

①**閉鎖型質問**　研究者があらかじめ回答肢を設定した質問。

②**自由回答式質問**　回答者に自分の言葉で回答することを求める質問。

　閉鎖型質問は，回答者は選択していくだけでよいので，回答者の負担は少なく，決められた時間に多くの項目に回答してもらうことができる。分析は各回答への反応を集計するだけでよく，標本集団を効率的に把握しやすい。一方，自由回答式質問では，研究者が想定しなかった答えを広範囲で拾えるという利点があるが，不十分な記載も多いので，分析するには時間と技術が必要になる。

　そのため，閉鎖型質問で主要なところをおさえたうえで，最後に自由回答欄を設けるとよい。

▌閉鎖型質問の回答形式の種類

　閉鎖型質問のおもな回答形式（●表6-3）を以下に示した。

　①**選択回答**　選択肢を提示し，該当する選択肢を選んでもらう方法である。選択肢から1つだけ選んでもらう単一回答形式，複数を選んでもらう複数回答形式がある。単一回答形式には，2つの項目から1つを選んでもらう二項選択法と，多くの項目から1つを選んでもらう多項選択法がある。複数回答形式には，選んでもらう数に制限をつける（たとえば3つなど）制限選択法と，いくつでも選べる無制限選択法がある。

　②**序列回答（順位法）**　最も重要と思われるものから，そうでないものというように順位をつけてもらう方法である。

　③**評点法**　順序づけた点数を選んで回答してもらう方法である。

　④**心理社会的尺度**　心理社会的な特性をはかるために測定技法（尺度）を用いる方法である。測定技法としてはさまざまなものが開発されており，そのうち，非常によく用いられるものに**リッカート尺度**❷がある。リッカート

NOTE

❶ フィルター質問

　ある別の質問で特定の選択肢を選んだ人にだけ回答してもらう質問のことである（● 179 ページ）。

NOTE

❷ リッカート尺度

　心理学者リッカート R. Likert（1903〜1981）の名にちなんで命名されている。

● 表 6-3　回答形式例

回答形式		例
選択回答	単一回答形式 1）二項選択法	あなたは，今日，朝食を食べましたか。 ①はい　　②いいえ
	2）多項選択法	あなたの年齢について，次の区分であてはまるものに，○をつけてください。 ①19歳以下　　②20〜29歳　　③30〜39歳 ④40〜49歳　　⑤50〜59歳　　⑥60〜69歳　　⑦70歳以上
	複数回答形式 1）制限選択法	今後，どのような国を旅行したいですか。あてはまるもの <u>3つ</u>に○をつけてください。 ①アメリカ　　②イギリス　　③フランス　　④イタリア　………
	2）無制限選択法	今後，どのような国を旅行したいですか。あてはまるもの <u>すべて</u>に○をしてください。 ①アメリカ　　②イギリス　　③フランス　　④イタリア　………
序列回答	順位法	結婚相手にあなたが望むものはなんですか。最も重要だと思うものを3つ選んで（　　　）に順位をつけてください。 （　　　）収入　（　　　）容姿　（　　　）誠実さ　……
評点法		あなたの現在の職業の満足度について，「きわめて不満足である」を0とし，「きわめて満足である」を10とした場合，あなたの満足度はどれぐらいですか。 　　　　　きわめて不満足　　　　　　　　　　　　　　きわめて満足 　　　　　0　1　2　3　4　5　6　7　8　9　10
心理社会的尺度	リッカート尺度	歯科健診を6か月ごとに受けることについてどう思いますか。 1. 非常に賛成する　　2. やや賛成する　　　3. どちらともいえない 4. あまり賛成しない　5. まったく賛成しない
視覚的尺度	VAS	痛みなし　　（直線の長さは100 mm）　　想像できる最悪の痛み ⊢―――――――――☞――――――――――⊣
	フェイススケール	（笑顔）（少し笑顔）（無表情）（少し困った顔）（悲しい顔）（泣き顔） 　0　　　1　　　2　　　3　　　4　　　5 0　痛くない　　1　ほんの少し痛い　　2　少し痛い 3　痛い　　　　4　かなり痛い　　　　5　非常に痛い

尺度は，質問に対してどの程度賛成か反対かという態度を答えてもらう方法である。通常，「まったく賛成しない」「あまり賛成しない」「どちらともいえない」「やや賛成する」「非常に賛成する」といったような5段階の尺度が多く用いられるが，それに「どちらかというと賛成しない」「どちらかというと賛成する」を加えて7段階の尺度とすることもある。「どちらでもない」を中間にして「賛成」「反対」と相反する2語を用いることもあるが，単一の用語を使い，「賛成する」「賛成しない」といった言いまわしのほうがよいといわれている。

　このほかにも，意味微分法（SD法），ガットマン尺度，比尺度など数多くの尺度がある。詳細は成書を参考にしてほしい。

　⑤ **視覚的尺度**　**視覚的アナログ尺度** visual analogue scale（**VAS**）は，主観的な感覚や感情を視覚的に評価してもらう方法である。たとえば一本の直線上

の右端に経験しうる感覚の極限を示した場合，現在の感覚のレベルはどこか
を示してもらうなどである。100 mm の線を引き，左端を無痛，右端を最悪
の痛みとして，現在の痛みがどの程度かを記入してもらう方法がよく使われ
ている。痛みのほかにも，疲労や吐きけなどの主観的体験を測定する際に使
うことができる。

　このほか，線ではなくイラストを使った視覚的尺度に**フェイススケール**が
ある。「にっこり笑った顔」から「泣き顔」までを示すイラストを並べ，現
在のレベルを選んでもらう。感情や思考を言語化するのがむずかしい子ども
の痛みの調査によく使われる。ただし，顔の表情は痛みだけでなく気分やそ
の他の症状も示してしまうので，誤解をまねくおそれがあることが欠点であ
る。

▋ フィルター質問

　フィルター質問は，質問への回答に応じて別の質問に答えるように導く方
法である。たとえば，A の質問に「はい」と答えた場合には B の質問に誘
導し，「いいえ」と答えた場合には C の質問へと誘導するかたちであり，**枝
分かれ質問**ともよぶ。

5 予備調査・アンケートの完成

　アンケート（案）ができたら，少人数を対象に予備調査を行い，きちんと回
答が得られるか，不備がないかなどを検討する。その際，**表面妥当性** face
validty についても検討しよう。表面妥当性とは，回答者が質問内容を誤解な
く理解できるかということである。回答後に，なにを聞かれているのか理解
できたか，わかりにくかったり回答しにくかった質問はあるかなどを聞くと
よい。

　また，回答結果を集計し，回答に著しいかたよりがある質問項目，たとえ
ばすべての人が「そう思う」に回答するような質問項目は削除することを検
討する。このほか，相関が高い質問は統合することを検討する。たとえば，
質問 A に「はい」と答えた人すべてが，質問 B にも「はい」と答えるなら，
どちらか 1 つの質問でよいであろう。

　このような予備調査を経て，アンケート（案）を修正し，完成版をつくる。

2　アンケート調査の実施

● **アンケートの実施・回収法の種類**　アンケートの実施・回収法には以下
がある。

　①**郵送法**　対象者に郵送し，記入後に返送してもらう方法。

　②**留め置き調査**　調査員が質問票を配布し，対象者が記入後に調査員が回
収する方法（国政調査などで実施される）。

　③**集合調査**　同じ場所で同じ時間帯に複数の対象者に対して実施する方法
（講演会後聴講者を対象にした調査など）。

　それぞれの方法に，手間や費用，回収率，本人以外が記入する可能性，他

者の意見が反映する可能性などの面で長所と短所があり，アンケートの対象
者や内容によって適した方法を選択する。

3 アンケート調査の長所と短所

1 アンケート調査の長所

①**費用と時間** 短時間に大量のデータを集めることができる。
②**匿名性** 匿名性(誰が回答したかわからない)を保つことができる。
③**分析の容易性** あらかじめ設定された選択肢を選ぶため，分析が容易で
ある。

2 アンケート調査の短所

◆ 回収率の低さ

　アンケート調査は，回収率が 65％以上なら，ほとんどの研究目的は果た
せるといわれているが，通常，回収率は 50％以下である[1]。郵送法は非常に
多用されているが，わが国での郵送法による調査の回収率は年々低下し，
20〜30％といわれている[2]。回答率が低いと結果が母集団を代表しないとい
う致命的な問題がおこる。最近では，郵送法より手軽なインターネット調査
が行われるようになってきているが，対象者のかたより(インターネットに
アクセスできる対象者に限られる)をはじめ問題が多く，信頼性は低い[3]。

　回収率を上げる工夫が必要であり，たとえば郵送法では，事前報酬の提供，
調査の事前通知，ていねいな調査依頼が回収率を上げるといわれている[4]。

◆ 対象者が限られる

　質問は文字で書かれるため，文字を理解し，回答を記入することができな
い人々が存在する。たとえば，小さな子どもや認知症の高齢者，視力や運動
機能に障害をもつ人，教育を受けていない人などは対象にしにくい。

◆ 回答の不確かさ

　[1]**誤解** 質問項目が正確に理解され，回答されるとは限らない。たとえ
ばインタビューならば，対象者の疑問に答えたり，説明を追加したりするこ
とによって，質問の意味と回答の意味を明確にすることができる。しかし，
自記式質問票においては，対象者に解釈のすべてがゆだねられるので，誤解
されたり意図が伝わらなかったりする危険性が高く，誤解されたとしても研

1) Polit, D. F. and Beck, C. T.：*Nursing Research: Generating and assessing evidence for nursing practice Eighth Edition.* Lippincott Williams & Wilkins, 2008.
2) 青木章之助：方法の選択．原田勝弘ほか編著：社会調査論——フィールドワークの方法．pp.109-119, 学文社，2001.
3) 三輪哲：傾向スコア法によるワーキングパーソン Web 調査補正の可能性．インターネット調査の有効性に関する調査研究 (SSJDA Research Paper Series 42). 東京大学社会科学研究所，2009.
4) 萩原剛ほか：アンケート調査回収率に関する実験研究．土木計画学研究・論文集 23(1)：117-123, 2006.

究者にはわからない。

　　②**意図的なあるいは無意識な回答のバイアス**　匿名であったとしても人は好ましい自分を演出しがちである。質問に使われた言葉に敏感に反応し，人は回答をかえる。また，ネガティブな回答を選ぶ傾向にある人，ポジティブな回答を選ぶ傾向にある人もいる。過去の経験や，今日のささいなできごとが，選択をかえるかもしれない。

　　③**無回答**　質問がよく理解できなかったり，質問が複雑で考えるのがめんどうだったりすると回答されないことも多い。無回答は**欠損値**となってしまう。

　　④**回答者の不確実性**　アンケート調査は無記名で行われることが多く，対象者の匿名性を保てるのはよい点であるが，その分，回答者が本当に対象者であるのか確認できない。質問票を受け取った人が他人に渡してしまうこともあるだろう。

◆ 深い内容を聞き出せない

　あまり複雑な条件や状況設定は，質問票で聞くのがむずかしい。また，インタビューのように1つの回答から次の質問を発し，どんどん探索していくこともむずかしい。その欠点を補うために自由回答欄が設けられるが，高い回答率は期待できない。

　アンケート法は，比較的簡便に多くのデータを収集できるため，看護研究において非常によく使われるデータ収集法である。研究というと，アンケート法を思い浮かべる人も多いだろう。しかし，このような多くの短所があるため，本当にアンケート法が最良の方法か考えたうえで実施してほしい。

F 観察データの収集

1 観察法とは

　看護実践は，患者の話によく耳を傾け，観察することから始まる。言葉はその人の気持ちや状況を的確にあらわしてくれる。しかし看護の対象者は，新生児だったり昏睡状態にあったりと言葉でのコミュニケーションがむずかしい人も多く，インタビュー法やアンケート法ではデータが収集できないこともある。また，対象者がその現象を認識していなかったり，話したくない気持ちがある場合は，言葉によるデータ収集はむずかしい。このような対象を研究するときには，**観察法**が役にたつ。

●**観察法とは**　観察法とは，研究者の五感（視覚・聴覚・嗅覚・味覚・触覚）を用いて得られた情報を記録していくデータ収集方法である。観察法は，リサーチクエスチョンの「①それはなにか」から「④介入は効果があるか」まですべてのレベルにおいて活用できる。また，ほかの方法，たとえばイン

タビュー法，アンケート法などと併用すると，現象をより立体的にみていくことができる。

● **観察法が有用なケース**　以下のような場合には，観察法が有用である。

> 1）人々が自分自身の気持ちや行動に気づいていないとき。
> 2）人々が自分の活動を報告するのをためらったり，拒否するとき。
> 　例：災害直後などで深い悲しみ・混乱・怒りの状況にあるとき。
> 3）言語的理解力や言語的表出力が十分でない人を対象にするとき。
> 　例：子ども，精神疾患の患者，認知機能が低下した人など。
> 4）環境を研究の対象とするとき。

　観察法には，研究者が対象にかかわり「参加（＝生活や活動をともにする）」しながら行う**参加観察法** participant observation（**参与観察法**）と，研究者が対象とかかわりをもたずに観察する**非参加観察法** nonparticipant observation（**非参与観察法**）がある。

2　観察データの記録・収集

● **データの種類**　観察法のデータには以下の種類がある。

　①**調査メモ（フィールドノート）**　観察したできごとを詳細に記録したものを調査メモという。調査現場のことをフィールドとよぶため，フィールドノートともよばれる。これらは分析のための基礎資料となる。調べたこと，聞いたことだけを記録するのではなく，自分が感じたことや考えたこともつぎつぎと記録していくと，分析の際にヒントとなる。

　②**チェックリスト**　観察したいことがらのリストをあらかじめ作成しておき，観察場面で該当することがらがおきたらチェックする方法である。行動の頻度などを調べるのに適しており，量的研究のデータとして分析することができる。

　③**画像**　写真・スケッチ・動画などの視覚的なデータ。

　④**収集した資料など**　収集した日記・手記・ブログなどのさまざまな資料。

● **よいデータを収集するためには**　よりよい観察データを収集するためには，以下の点が重要になる。

（1）観察する内容を明確にする。

（2）観察者は観察技術や記録技術を訓練し，みがく。

（3）視聴覚機器を利用し，確実な記録をとる。

> ◆**観察法の長所と短所**
> 【長所】
> ・日常生活上の自然な行動を対象にするので，対象者への拘束や制約が少ない。
> ・言語的理解力や言語的表出力が十分でない者も対象にできる。
> 【短所】
> ・観察したいものがすぐに観察できるとは限らない。

・観察されることによる反応や行動へのバイアスがある。
　　例：観察されることでふだんとは違った行動をとってしまう。
・観察者によるバイアスがある。
　　例：観察の視点やその解釈が主観的になりやすい。
・観察できることに限界がある。
　　例：プライベートな行動の観察はむずかしい。
・倫理的な問題が生じる可能性がある。
　　例：観察前に了解をとるのは必須だが，ビデオ撮影などにより個人が同定
　　　　できるデータを含むことが多いので，倫理的な問題が生じる可能性が
　　　　高い。ていねいかつ十分な説明が必要である。
・研究協力への拒否率が高い。

G　生理学的測定データ，その他のデータの収集

1　生理学的測定データ

● **測定データと客観性**　誰もがそうだと認められる性質のことを「**客観性
がある**」という。客観性という点から評価すれば「測定した数値」は客観性
が高い。数値で示すことで状態を把握し，その情報を共有することができる。

　学生の皆さんは，実習でバイタルサインを測定しているだろう。測定結果
を他者に伝える際は，患者の顔色を見て「熱はないようだ」と言うよりも，
体温をはかり「体温は 36.2℃ である」と言ったほうが，患者の状態を正確に
伝えることができる。

　看護職が働く場では，健康状態をアセスメントするためのさまざまな数値
が測定されている。それらは，健康状態に関する量的研究を行う際には有用
なデータとなる。

◆**生理学的測定データの長所と短所**
【長所】
・測定値は客観性が高い。
・誤差は小さい傾向にある。
・測定機を用いるので研究者の影響を受けにくい。
【短所】
・測定できるのは現象の一部であり，測定できない面も多い。
・測定値は誤差や限界をもつにもかかわらず，よく吟味せずに測定値を過信
　しやすい。

2　既存の記録や文書などのデータ

　患者の治療，身体状況の記録である**カルテ**（**診療録**）や**看護記録**は，データの宝庫である。医療機関だけではなく，学校などの教育施設や大企業にも多くの健康に関した記録がある。これらの記録は個人情報を含んでいるので倫理的な配慮なくかってに使うことはできないが，きちんとした手続き（▶86ページ，第4章）をして，当事者と組織の承諾が得られれば，時間と費用をあまりかけずに大量のデータを集めることができる。

---

column　研究のヒント③　データの収集──標本の代表性

　調べたい集団（母集団）をすべて調べることができたらよいが，通常それはむずかしい。そこで，母集団の一部を「標本」として調べることになる。本章でも述べたように，標本はどれだけ母集団を代表（反映）するのかが重要になる。

　その重要性を示すためのよい例がある。1936年のアメリカ大統領選挙において，世論調査に定評のあった雑誌「リテラリーダイジェスト The Literary Digest」は，200万人以上のデータを収集したにもかかわらず，ルーズベルト F.D. Roosevelt の圧勝を予測できなかった。一方，統計学者ギャラップ G.H. Gallup 率いる研究チームは，わずか3,000人の対象者から正しい結果を導いた。

　リテラリーダイジェスト誌の調査対象者は，同誌に好意的で，かつ電話の保有者であった。つまり，調査対象者が保守派の富裕層にかたよったことが原因だといわれている。一方，ギャラップらは，市場調査でつちかってきた，かたよりを少なくする抽出法を用いた。それは，母集団（有権者）を収入・居住地・性別などの層で分類し，それぞれの層から母集団の構成比率に合わせて標本を得るという方法である[1]。この方法は，本章でも紹介した割りあて抽出法にあたる（▶140ページ，第5章）。

　1936年以降も，ギャラップ社はさまざまな選挙において予想を的中させていくのだが，1948年のアメリカ大統領選挙では予想を外してしまう。これは，割りあて抽出法に調査者の主観が入ってしまったからといわれている。割りあて抽出法は母集団の構成率に合わせて標本を選ぶ方法であるが，誰を選ぶかは調査員にまかされていた。そのため，調査員の好みや聞きやすさを反映した人選となり，その結果，かたよりが生じたといわれている。そこでかたよりを排除するため考え出されたのが，無作為抽出法（ランダムサンプリング）であった。

　本章でも示したように，無作為抽出法では，対象となる母集団の全員が同じように選ばれるチャンスをもっている。そのため無作為抽出法は，代表的な標本を得るための，唯一の科学的な方法とされる[2]。もし実態調査研究を計画するなら，無作為抽出法が行えないか考えてみよう。

　無作為抽出法は手間がかかる。すなわち，無作為抽出法を行うためには，あらかじめ母集団を把握している必要があるし，選択された人々が回答してくれるとも限らない（郵送調査では回収率は30％程度）。したがって，実態を正確に把握することを目的とする実態調査研究以外のデザインの研究では，ほとんど行われていないのが実状である。つまり，多くの研究においては，実際に調査対象となった人が母集団を代表していることは保証されていない。標本の代表性については既存の統計データなどと比較し検討する必要がある。

1）総務省統計局：統計学習の指導のために（先生向け）.2014（http://www.stat.go.jp/teacher/c2epi4.htm）（参照2022-11-11）
2）D. F. ポーリット・C. T. ベック著，近藤潤子監訳：看護研究──原理と方法，第2版，pp.298-324，医学書院，2010.

H　開発された尺度の活用

1　尺度を活用する意味

　人の精神状態や症状の程度，あるいは前述の QOL やセルフケア能力のように，単純に数値化することが困難な現象を測定するときには，もし**尺度（スケール）**が開発されていれば，それを活用するとよい。データ収集法でよく用いられるアンケート調査も，質問項目を自分で考えただけでは信頼性・妥当性が低い。アンケートにも尺度が使えないか考えてみよう。現在，さまざまな領域で，さまざまな尺度が作成されている。すぐれた尺度を活用することができれば，自分が知りたいデータの収集が容易となる。いくつかの尺度を ◯表6-4 に示す。

◯表6-4　看護研究で用いられる代表的な尺度

尺度名	測定できる内容
一般性セルフエフィカシー尺度（GSES）	なんらかの行動をきちんと遂行できるかどうかという，予期の一般的な傾向を測定することができる。
感情プロフィール検査改訂版（POMS 2®）日本語版	「怒り－敵意」「混乱－当惑」「抑うつ－落ち込み」「疲労－無気力」「緊張－不安」「活気－活力」「友好」の 7 尺度と，ネガティブな気分状態を総合的にあらわす「TMD 得点」から，所定の時間枠における気分状態を評価することができる。短縮版も開発されている。
状態－特性不安検査（新版 STAI）	状態不安（「いまどのような不安を感じているか」など，一時的な状況で生じる不安）と特性不安（比較的一定していてその人の性格特性として認識できる不安）という 2 種類の不安を測定することができる。
バーンアウト（燃えつき症候群）尺度	「情緒的消耗感」「脱人格化」「個人的達成感」の 3 因子からバーンアウト（過度で持続的なストレスに対処できず，意欲が減衰し，心身が疲れ果ててしまった状態）を測定することができる。
SF-36®（MOS 36-Item Short-Form Health Survey）日本語版	「身体機能」「日常役割機能（身体）」「からだの痛み」「全体的健康感」「活力」「社会生活機能」「日常役割機能（精神）」「心の健康」の 8 つの健康概念を測定し，健康関連 QOL を包括的に評価することができる。測定項目数を減らした SF-12® や SF-8™ も開発されている。
MMSE（Mini-Mental State Examination）	見当識，記憶力，注意力，計算力，言語的能力，図形的能力など複数の評価を通して，認知症をスクリーニングすることができる。30 点満点の減点方式で，23 点以下を認知症の疑いとする。
うつ性自己評価尺度（SDS®）	20 項目で構成される自己評価式の尺度で，「感情面」「生理面」「心理面」の 3 側面から，うつ状態の程度を測定することができる。
褥瘡発生予測尺度（日本語版ブレーデンスケール Braden Scale）	「知覚の認知」「湿潤」「活動性」「可動性」「栄養状態」「摩擦とずれ」の 6 項目から褥瘡発生のリスクを測定することができる。
機能的自立度評価表（FIM）	食事や移動などの「運動項目」13 項目と「認知項目」5 項目から構成され，介護負担度の観点から ADL を評価することができる。
ブリストルスケール	便の形状を 7 つに分類し，便性状を観察することで消化管の通過時間を予測することができる。実際には臨床における便性状の共通認識や治療評価指標として用いられている。
VAS（visual analog scale）	視覚的アナログ尺度で，主観的な感覚や感情を視覚的に評価してもらう方法（◯表6-3）。

● **自作の質問項目との違い**　尺度の特徴は，現象を測定できることにある。尺度は方法論に基づいて開発されており，測定結果の信頼性や妥当性が保証されている（◐148ページ，第5章G節「尺度開発」）。往々にして調査者は，自作の質問項目でも尺度と同じように測定できるものと錯覚しやすい。しかし，自作の質問項目の場合は，得られる数値の妥当性や信頼性が検証されていないため，得られた値があらわす意味は不確かである。

　たとえば，門から入口までの距離を測定するとしよう。自作の方法である「歩数」で測定したらどうだろうか。「5歩」であったとして，この数字がなにを意味するのか明確にはわからない。その1歩がどれぐらいの長さかわからないからだ。また，すべての歩数が同じ長さであるとも限らない。歩数によって測定したいのであれば，歩幅の誤差をなくす訓練をして，信頼性と妥当性が確認されている巻尺を基準に1歩の距離を何度もはかり，誰もが信用できるような1歩の意味を示さなければならない。

　もし自作の質問項目を用いて測定したいならば，その項目について尺度開発の手順に準じて信頼性・妥当性を検証する必要がある。自作の質問項目の検証は価値あることだが，時間と手間がかかる（◐148ページ）。できるだけ開発済みの尺度の活用が望ましい。

2 尺度の選択

　さまざまな尺度のなかから自分の研究で使用するものを選択するときには，以下の点を確認する必要がある。

> 1)その尺度で測定できる現象は，自分が測定したいと考えているものと一致しているか。
> 2)その尺度は，信頼性・妥当性が検証されているか（通常，その尺度が発表された論文に記載がある）。
> 3)その尺度は，自分が調査したい対象に使えるか。
> ・その尺度はどのような対象をはかるために開発されたものか。
> ・調査項目数は適切か（尺度によっては調査項目が膨大で，高齢者や病気をかかえた人には使用が困難なこともある）。

　どれだけすぐれた尺度であったとしても，無理に測定をすればでたらめな回答が増えてしまい，結果がゆがんでしまうことになる。尺度によっては，測定を容易にするため，項目を少なくして信頼性と妥当性を再検証した簡易版が開発されていることもある。

3 尺度を活用するためのルール

　尺度を活用するときには，尺度に手を加えてはならない。尺度では，各項目の構成自体に意味があり，全項目から得られた得点でなければ現象を測定することはできない。そのため，かってに項目を加えたり減らしたりしてし

まうと，正確な測定はできなくなってしまう．同様に，項目の表現内容をか
えることもしてはならない．たとえば，外国で作成された尺度をわが国で使
用する場合には，その内容を翻訳したあとに，きちんと信頼性や妥当性を検
証しなければならない．

参考文献

1. Vaughn, S. ほか著，井下　理ほか訳：グループインタビューの技法．慶應義塾大学出版会，1999.
2. 小塩真司，西口利文：質問紙調査の手順．ナカニシヤ出版，2007.
3. 小池和男：聞き取りの作法．東洋経済新報社，2000.
4. 桜井厚：インタビューの社会学．せりか書房，2002.
5. 鈴木淳子：質問紙デザインの技法．ナカニシヤ出版，2011.
6. 永田靖：サンプルサイズの決め方．朝倉書店，2003.
7. 山口拓洋ほか：サンプルサイズの設計．特定非営利活動法人健康医療評価研究機構，2014.

お互いにインタビューを行ってみよう

課題1 インタビューの準備をしよう。

課題の説明▼

① 2人または3人1組になる。

② それぞれ相手に聞くことのテーマを決め，10〜15分程度のインタビューになるような質問をつくる。できれば，インタビューガイド（● 161ページ，第6章 D-①-2「周到な準備」）をつくろう。

> **テーマの例**
> ・「いま，あなたが食生活で気をつけていること」など。

課題2 インタビューを実施しよう。

課題の説明▼

① 一方がインタビュアー(聞き手)，一方はインタビュイー(話し手)になり，インタビューを行う。

② インタビュアーはインタビュー中にメモをとり，可能なら録音する。終わったら，聞き手と話し手を交替して行う。

※インタビューの具体的な実施方法は，第6章 D-①-4「インタビューの実施」(● 164ページ)を参照。

課題3 インタビューのふり返りを行おう。

課題の説明▼

① インタビュー後，インタビュイーはインタビュアーが作成したインタビューガイドを見て，質問の意図が伝わりにくかった点，意図を違うように受け取った点や，インタビューの流れなどについて感想を伝え，インタビューガイドがよりよいものになるよう助言する。

② 録音した場合は，インタビューを文章におこし，自分のメモと比較する。メモにもれている内容はないか，もれていたとしたら，それはなぜかを考える。

③ 今回の演習をふり返り，相手の発言をうまく引き出すためにはどうしたらよいか，自分のインタビューにはどんな課題があるかを考え，まとめてみる。

演習
6

アンケート用紙をつくってみよう

課題1 ▶ 聞きたいこと(リサーチクエスチョン)と対象を明確にしよう。

> **聞きたいこと(リサーチクエスチョン)と対象の例**
> - 聞きたいこと(リサーチクエスチョン):水分摂取量は便秘に関連するか。
> - 対象:18歳以上の男女,日本語の読み書きが可能な人。

課題2 ▶ 質問項目をつくるため,文献検索・レビューをしよう。

課題の説明▽

　すでにリサーチクエスチョンを設定するために文献レビューを行っているだろうが,効果的な質問項目を作成するために,再度,文献検索・レビューを行う。

※ただし,今回は演習であるため,時間に余裕がなければ省略して次に進む。

課題3 ▶ 変数と操作指標を設定しよう。

課題の説明▽

　第6章 E-①-3「変数と操作指標の選択」(● 167ページ)を参考にして,次の手順で変数と操作指標を設定しよう。

① 聞きたい変数を書き出す。

② この研究における変数の定義を書く。

③ 操作指標(具体的な測定方法,つまり,その変数をどのように測定するか)を書く。

④ 測定した変数のあらわし方[1]を考える。

※1:数値のあらわし方には,連続量(比〔率〕尺度,間隔尺度),順序尺度,名義尺度がある(● 204ページ,第7章 B-②「データの入力」)。たとえば,水分摂取量を聞きたいのなら,数値のあらわし方別に,次のような質問をつくることができるだろう。
　・連続量であらわす質問の例
　　Q. 昨日の水分摂取量をmLでお答えください。
　・順序尺度であらわす質問の例
　　Q. 昨日の水分摂取量について,あてはまる選択肢に〇をつけてください。
　　　a. 500 mL 未満　　b. 500 mL 以上 1,000 mL 未満　　c. 1,000 mL 以上 1,500 mL 未満
　　　d. 1,500 mL 以上 2,000 mL 未満　　e. 2,000 mL 以上
　・名義尺度であらわす質問の例
　　Q. 昨日の水分摂取量は 1,000 mL 以上でしたか
　　　a. はい　　b. いいえ
　なお,情報量は多いほうがよいため,この場合は連続量で聞くことが望ましい。

変数・変数の定義・操作指標の例

　変数とその定義，および操作指標の例を次に紹介する。

【変数 1】1 日の水分摂取量
- 定義：固形物を含まない液体を 1 日に飲んだ量(mL)
- 測定方法：調査日の前日からさかのぼって 3 日間の量を思い出し，自記してもらう。

【変数 2】便秘
- 定義：便の排泄が困難になっている消化器の状態。
- 測定方法：過去 1 週間の排便の状況について，日本語版便秘評価尺度(CAS)に回答してもらい得点化する。

課題 4 ▶ アンケート案を作成しよう。

課題の説明▼

　第 6 章 E-①-4「アンケート(案)の作成」(170 ページ)や下の例を参考にしながら，アンケート案を作成しよう。

アンケートの構成例

1）表紙の例

〈1 日の水分摂取量と便秘の関連〉への研究ご協力のお願い

① 研究の必要性と意義を述べる。
② 研究の概要を述べる。
③ そのうえで研究依頼を行う。
　　例：「つきましては，別紙のアンケートにお答えください。回答されました質問紙は………
　　　　(アンケートの回収方法を明示)………ご協力くださいますようお願い申し上げます」
④ 倫理的配慮を述べる。
　　例：「質問紙への回答に要する時間は 5 分程度です。なお，質問紙は無記名ですので，どなたが回答されたかは特定できないようになっております。研究への協力は自由意思であり，ご記入いただける方がご負担と感じられた場合は，いつでも回答を中止していただいて結構です。お答えになりたくない項目については，回答されなくても結構です。
　　　　本研究結果は，関連の学会や学術雑誌などに発表される予定です。ご不明な点やご質問がある場合には，下記の連絡先にお問い合わせください。ご協力のほど，よろしくお願い申し上げます」
⑤ 自分の連絡先を必ず記載する。

2）フェイスシートの例

　性別・年齢・職業・最終学歴・既往歴などをたずねる。

3）質問項目の例

　一例を以下に示す。

Q1　1日の水分摂取量について

　昨日よりさかのぼって3日間の水分摂取量を教えてください。水分摂取量とは，固形物を含まない液体を飲んだ量のことをさし，みそ汁やスープなど具材が入ったものは除きます。

　昨日　　（　　　　　　　　　mL）
　一昨日　（　　　　　　　　　mL）
　3日前　（　　　　　　　　　mL）

Q2　便秘について

　最近1週間の状態について，下の質問ごとに該当する回答項目の番号を〇で囲んでください。

質問	回答項目		
お腹がはった感じ，ふくれた感じ	1．ない	2．ときどきある	3．いつもある
排ガス量の減少	1．ふつうまたは多い	2．ときどき少ない	3．いつも少ない
排便回数	1．ふつうまたは多い	2．少ない	3．とても少ない
直腸に内容が充満している感じ	1．全然ない	2．ときどきある	3．いつもある
排便時の肛門の痛み	1．全然ない	2．ときどきある	3．いつもある
便の量	1．ふつうまたは多い	2．少ない	3．とても少ない
便の排泄状態	1．らくに出る	2．ときどき出にくい	3．いつも出にくい
下痢様または水様便	1．ない	2．ときどきある	3．いつもある
得点	0点	1点	2点

4）謝辞

「ご協力どうもありがとうございました」など。

課題5　アンケートを実施しよう。

課題の説明▼

　みんなのアンケート案からいくつかを選び，10人程度を対象にして実際に調査を実施してみよう。

※実際の研究においては，少人数を対象とした予備調査を行い，表面妥当性などを検討したうえで，アンケートを修正して完成版を作成する。今回は演習であるため省略。

第 7 章

データの分析

本章の目標
- □ 質的データ分析の特徴を理解する。
- □ テキストデータの分析方法(データ化→コード化→カテゴリ化)の基本を理解する。
- □ 量的データ分析の手順を理解する。
- □ データの入力・整理方法の基本を身につける。
- □ 集めたデータの特徴のつかみ方(分布・代表値の把握)を身につける。
- □ 統計学的仮説検定とはなにかを理解し,2 変数の関連についての初歩的な検定方法を身につけ,高度な検定方法についてはクリティークできるようにする。

　この章では,データの分析方法を学ぶ。テキストの分析が主となる**質的データ分析**と数字の分析が主となる**量的データ分析**では方法が違うので,この章ではそれぞれについて説明していく。

　データは「分析」を通して,はじめて意味をもつ。分析しなければ,データはただの数字やテキストのかたまりにすぎない。ダイヤモンド原石は,5 t 以上の鉱石を処理しやっと,1 g 手にすることができるが,データ分析はそれに似ている。キラリと光る成果を求め,データの山を分析する。

　データ分析力が必要なのは研究だけではない。看護職者は,臨床の場面でも多くのデータ(情報)を収集し,分析している。バイタルサインと臨床検査データを分析し,今日のケアを検討する。分析力は看護実践の質向上に欠かせない。

A 質的データ分析

1 質的データ分析とは

1 質的データ分析の多様性

　質的データの分析は,統計学を使った量的データの分析のように,「必ずこのような方法,プロセスをとる」という画一的な方法をとらない。質的データの分析では,分析対象が質的データであることは共通しているが,質的データのどの部分をどのように分析するのかという具体的な手法を分析当初に細部まで決めることは困難である。各研究が明らかにしたいものを最もよく明らかにできるように試行錯誤しながら,その方法を探究していくことになる。たとえば,大量のテキストデータを分析しやすいかたちに分割するプロセスにおいて,単語で区切るのか,いつどこで誰がなにをしたのかプロセスがわかるようにパラグラフで区切るのかなど,研究目的を達成するために適切な分析の単位を見つけていく必要がある。

2 質的データ分析の特徴

　質的データの分析方法は多様であるが，次の点はおおむね共通していると考えられる。

　⃞1 **データと対話する**　質的データ分析は，データと**対話**しながら実施する。質的研究は，これまであまり明らかにされていない現象について理解していくことを目的とするので，研究者があらかじめもっている既存の知識や理論，研究者の見方をいったん保留し，データが語っていることに耳を傾けることや，対象者の立場から現象をみる姿勢が重要になる。一方で，たとえば「あ，この考えは自分と似ている」「こういう経験，私もしている」などと，自分がどのような考えをもっているのかをあらためて考えたり自分の経験をふり返ったりすることによって，データへの感受性が高まる。データと対話するときは，自分を客観的に見つめなおしてみるのもよい。

　⃞2 **収集と分析を同時並行的に実施する**　質的データ分析は，データ収集と分析を同時並行的に実施する。質的研究では，データ収集・分析ともに，研究者自身が道具となる。そのため，研究者が意識しないことはデータになりにくいし，分析対象からも取り除かれてしまう。インタビューデータを分析していて，「もっとここを深く聞いておけばよかった」と後悔するのは，分析の過程で「ここが大事」と気づくセンサーが発達するからである。そのため，データ収集がすべて終わってから分析を行う量的研究と異なり，質的研究では，データ収集と初期の分析を並行して進める。

　⃞3 **何度も繰り返し分析する**　質的データ分析は，何度も繰り返し行い，分析のプロセスで発見したことを活用して分析方法や結果を洗練する。たとえば，どのくらいの長さにインタビューデータを分割していったらよいのか，どのような視点でデータを解釈していくのか，どの程度の抽象度で表現していくのかについて，「データ」と「データの意味づけ」を行ったり来たりしながら，より適切と思われるものを見つけ出す。量的データの分析は，何度行っても同じ結果を導き出すのが通常であるが，質的データの分析では，1回目の分析よりも2回目，2回目の分析よりも3回目のほうが，より説得力のある結果を導き出せることが多い。時間がかかっても，分析の精度を高めるためには**試行錯誤のプロセス**が重要となる。一方，分析の視点やルールは，すべてのデータの分析に適用されなければならない。つまり，3つ目のデータを分析しているときに見つけた視点の場合，すでに分析し終わっている1つ目，2つ目のデータに戻って，同じ視点を反映させなければならないし，4つ目以降のデータ分析にも反映させなければならない。一貫した分析に向けて，つねに，自分がいま，どのような視点やルールにのっとって分析しているのかを明確にできるように「分析ルール一覧表」をつくって目につくところにはっておくなど工夫してみよう。

　このように質的データの分析方法は，研究目的に合わせて探究していく必要がある。テキストデータの分析についてイメージがわくように，分析方法の概略について一例を次に示した。

2 テキストデータの分析

　テキストデータの分析は，データ化から始まり，そのデータをコード化，カテゴリ化するという手順をとる（◉図 7-1）。

1 データ化──分析できるかたちにデータを準備する

●**データ化とは**　分析の第1段階は，収集したデータを分析可能なテキストにあらわすことである。これを**データ化，データの準備**という。インタビューデータの場合，通常，逐語録❶を作成する。また，観察データの場合，観察した内容を記述した調査メモ（フィールドノート）❷をもとにデータを整理した観察フォーム❸や録画した内容を文章化したテキストなどをさす。◉図 7-2，194 ページ図 7-3 に，架空の研究によるデータ化の例を示した。

●**なにをどのようにデータとするか**　データ化の際にぶつかる壁は，なにをデータとするのか，どのようにデータとするのかを決めることである。たとえば，観察データのデータ化の例（◉図 7-2）では，観察者である研究者が，研究の目的を達成するために，現象をどの程度具体的にプロセスレコードに記述するのか，関連情報としてなにを記述するのかをあらかじめ決めてからデータを作成している。一方，インタビューの場合は，データ化（逐語録の

NOTE

❶**逐語録**
　録音したインタビューなどの内容を一言一句，文字にした記録のことをさす。
❷**調査メモ（フィールドノート）**
　観察したできごとを詳細に記録したもの。
❸**観察フォーム**
　研究目的に応じて作成した観察内容を整理して記述する枠組み。

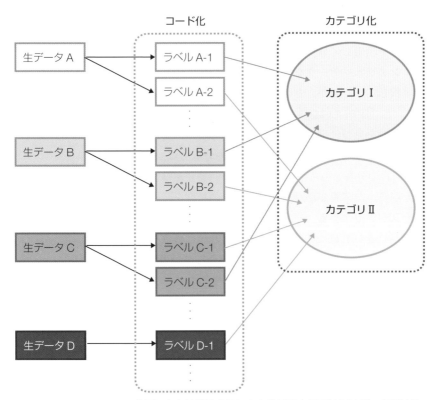

コード化　　カテゴリ化

生データ A → ラベル A-1，ラベル A-2
生データ B → ラベル B-1，ラベル B-2
生データ C → ラベル C-1，ラベル C-2
生データ D → ラベル D-1

カテゴリ I　カテゴリ II

※生データとは集められたままの加工されていないデータをいう。

◉**図 7-1　テキストデータ分析の概略**

研究目的：学生が実践する個別性のある看護の特徴を明らかにする。

観察データ②	観察対象者　学生：看護系大学 3 年生（SA）　　患者：PA	
受持患者の概要	70 代男性。脳梗塞発症後，約 1 か月が経過しており，右半身麻痺がある。軽度の認知機能低下および軽度難聴があるが，コミュニケーションに支障はない。	
学生の概要	成人看護学領域の実習。脳梗塞の患者をはじめて担当している。	
場面の概要	実習 3 日目。患者が入眠前に緩下薬を服用したことを指導者から聞いたあと，バイタルサイン測定のために訪室する場面。バイタルサイン測定は 2 回目である。	

学生	患者	データの意味づけ・関連情報
SA1 　カーテンをゆっくりと開けて「失礼します」と話し，PA の左ベッドサイドに近づく。やや前かがみで PA と視線を合わせ，「おはようございます。本日も担当します○○です。お熱とか血圧とかはからせてもらってよいですか」と大きめの声量でゆっくりと話す。 **SA2** PA と視線を合わせたまま「少し眠そうですね。あまり眠れなかったんですか」と……	**PA1** ややぼんやりした表情で SA に視線を向けて「お願いします」と小さな声で話す。	SA は前日，麻痺側である右ベッドサイドに立ってバイタルサインの測定を開始したため，途中で左ベッドサイドに移動していた。したがって，左ベッドサイドに立っている SA の行動は，前日の経験をいかし，患者の身体面に合わせ動線を考慮したためと考えられる。 　SA は，コミュニケーションに関する学習を終了しており，技術提供に際し，臥位の対象に対して低い姿勢をとり，目線を合わせる必要性を知っていた。また，どの程度の声量やスピードで話すと PA が聞きとりやすいかも理解していた。したがって，やや前かがみで PA と視線を合わせて大きめの声量でゆっくりと話す SA の行動は，①患者に対する圧迫感を排除した姿勢を選択している，②患者の聴覚機能に合わせてコミュニケーション方法を調整しているなど，既習の知識をきちんと活用していると考えられる。 　SA は……

※SA，PA は，便宜上割りあてた記号である。SA は学生（student）A，PA は患者（patient）A を示している。

○図 7-2　データ化の例 1（架空の観察データ）

作成）にそのような労力がかからないと思われがちであるが，そうではない。インタビューデータのデータ化の例（○図 7-3）に示すように，研究の目的によって，対象者が話した言葉だけをデータにするのか，それがどのように語られたのかという口調や表情，話された順番などもデータにするのかがかかわってくる。データ化されたものがこれ以降の分析の基盤となるため，注意深く行う必要がある。

● **データに密着しなじむ**　また，質的データの分析では，データに密着しデータになじむことが重要であり，次の段階に進むにあたって，何度も繰り返しデータを読むことが求められる。質的データは，繰り返しデータにふれ，データを読み込むことによって，対象者からみた世界の理解に近づくことが

面接データ①	対象者 NA　臨床経験年数○年 内科系一般病棟	面接日時○月○日　　面接時間○分	研究者 R

R　：看護師ならではの力を発揮して他職種とどのようにかかわっているのかについてお話しください。

NA1：看護師ならではですか……，そうですね，他職種は，それぞれ，部分部分で専門性をいかして患者さんにかかわってくれてます。看護師は，昼の様子も夜の様子もわかるし，やっぱり，看護師が一番，患者さんと一緒にいることが多いじゃないですか。いろいろなタイミングをとりやすいっていうか。看護師の前だけで見せてくれてる姿ってあると思うし，もちろん，看護師のほうが他職種よりも言いにくいこともあるんですけど，情報の共有っていうか，橋渡しっていうか，そういうのを伝えていくって大事……。

R　：具体的な場面があれば，お話しいただけますか。

NA2：あー，この間，糖尿病の患者さんが退院することになって，栄養士さんに食事指導を頼んだんです。患者さんはひとり暮らしの高齢者で，食事の内容がかたよってて，栄養士さんが，患者さんの地域で使える一番からだによくて，まあまあの値段の宅配を紹介してくれたんです。患者さんの様子を聞いてみたら，そのときは，使ってみますと言ってたみたいなので，配膳の際に訪室したとき，お食事のサービス，紹介されたみたいですねって話をふってみたら，使わないと思うって。

NA3：よく聞いてみたら，その宅配を使うには民生委員を通さなくちゃならないんだけど，民生委員と折り合いがわるくてあんまりかかわりたくないらしいんです。じゃあ別の方法をって言ったら，栄養士さんにわるいからというので，だいじょうぶ，栄養士さんは食事に関してたくさんの知識をもっててそれをいかすのをやりがいにしてるから，私たちで活躍の場をつくってあげようって冗談ぽく提案しました。患者さん，それならお願いしたいと言ってくれて。

NA4：栄養士さんは，患者さん，ひとり暮らしだし，地域とのつながりも考えて民生委員のかかわるサービスを第一選択にされたんだと思うんですが，この患者さんの場合，まずは適切な食事をとれることを目ざす段階かなと思って。栄養士さんにそのことを伝えて，患者さんが栄養士さんによくしてもらってるぶん，言い出しづらかったことも伝えて，民生委員の入らないサービスをさがしてもらいました。結局，少し値段が高くて，食事内容も最初のところほどよくないけど，許容範囲だったし，患者さんがそれを使ってみるってことだったので，それに決まりました。

NA5：……

※研究目的（研究デザイン）に応じて，声の抑揚や声色，声量，速さ，間，視線，しぐさなども表記法を決めて記述する。
※NA は，便宜上割りあてた記号である。NA は看護師（nurse）A を示し，R は研究者を示している。

◉図 7-3　データ化の例 2（架空のインタビューデータ）

「看護師が専門性を発揮してどのように他職種と連携しているのかを明らかにする」ことを目的とし，質的記述的研究デザインを選択して 5 名の看護師（NA，NB，NC，ND，NE）にインタビューを行ったと仮定する。図で示したのは，NA にインタビューした内容をデータ化した一部分である。

できる。「これってもしかしてこういうことかな」などと，気づいたことをそのつどメモに残すことが，これ以降の分析や考察の段階にヒントを与えてくれる。

2　コード化──意味内容のまとまりごとにデータを分割し，名前・ラベルをつける

● コード化とは　コード化とは，生データをデータ処理や分析のために標準的な形式に変換する過程[1]であり，質的研究の場合，**意味内容のまとまり**ごとにデータを分けて，意味内容をあらわす名前（**ラベル**）をつけ，コードを

1）D. F. ポーリット・C. T. ベック著，近藤潤子監訳：看護研究　原理と方法，第 2 版．医学書院，2010．

つくることをさす。コードは，単語，語句，文章，パラグラフ，できごとなどいろいろな形式をとり，研究目的に応じて，明らかにしたいものが最もよく明らかになるような形式を選択する。コード化の決まりごとはさまざまであるが，1つの研究において，なにを標準的な形式とするのか，なにを意味内容のまとまりとするのかについて，一貫していることが大切である。

● **意味内容のまとまりとは**　◎図7-3のインタビューデータを例に考えてみよう。この研究は，看護師が専門性を発揮してどのように他職種と連携しているのかを明らかにすることを目的としている。明らかにしたいことが「どのように連携しているのか」なので，連携にかかわる判断や行動などを意味のまとまりの基準としてデータを分割し，コード化していく。もしこれが，「看護師が他職種と連携する際にどのような問題に直面しているのか」を明らかにする研究であれば，「連携上，直面する問題の内容」を意味内容のまとまりの基準としてデータを分割し，コード化していく。◎図7-4に，架空のインタビューデータを使ったコード化の例を示した。

● **コード化する際の留意点**　インタビューデータをコード化する際の留意点をいくつかあげる。

　①**研究目的によって作成されるコードが異なる**　コードの長さや形式，着目する点は，研究目的によって異なる。◎図7-4のコードはあくまでも「看護師が専門性を発揮してどのように他職種と連携しているのかを明らかにする」ための研究の一例である。研究目的がたとえば「退院後の適切な食事宅配サービス導入に影響する要素を明らかにする」であった場合，「宅配サービスの費用」「食事内容」「地域住民との関係性」「栄養士への患者の遠慮」「患者の受け入れの再確認」「看護師と栄養士の情報交換」といった，◎図7-4とは違うコードが作成されるかもしれない。

　②**対象者の言葉の意味が表現されるようにコード化する**　対象者は，自分の言葉で語ってくれる。研究者が使う言葉，使う意味と異なる場合があるので，対象者がどのような意味でその言葉を使っているのかを考えて，その意味が表現されるようにコード化する（研究目的によっては，対象者が使った言葉そのものを使ってコード化する場合もある）。インタビューで理路整然と語ることはむずかしく，話がいったりきたりすることもある。ある部分のコードをつくるためのヒントが別のところで語られていることもあるので，全体をよく読み込む必要がある。

　対象者が語ったことをほぼそのままコードにできる部分（例：◎図7-4のNA2-1）もあれば，研究者が言葉を足したり言いかえたりすることが必要な部分（例：◎図7-4のNA2-4）もある。大事なのは意味のまとまりとしてデータが分割され，名前がつけられているかどうかである。なにを明らかにしようとしているのか，そのためにどのような意味のまとまりを見つける必要があるのかという分析の視点を決めて，それをいつも念頭においてコード化する。

　③**読んで意味がわかるようにコード化する**　原則として1つのコードだけを取り出して読んでも，意味がわかるようにコード化する。

面接① NA	データ	コード

NA2
1 この間，糖尿病の患者さんが退院すること<u>になって，栄養士さんに食事指導を頼んだんです。</u>

→**NA2-1**
　糖尿病患者の退院が決まった際に栄養士に食事指導を依頼する。

> コードに番号をつける。必要なときにどの対象者がどのような文脈で話したことなのかをデータに戻って確認できるように，規則性をもった番号にする。今回は，対象者名 NA →パラグラフ番号 2 →コード番号 1 という規則をつくり番号をつけている。また，看護師の判断や行動をコード化するのでコードの主語は看護師である。

患者さんはひとり暮らしの高齢者で，食事の内容がかたよってて，栄養士さんが，患者さんの地域で使える一番からだによくて，まあまあの値段の宅配を紹介してくれたんです。

> 状況の説明，他者（栄養士）のかかわりなので，看護師の判断や行動の意味を理解するために使い，単独でのコード化はしない。

2 患者さんの様子を聞いてみたら，そのときは，使ってみますと言ってたみたいなので，<u>3 配膳のときに訪室して，お食事のサービス，紹介されたみたいですねって話をふってみたら，4 使わないと思うって。</u>

→**NA2-2**
　食事宅配サービスを紹介したときの患者の反応を栄養士に聞く。

→①**NA2-3**
　栄養士紹介の食事宅配サービスに対する患者の受けとめを確認するために，配膳時に話をもちかける。

> このコードは，なぜ訪室時に話をもちかけているのかという看護師のかかわりの意図について，それまでの文脈を反映させて加えている。看護師のかかわりには意味や意図があり，そこに看護師の専門性があらわれるため，直接語られていなくても読みとれる場合はコードに含めている。

→**NA2-4**
　栄養士に使うと伝えていた食事宅配サービスを患者が使わないつもりであると聞く。

> このコードは，最後の「使わないと思うって」について，それまでの文脈を反映させて作成している。「使わないと思うって」という語り自体には，「聞く」という行動が含まれていないが，看護師が自分の専門性をいかしてどのように他職種と連携しているのかという視点から，このパラグラフの意味内容をとらえたとき，栄養士に伝えていないことを聞いているという意味内容のまとまりと考えられる。

NA3
1 よく聞いてみたら，その宅配を使うには民生委員を通さなくちゃならないんだけど，民生委員と折り合いがわるくてあんまりかかわりたくないらしいんです……

→**NA3-1**
．．
．．
．．．．．．．．．．．．．．．．．
（最終的に作成されたコードは 100 になった）

● 図 7-4　コード化の例（架空のインタビューデータ）
「看護師が専門性を発揮してどのように他職種と連携しているのかを明らかにする」ことを目的とし，質的記述的研究デザインを選択して，5 名の看護師（NA，NB，NC，ND，NE）にインタビューを行ったと仮定する。図に示したのは，NA にインタビューした内容をコード化した例である（● 図 7-3 のインタビューデータの例を使用）。

3 カテゴリ化——類似した意味内容をもつコードを集め，共通の性質に名前をつける

● **カテゴリ化とは**　カテゴリ化とは，コードの意味内容の類似性，相違性に着目し，類似した意味内容をもつコードを集めてまとまりをつくり，**共通の性質に名前をつける**ことである。コード化は分割するプロセス，カテゴリ化は統合するプロセスにあたる。共通の性質に名前をつけたものは，**サブカテゴリ**や**カテゴリ**とよばれ，通常，コードよりもサブカテゴリ，サブカテゴリよりカテゴリの抽象度が高くなる。また，多くの場合，質的データをコード化することによって，その数は膨大なものになる。コードは，現象を具体的にあらわしてくれているが，結局のところどういうことなのかを理解することがむずかしい。カテゴリ化は，ばらばらであったコードを意味内容の類似性に基づきまとめて，「それはどういうことなのか」をあらわす名前をつけていくので，現象をよりよく理解することができる。

　○図 7-5，199 ページ図 7-6 に架空のインタビューデータを用い，カテゴリ化の例を示した。

● **共通の性質に名前をつけるとは**　類似したものを集めて，共通の性質に名前をつけるとは，具体的にどのようなことだろうか。たとえば，「清拭」「入浴介助」「床上排泄の援助」に共通した性質に名前をつけた場合，「生活援助技術」となる。さらに「注射」「採血」が加わった場合，「看護技術」となる。これはとても単純な例であるが，テキストデータの分析におけるカテゴリ化の考え方も，基本的に同じである。どの程度の抽象度にすればよいのか，何段階にカテゴリ化すればよいのかなど，「こうすればよい」という方法論はなく，試行錯誤しながら，研究目的を達成するために一番よい方法を探究することが求められる。

● **カテゴリ化する際の留意点**　コードをカテゴリ化する際の留意点をいくつかあげる。

　1 **一度に抽象度を上げすぎない**　今回はサブカテゴリ，カテゴリと 2 段階で示しているが，サブカテゴリ，カテゴリ，コアカテゴリと 3 段階にすることもある。何段階でカテゴリ化するのがよいのかについて，決まりはない。ただし原則として，一度に抽象度を上げすぎないほうがうまくいくと思われる。カテゴリの抽象度が高すぎると「間違いではない。しかし，かゆいところに手が届かない」という結果になりやすい。段階を追って抽象度を上げていくことによって，「ここまで抽象度を上げると逆に現象を理解しにくくなる」という感覚をつかむことが重要である。そのため，「なにを明らかにしたくて分析しているのか」という研究目的を目につくところに書き，いつも確認しながら，段階を追って，ていねいにカテゴリ化していくことが大切である。

　2 **既成の概念や枠組みにとらわれない**　既成の概念や枠組みにとらわれてしまうと，コードがなにを語っているのかを見失い，新しい発見を埋もれさせてしまう可能性が高い。質的研究のだいご味は「発見」である。

コード	サブカテゴリ
NE2-3 　リハビリテーションで練習中である排泄時の寝衣着脱の様子を，排泄時に観察する。 **NB7-1** 　睡眠導入薬が変更となった患者の夜間入眠状況と朝の覚醒状況を観察する。 **NA2-3** 　栄養士紹介の食事宅配サービスに対する患者の受けとめを確認するために，配膳時に話をもちかける。 **ND4-2** 　左麻痺の患者が病棟でどのように排泄しているのかを理学療法士に伝える。 **NA4-2** 　民生委員との折り合いが悪く食事宅配サービスを利用しにくい状況にあることを栄養士に伝える。 **NA5-1** ……………… **NC1-2** ………………	**1）生活の場における他職種のかかわりの効果確認** 100 コードのうち，看護師 NE，NB，NA から作成したコード 3 つに類似性がみとめられたため，集めてサブカテゴリを作成した。見いだした類似性は，3 つとも，看護師が患者の最も近くで 24 時間生活を整えている専門職として，他職種のかかわりが生活の場で患者にどのように活用され，効果をあげているかを確認している点である。 コードは，なるべくサブカテゴリをあらわす典型的なものから順に並べるとわかりやすい。 **2）生活者としての患者情報の関連職種への提供** 100 コードのうち，看護師 ND，NA から作成したコード 2 つに類似性がみとめられたため，集めてサブカテゴリを作成した。見いだした類似性は，2 つとも，他職種が把握しづらく，看護師だからこそ知っている生活者としての患者の状況にかかわる内容である点，また，看護師だからこそ知っている患者情報を最も必要とする関連職種に提供している点である。 3）……………… （最終的に作成されたサブカテゴリは 30 になった）

◎図 7-5　カテゴリ化の例（サブカテゴリの作成）
「看護師が専門性を発揮してどのように他職種と連携しているのかを明らかにする」ことを目的とし，質的記述的研究デザインを選択して，5 名の看護師(NA，NB，NC，ND，NE)にインタビューを行ったと仮定する。図に示したのは，インタビューデータから作成した 100 コードの類似性や相違性を検討し，サブカテゴリを作成した例である。

　③ **類似性を見いだせないものを無理にまとまりにしない**　無理にまとめてしまったコードのうちのたった 1 つのコードが，これまで誰も明らかにしてこなかった本質を示しているかもしれない。1 つのコードから 1 つのカテゴリを生成してもよいので，コードのもつ意味内容から乖離しないようにする。

　④ **何度も分析を繰り返す**　カテゴリ化が 1 度で終わることはない。何度も分析を繰り返すことによって，より説得力のある，より適切なカテゴリを生成していく，結果を洗練させていくことが重要である。

3　分析結果の解釈

● **研究目的に戻る**　分析が終了したら，再度，研究目的に戻り，分析結果が研究目的を達成するものになっているか，明らかにしたいと思ったものが

サブカテゴリ	カテゴリ
1) 生活の場における他職種のかかわりの効果確認 2) 生活者としての患者情報の関連職種への提供 17) 他職種の専門性の把握と尊重 22) 患者の建前と本音の代弁 24) 患者を全人的にとらえているという自負	Ⅰ　他職種の専門性発揮に向けたかけ橋と潤滑油 30 サブカテゴリのうち，1)・2)・17)・22)・24)の5つに類似性がみとめられたため，集めてサブカテゴリを作成した。1つひとつは，一見異なる内容にみえる。しかし，「看護師が専門性を発揮してどのように他職種と連携しているのか」という視点でみたとき，①看護師が患者と信頼関係を築き，患者を全人的にとらえて24時間365日の生活に深くかかわっていることを前提としていること，②他職種が専門性に応じて十分に力を出せるよう，患者と専門職，あるいは専門職間をつないでいること，がみえてくる。それらを端的にあらわす言葉をさがし，カテゴリを命名している。
6) ………………… 10) ………………… ……………………	Ⅱ　………………… （最終的に作成されたカテゴリは5になった）

◎**図7-6　カテゴリ化の例（カテゴリの作成）**
「看護師が専門性を発揮してどのように他職種と連携しているのかを明らかにする」ことを目的とし，質的記述的研究デザインを選択して，5名の看護師（NA，NB，NC，ND，NE）にインタビューを行ったと仮定する。図に示したのは，インタビューデータから作成した100コード，30サブカテゴリの類似性や相違性を検討し，カテゴリを作成した例である。

いきいきと伝わってくるカテゴリになっているのかを確認する。たとえば，今回，「看護師が専門性を発揮してどのように他職種と連携しているのかを明らかにする」ことを目的とした研究を例にあげたが，分析の結果出てきたカテゴリを見たときに，「他職種とどのように連携しているのかは伝わってきたが，それらのどこに看護師としての専門性が発揮されているのかわからない」という印象を受けたとしたら，再度，分析を見直す必要がある。

● **データ・カテゴリに戻る**　また，分析後，つくり出されたカテゴリがどのような特徴をもっているのかをあらためて解釈してみる。もしかしたらカテゴリ間の関係性やストーリー（例：原因と結果の関係にある，ある1つのカテゴリの上に残りのカテゴリがのっている，時系列になっている，お互いが影響し合っている）などがみえてくるかもしれない。さらに，データに戻り，つくり出されたカテゴリによってデータをすべて説明できるかを確かめてみたり，カテゴリを最もよくあらわしている典型的なデータをさがし，データを使ってカテゴリを説明してみたりする。これらは，わかりやすく結果を記述したり，考察につなげていったりすることに役だつ。

B　量的データ分析

　量的データ分析には主として**統計学**を使う。ナイチンゲールが，統計学の手法を使って看護の力を世界に示したように（◎24ページ，第1章），数字は世界共通の言葉であり世界をかえる力をもつ。なお，本章ではデータ分析の

概要を示すため，統計学の技法については省略している。統計学については『系統看護学講座統計学』などでしっかり学んでほしい。それは患者をたすける強力な武器になる。

● **数学が苦手な人も量的研究は可能**　「統計や数式は苦手」という人も多いであろう。たしかに数式を理解したり計算したりするのはむずかしい。しかし，最近では変数を選択すれば計算してくれる統計解析ソフトも多い。また，実際に研究を行ううえでは，統計ができる人を仲間にしたり助言をあおいだりすることもできる。量的研究法＝統計学ではないので，数式が理解できないからといって量的研究ができないわけではない。

　個々の数式が「わからない」と立ちどまらずに，まずはその分析手法で，なにを明らかにできるのか，どのようなときに使えるのかという大まかな概要をつかもう。

1 量的データ分析とその手順

● **基本的な流れ**　量的データの分析は●図7-7に示す手順で行う。データを手にしたら，すぐ分析に入りたいと思う人も多いだろう。しかし，データを分析できるようなかたちにするためには**前処理**が必要である。前処理を終えたら分析に移り，まずは得られた標本(●156ページ，第6章)の性質を把握するため**記述統計**を行う。記述統計とは，観察された集団(標本)の性質を数値で記述することである。次にリサーチクエスチョンに従い，**推測統計**を用いて，母集団の特性や変数間の関係性を推測する。

2 データの入力

1 前処理

◆ 生データのチェック

● **生データとは**　生データとは，集めたそのままの加工されていないデータのことである。手を加える前に，まずは生データのまま目を通す。

● **量的研究における生データ**　看護における量的研究の場合，データは人

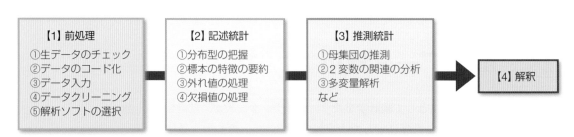

●図7-7　量的データ分析の手順

から収集することが多いだろう。まずは，収集したデータ（質問票や測定値など）を個人ごとにながめておこう。データがコンピュータに入力されたあとは，対象者個人というよりは，たとえば「高齢者の糖尿病患者群」というようにグループ（群）としての特徴のほうに関心が向けられることが多い。だからこそ，たとえば質問票を見ながら，「回答者はどんな人なのか」「どのような質問に無記入が多いのか」「個人の特性は回答に影響しないのか」「回答に矛盾はないのか」などを推理してみよう。

◆ データのコード化

データをコンピュータで処理できる記号へ変換することを**コード化**という。データはコード化され，コンピュータに入力されて分析される。ここでは表計算ソフトの Excel®[1]を使った方法を紹介する。

▌ID 番号の設定

収集された調査票は，対象の識別のために，文字や通し番号からなる ID 番号をつける（●図7-8）。このようにすると入力を見直すときや，おかしな値が見つかったときに，すぐに生データに戻り確かめることができる。

これを Excel® の表に入力すると●図7-9 のようになる。

▌変数の性質とコード化

変数は，その数値の大小にどれほどの意味があるかのレベル（**尺度水準**）によって，**名義尺度**，**順序尺度**，**連続量**に分類できる。

[1] 名義尺度　特性に数値を割りあて分類したものである。たとえば，性別や家族形態などがそれにあたる。名前に数値を割りあてているだけなので，

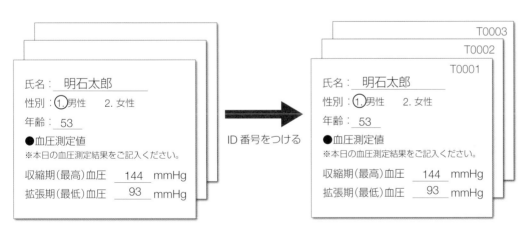

●**図 7-8　生データの例と ID 番号の付与**
・ID 番号のつけ方：通し番号だけでもよいが，T 病院，K 病院など複数のグループを調査した場合は文字と通し番号をつけたほうがわかりやすい。文字はなにを選択してもよい。
・氏名の記載：個人情報保護の観点から，調査票には極力個人名が出ないようにする。連結したいデータ（たとえば血液検査値）がない場合は無記名とする。氏名を書いてもらうことが必要になる場合は，データを鍵のかかる場所に保管するなど取り扱いに十分に気をつける。研究者がデータを収集する場合は，調査票には ID 番号だけを示し，別途，ID 番号と氏名の対応表をつくる。

---

1 ）Microsoft 社製の表計算ソフト Microsoft® Excel® のこと。

	A	B	C	D	E
1	ID	性別	年齢	収縮期血圧	拡張期血圧	測定
2	T0001	1	53	144	93
3	T0002	2			

性別は男，女としてもよいが，男＝1，女＝2などと数値化したほうが扱いやすい。どのように数値化したかは記録しておく。

◖図7-9　Excel® への入力例

	A	B	C	D
1	ID	性別	年齢	最も好きな花
2	F001	1	67	2
3	F002	2	72	3
4	F003	2	75	1
5				

	A	B	C	D	E	F
1	ID	性別	年齢	バラ好き	スミレ好き	スズラン好き
2	F001	1	67	0	1	1
3	F002	2	72	1	1	1
4	F003	2	75	1	0	1
5						

最も好きな花という変数が数値化されている。

研究者が作成したダミー変数

◖図7-10　名義尺度のコード化の例

数値の大小には意味はない。

　たとえば，アンケートなどで次のような質問をしたとする。

> 次のうち最も好きな花はどれですか
> 1. バラ　　2. スミレ　　3. スズラン

　この場合，回答者は1つだけ選ぶことが前提なので，質問を要約した「**最も好きな花**」という変数名をつけ，回答された1～3の数値を入力する（◖図7-10）。

　一方，「好きな花をいくつでも選んでください」という複数回答を前提とした質問ならば，各花を別々に扱い，たとえば「バラ好き」「スミレ好き」「スズラン好き」の変数を用意し，選んだ人は1を，選ばなかった人は0といった数値を与える。このような，研究者によってつくられた変数を**ダミー変数**という。

　② 順序尺度　ある特性についての相対的な位置づけ（順序）は明らかではあるが，数値の間にどのぐらいの差があるのかは示せない場合を順序尺度という。

　たとえば，次のような回答は順序尺度である。通常，数値はポジティブな反応に高得点を与えることが多い。

> あなたは現在の生活に満足していますか。
> 1. 不満　　2. どちらでもない　　3. 満足

○表 7-1 尺度水準の例

ID	比尺度	間隔尺度※1	順序尺度※2	名義尺度※3
	収縮期血圧 （mmHg）	収縮期血圧 （得点）	ランク	正常血圧＝0 高血圧＝1
Pt 01	185	65	3	1
Pt 02	120	0	1	0
Pt 03	150	30	2	1

※1 間隔尺度：たとえば最低値の収縮期血圧 120 mg に 0 を与え，そこからの血圧差を数値で示し得点とすると間隔尺度になる。

※2 順序尺度：たとえば血圧が最も低い人を 1 とし順序をつけると順序尺度になる。

※3 名義尺度：たとえば収縮期血圧 140 mg 未満を「正常血圧」，それ以上を高血圧と判定し，「0」と「1」の数値を割りふると名義尺度になる。

　[3] **連続量**　連続する数値で得られるもので，ある特性に関して順序づけられ，その間隔がはかれるものである。たとえば年齢は，連続する数値であるため，そのままの値を入力すればよい。連続量は厳密には，**間隔尺度**と**比（率）尺度**に分類される。

　①**間隔尺度**　連続量のうち，零点を人が便宜的に定め，絶対零点❶をもたないものである。たとえば暦年や摂氏温度などがある。

　②**比（率）尺度**　連続量のうち，絶対零点をもつものである。たとえば体重や身長，速度などがある。

尺度水準の比較

　○表 7-1 に尺度水準の例を示した。情報量は比尺度＞間隔尺度＞順序尺度＞名義尺度の順で少なくなる。平均値が意味をもつのは，厳密にいえば間隔をはかることができる間隔尺度と比尺度だけである。情報量は多いほうが詳細な分析が可能になるので，より高いレベル（比尺度）の情報を収集するように心がける。

欠損値

　測定不能であったり，回答されなかったりした場合は，**欠損値**（欠落した値）として扱い，その項目に関する集計から除外する。欠損値は半角ピリオドや色つきの空欄にしておくとよい。

2　データ入力

　コード化されたデータは，コンピュータに入力される。Excel® からほかの統計解析ソフトにデータを移して分析することを計画しているならば，○図 7-11 に示したように，変数を横，対象者を縦に展開する。また変数名は文字数を少なくして 1 行にする。

◆ データクリーニング

　入力ミスを修正することは忘れてはならない。このため，入力者とは別の人に元データと入力データを読み合わせてもらったり，データを 2 度入力して比較したりするといった方法がとられる。入力データをながめ，論理的に

NOTE

❶**絶対零点**

　零点が，その現象が存在しないことを意味する絶対的な点である場合をいう。

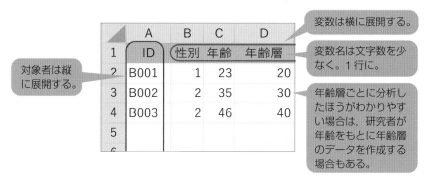

● 図 7-11　データ入力の基本的なルール

おこりえない値やほかと大きく外れた値があった場合は，誤入力ではないか見直してみよう。また，調査表における回答者の回答ミスもここで確認する。

◆ 統計解析ソフトの選択

Excel® でも基本的な統計解析をすることができる。しかし，より複雑な分析を行いたい場合，統計解析ソフトを活用するのが便利である。たとえばフリーソフト EZR❶ は初心者向けマニュアルも豊富にそろっている。このほかに IBM 社の SPSS®，SAS Institute 社の SAS®，JMP 社の JMP®，株式会社ハルボウ研究所の HALBAU，フリーソフト R などがある。

3　変数の特徴をつかむ（記述統計）

データの入力を終えたら，いよいよ統計分析に入る。まずは集めたデータの集団（標本集団）の特徴をつかもう。このように実際に集めたデータそのものをさまざまな方法で分析し，分布や傾向などの特徴を把握して記述する手法を記述統計という。

1　分布をながめる

◆ 度数分布表，ヒストグラムの作成

データが集まれば，すぐに平均値や標準偏差を求めたくなるが，まずは変数ごとにその分布をじっくり見よう。たとえば，●図 7-12 のようなデータを入力したとする。このうち，「身長」という変数の特徴をつかみたい場合，どうすればよいだろうか。
● 度数分布表の作成　この場合，まず●表 7-2 のような度数分布表をつくる。度数分布表は，数値を階級❷ごとにまとめて最小から最大へと系列的に配列し，各階級の数値が得られる度数（対象数）を示したものである。このかたちにすると，最小値と最大値が含まれる範囲，どの階級の数値が最も多いかなど標本の分布の特徴を知ることができる。
● ヒストグラムの作成　この度数分布表を図にしたものがヒストグラムで

□ NOTE
❶ EZR
　欧米の研究者らが使用しているフリーソフト R の日本語版で，制限なくほとんどの分析を網羅している。自治医科大学附属さいたま医療センター血液科のWeb ページ（下記 URL）からダウンロードできる。https://www.jichi.ac.jp/saitama-sct/SaitamaHP.files/statmed.html

□ NOTE
❷ 階級
　データをある幅で区切ったまとまりのこと。階級の数や個々の階級の幅を決めるにはさまざまな方法があるが，最大値や最小値，データの範囲や数などを参考にしながら 5 や 10，100 などの切りのよい幅で区切るとよい。

	A	B	C
1	ID	身長	体重
2	Pt01	146.0	58.9
3	Pt02	179.4	88.2
4	Pt03	144.8	45.3
5	Pt04	168.6	67.1
6	Pt05	160.2	61.0
7	Pt06	161.9	70.3
8	Pt07	155.6	53.0
9	Pt08	150.9	⋮
10	Pt09	166.3	⋮
11	Pt10	158.7	
12	Pt11	156.4	
13	Pt12	151.8	
14	Pt13	142.4	
15	Pt14	172.2	
16	Pt15	145.9	
17	Pt16	168.0	
18	Pt17	144.8	
19	Pt18	167.8	
20	Pt19	157.0	
21	Pt20	138.3	
22	Pt21	149.7	
23	Pt22	154.0	
24	Pt23	159.9	
25	Pt24	155.4	
26	Pt25	175.1	

25	Pt24	155.4	
26	Pt25	175.1	
27	Pt26	174.0	
28	Pt27	144.8	
29	Pt28	151.3	
30	Pt29	156.7	
31	Pt30	153.0	
32	Pt31	157.8	
33	Pt32	151.1	
34	Pt33	148.0	
35	Pt34	159.0	
36	Pt35	154.0	
37	Pt36	146.0	
38	Pt37	164.0	
39	Pt38	157.5	
40	Pt39	166.0	
41	Pt40	151.3	
42	Pt41	152.3	
43	Pt42	136.0	
44	Pt43	150.7	
45	Pt44	165.7	
46	Pt45	157.0	
47	Pt46	176.4	
48	Pt47	148.5	
49	Pt48	155.4	
50	Pt49	160.9	
51	Pt50	142.1	

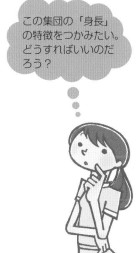

この集団の「身長」の特徴をつかみたい。どうすればいいのだろう？

◖図7-12　入力データの例

◖表7-2　度数分布表

階級（身長〔cm〕）	度数（人数）	%（人数/全数×100）
130 以上-140 未満	2	4.0
140 以上-150 未満	11	22.0
150 以上-160 未満	22	44.0
160 以上-170 未満	10	20.0
170 以上-180 未満	5	10.0
全数	50	100.0

ある（◖図7-13）。ヒストグラムとは，横（x）軸に階級，縦（y）軸に度数をとった柱状図（棒グラフ）のことである。このようにあらわすとデータの全体像がひと目でわかる。作成方法は「演習7　Excel® でヒストグラムをつくろう」に示す（◖228ページ）。

● **度数分布曲線の作成**　さらに分布の形について見てみよう。ヒストグラムのそれぞれの柱の上辺の中点を結び，折れ線図（度数折れ線あるいは度数多角形）を作成する。それをなだらかにしたものを**度数分布曲線**といい，この線の形がデータの分布の特徴を示す（◖図7-14）。折れ線図から，サンプル数が十分多く階級の間隔を十分小さくした状態（曲線）を想像すればよいだろう。度数分布曲線は関数を使って Excel® で描くことができる。

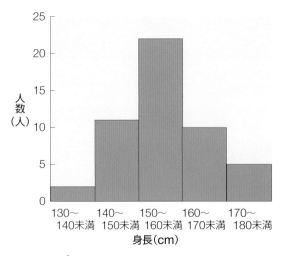

◎**図7-13　身長の分布のヒストグラム**
ヒストグラムの場合は，通常の棒グラフと異なり，柱と柱の間は空けない。

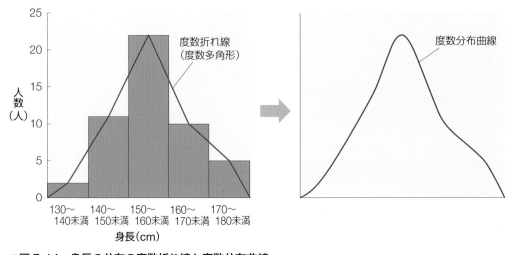

◎**図7-14　身長の分布の度数折れ線と度数分布曲線**
正確には，度数分布曲線とX軸で囲まれた部分の面積がヒストグラムと近似するように描くなど描線のルールがある。

plus	**有効数字**

　有効数字とは，測定器で測定しうる量の有効な桁数の数字をいう。定規などのアナログ表示の測定器を使う場合は，最小目盛りの1/10まで読む。最後の数字は目測であるため誤差を含むが，最小目盛りの1/10までの数字を有効数字とするのがルールである。cmが最小目盛りだとしたら，その1/10まで目測で読み，たとえば145.3cmと示す。デジタル表示の場合は，示された数値を有効数字とみなす。
　基本統計値を求める場合には，計算途中で四捨五入せず，最後に四捨五入して有効数字の桁数とする。手計算の場合は有効数字より1桁多い値で計算し，最後に有効数字の桁数にそろえる。

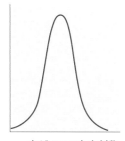

a. 山が1つで左右対称

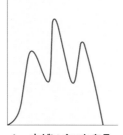

b. 山がいくつもある

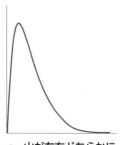

c. 山が左右どちらかに
　かたよっている

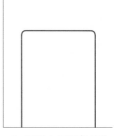

d. 同じような高さで
　山がない

▶図7-15　分布の形の例
作成した度数分布曲線の分布のおおまかな形をながめ，その特徴をつかもう。上のa~dにあてはまる形はあるだろうか。

◆ 分布の形を見る

　作成した度数分布曲線の大まかな形をながめよう。データの「広がり」「とがり」「ゆがみ」などの分布の特徴が直観的につかめるだろう。度数分布曲線はさまざまな形になるが，特徴をひろえばいくつかのタイプに分けることができる（▶図7-15）。

　▶図7-14の度数分布曲線は▶図7-15-aのタイプということができる。aのような，山が中心に1つあり左右対称の釣鐘型をした分布を**正規分布**という（正規分布については後述する，▶215ページ）。

　なぜ，分布の形のタイプを知ることが必要かといえば，それによって，適切な分析法が異なるからである。

2 特徴を要約する

　ヒストグラムを作成し，分布の大まかな形をつかんだら，代表値や散らばりぐあいの指標を求め，データの特徴を要約しよう。

◆ 代表値

　代表値とは，調査した集団を代表する値のことである。得られたデータ値の特徴を最もよく示す数値ともいえる。よく使われる代表値に，平均値，中央値，最頻値などがあるが，このうち平均値が最もよく使われる。

　①**平均値**　正確には**算術平均** arithmetic mean という。得られた数値の総和を対象数で割ったものである。▶図7-12を例にあげると，この集団の身長の平均値は156.2 cmである。平均値は，すべての値に影響を受けてしまうため，**外れ値**（極端に大きかったり，小さかったりする値）がある場合や分布が正規分布から大きく外れる場合にはよい指標ではない。

　②**中央値**　データを小さい順に並べたとき，ちょうど真ん中にくる値のことである。偶数の場合は中央の2数の平均とする。▶図7-12の例では155.4 cmと155.6 cmの平均155.5 cmが中央値となる。この集団のように正規分布に近い分布を示す場合は，平均値と中央値の差はあまりない。中央値

は，左右対称ではないゆがんだ分布の場合に代表値として使う。

3 **最頻値**　最もよくあらわれる値のことをいう。◐図 7-12 の例では 144.8 cm が最頻値である。連続量の場合には，度数分布表で多い度数の階級値を代表値とすることもある。

　これらの代表値は，複数の集団を比較する際によく用いられる。なにを代表値に選ぶかは尺度水準や分布型によって異なる。

◆ 散らばりぐあい（散布度）

　散らばりぐあい（散布度）とは，データが代表値の近くに集中しているか，広がって分布しているかということである。たとえば，◐図 7-16 を見てみよう。図の A と B の分布の平均値は同じだが，散らばりぐあいは大きく異なっている。分布の特徴は，代表値と散らばりぐあいを合わせて把握する必要がある。散らばりぐあいを示す指標として，**範囲**，**四分位偏差**，**標準偏差**がある。

1 **範囲**　最大値から最小値を引いたものである。◐図 7-12 の例では 179.4 が最大値，136.0 が最小値であり，範囲は 43.4（cm）となる。このなかにすべてのデータが入る。

2 **四分位偏差**　データを小さい順に並べたとき，全体を下から 4 分の 1（25%）に分ける点を**第 1 四分位点（Q1）**，4 分の 2（50%）に分ける点を第 2 四分位点（＝中央値，Q2），4 分の 3（75%）に分ける点を**第 3 四分位点（Q3）**といい，Q3 － Q1 を四分位範囲とよぶ。四分位偏差とは，四分位範囲（Q3 － Q1）を半分にしたもの，すなわち（Q3 － Q1）/2 をいう。◐図 7-12 の例では，Q1 は 13 番目の値で 149.7，Q3 は 38 番目の値で 161.9 であるから，四分位偏差は 6.1 となる。

3 **標準偏差**　標準偏差とは，分布の裾野の広がりぐあいを示すものである。標準偏差の値が小さければ裾野が狭く峰がとがった形をしていることを示し，大きければ裾野が広く峰がなだらかな形をしていることを示す。◐図 7-16 でいえば B の分布のほうが標準偏差は大きい。

　偏差とは，個々のデータの平均値からの差をいう。◐図 7-12 でいえば，

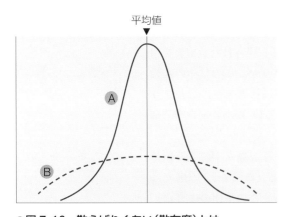

◐図 7-16　散らばりぐあい（散布度）とは

Pt 01 の偏差は 146.0 − 156.2 で − 10.2，Pt 02 は同様の計算で 23.2 となる。標準偏差は，この偏差の量を平均したものである。単に偏差を合計するとゼロになってしまうので，偏差の 2 乗の総和をデータ数で割り（これを**分散**という），平方根を求めたものである。

標準偏差は，次の式であらわされる。

$$標準偏差 = \sqrt{\frac{(測定値 - 平均値)^2 \, の和}{データ数}}$$

○図 7-12 の例では，Pt 01 の偏差（− 10.2）の 2 乗，Pt 02 の偏差（23.2）の 2 乗……Pt 50 の偏差の 2 乗を計算し，その合計をデータ数（50）で割ると，98.9 という分散が求められる。その平方根を求めると，標準偏差は 9.9 となる。

全数調査の場合は，上記の計算の標準偏差を用いる。しかし標本データである場合，標本集団の標準偏差は母集団のそれと一致しないことが多い。そのため，標本データの場合は，次の式から求められる**不偏標準偏差**を用いる。すると○図 7-12 の不偏標準偏差は 10.0 となる。

$$不偏標準偏差 = \sqrt{\frac{(測定値 - 平均値)^2 \, の和}{データ数 - 1}}$$

3 外れ値・欠損値の把握と対応

◆ 外れ値の把握と対応

ほかの値から大きく外れた値を**外れ値**という。外れ値があると平均値や標準偏差の値に大きな影響を及ぼすので，外れ値にあまり影響を受けない統計手法[1]を用いたり，外れ値を除いて分析を進めるなどの対応をしたほうがよいこともある。

どのぐらい外れていたら外れ値とするのかについてはいろいろな考え方がある。簡便な基準としては，○図 7-17 のように第 1 四分位点（Q1）から四分位範囲（Q3 − Q1）の 1.5 倍を引いた値より小さい値，第 3 四分位点（Q3）から四分位範囲（Q3 − Q1）の 1.5 倍を足したものより大きな値を外れ値とする。○図 7-12 の例なら，149.7（Q1）−（12.2〔四分位範囲〕× 1.5）= 125.3，161.0（Q3）+（12.2 × 1.5）= 186.3 となるので，外れ値は存在しない。

外れ値が誤入力でなかった場合は，そのまま分析に進むが，理論的にありえない値（たとえば健常人の体温が 26.5℃ など）のときは**欠損値**として扱う。

◆ 欠損値の把握と対応

どのような変数が，どのような頻度で欠けているか，欠損値の分布やパターンには注意する。ある特性をもつ人に欠損値がかたよっていたら（たと

▭ NOTE
❶外れ値にあまり影響を受けない統計手法の例
　たとえば推定に中央値を用いたり，後述するノンパラメトリックな分析方法を用いたりする。

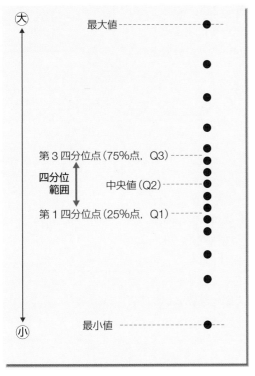

a. 四分位点と四分位範囲

データを小さい順に並べたときにデータの個数を下から1/4に分ける点を第1四分位点(Q1), 下から3/4に分ける点を第3四分位点といい, Q1からQ3の間を四分位範囲とよぶ。

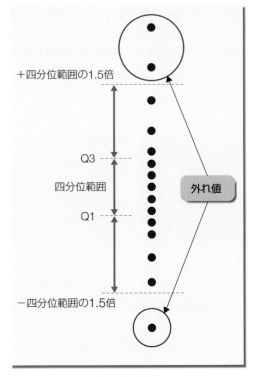

b. 外れ値

第1四分位点(Q1)から四分位範囲(Q3-Q1)の1.5倍を引いた値より小さい値, 第3四分位点(Q3)から四分位範囲(Q3-Q1)の1.5倍を足したものより大きな値を外れ値とする。

◉図7-17　四分位範囲と外れ値

えば太っていると思っている人が体重を回答しないなど), そのことが結果をゆがめてしまう可能性がある。欠損値がわずかなら, そのまま分析を進めてもよいが, その割合が大きければ, 推定した値を代入したり, その欠損値が結果に影響を及ぼさないように分析方法をかえるなど, なんらかの対応をする必要がある[1]。

4 変数の関連性をみる(推測統計)

● **母集団にもあてはまるかを推測する**　前項では, 実際に集めたデータの特徴をつかむ方法を学んだ。もしこれが全数調査であれば, その結果はそのままリサーチクエスチョンの答えを導く資料になりうる。

　しかし, 私たちが行う調査の多くは標本調査であるため, 今回調べた集団(標本集団)から得られた結果が, 興味ある対象全体(母集団)でもあてはまるかを検討しなければならない。標本から得たデータから, 統計を使って母集団の特徴を推測する手法を**推測統計**という。

---

1) 中村和弘:問題のあるデータをチェックする. 看護研究41(7):577-589. 2008.

　私たちが最も知りたいのは，標本集団にみられた変数間の関連性（たとえば，水分摂取が多い人には便秘をもつ人が少なかったなど）が，どの程度母集団全体でもあてはまるのか（標本集団にみられた結果が確からしいか）ということであろう。それを知るための推測統計の一手法が**統計的仮説検定**である。

1 統計的仮説検定の考え方

統計的仮説検定の流れを◎図 7-18 に示した。

◆【1】帰無仮説，対立仮説をたてる

● **統計を行うための仮説をたてる**　統計的仮説検定を行うためには，まず統計を行うための**仮説**をたてる必要がある。

　次のような仮説をたてたとしよう。

　「講義を受けると試験の得点は上がる」

　この仮説は，講義を受けるという「要因」が，試験の得点が上がるという「結果」をもたらすという仮説である。この仮説をこのまま証明するのはむずかしい。なぜなら，「得点が上がる」といっても，その程度には 1 点・5

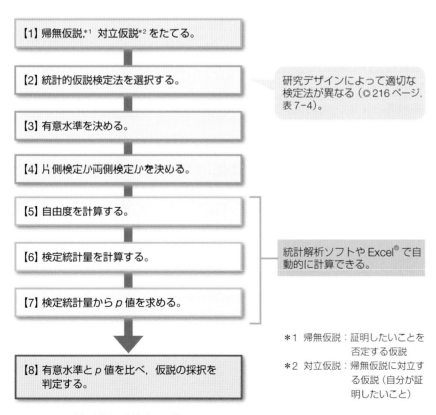

【1】帰無仮説,*1 対立仮説*2 をたてる。

【2】統計的仮説検定法を選択する。　　研究デザインによって適切な検定法が異なる（◎216 ページ, 表 7-4）。

【3】有意水準を決める。

【4】片側検定か両側検定かを決める。

【5】自由度を計算する。

【6】検定統計量を計算する。　　統計解析ソフトや Excel® で自動的に計算できる。

【7】検定統計量から p 値を求める。

【8】有意水準と p 値を比べ，仮説の採択を判定する。

*1 帰無仮説：証明したいことを否定する仮説
*2 対立仮説：帰無仮説に対立する仮説（自分が証明したいこと）

◎図 7-18　統計的仮説検定の手順

点・10点・20点……など無限の可能性があり，統計によってそのすべてを検証することはむずかしいからである。そのため，統計的仮説検定では，まず「原因と結果には関連はない」，つまり「原因があってもなくても結果には**差がない**（同じである）」という仮説をたて，それを否定するという方法をとる。

たとえばここでは，「講義の前後で試験の得点に**差がない**」という仮説をたてる。この仮説は，否定されることを期待されているので，無に帰される仮説という意味で**帰無仮説**とよばれる。帰無仮説を設定したら，それに対立する「**差がある**」（講義の前後で試験の得点に差がある）という仮説（**対立仮説**）をたてる。この対立仮説が，研究者が本来，立証したいことである。

つまり，帰無仮説と対立仮説とは次のようになる。

> **帰無仮説**：「結果に差はない」あるいは「関連はない」という仮説。
> **対立仮説**：「結果に差はある」あるいは「関連はある」という仮説。

そして，統計的仮説検定は，これらの仮説の採択を確率論から判定する。

◆【2】統計的仮説検定法を選択する

● **検定方法の選択**　統計的仮説検定法にはいくつもの種類がある。帰無仮説と対立仮説が設定できたら，次に仮説の内容に適した検定方法の選択に移る。どのような場合にどのような検定方法を使えばよいかは次の「②-2 適切な検定法の選択」で説明する（●215ページ）。ここでは先ほど設定した帰無仮説「講義の前後で試験の得点に差がない」を検定する場合を例に示す。

● **対応のある*t*検定**　この仮説を検定するためには，同一人物の講義前と講義後の試験点数を比較することが必要になる。このように同一対象のデータを比較することを「対応のある」といい，この場合は「**対応のある*t*検定**」という検定法を使う。

ある集団において講義の前後に試験を行った結果，●表7-3のようなデータが得られたとする[1]。講義前は平均30点であったのが，講義後平均70点になった。この標本集団では講義の前後で得点の差がみられたわけだが，これだけでは「講義の前後で試験の得点に**差がない**」という帰無仮説は否定できない。この差は，この集団において偶然におこったのかもしれず，母集団ではおこらないかもしれない。そこで，この変化が偶然におこる確率を求め，そのような偶然はめったにない（＝**偶然ではない**）ことを証明して帰無仮説を否定する必要がある。これについては，●214ページの「【5】自由度を計算する」〜「【7】検定統計量から*p*値を求める」で説明する。

◆【3】有意水準を決める

仮説を検定するためには，この例の「40点の差」という結果が，「偶然に

1）この例では，統計方法を紹介するためにデータの分布形を考慮していないが，分布形に従い検定法を選ぶ（●215ページ）。

○表7-3 講義の前後での試験得点

学生	講義前	講義後	得点差
Aさん	10	80	−70
Bさん	70	80	−10
Cさん	30	70	−40
Dさん	20	50	−30
Eさん	20	70	−50
平均	30.0	70.0	−40.0
標準偏差※1	23.5	12.2	22.4

※1 標本調査なので標準偏差は不偏標準偏差の計算式で求める。

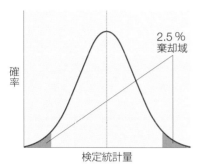

a. 両側検定

両側の場合はどちらかの片側 2.5% の域内に有意確率（p 値）が収まれば帰無仮説は棄却できる。

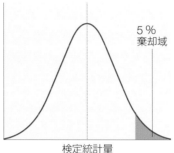

b. 片側検定

有意水準を 5% とした場合，片側 5% の域内に有意確率（p 値）が収まれば帰無仮説は棄却できる。

○図7-19 両側検定と片側検定

おこったかもしれない」（＝帰無仮説は採択される）のか，それとも「偶然におきたとは考えられない」（＝帰無仮説は棄却❶される）のかを判断する基準が必要になる。帰無仮説を棄却する基準を，**有意水準**または**危険率**という。

有意水準は一般的に 5% または 1% に設定される。ここでは 5%（確率にすると 0.05）を用いることにする。これは，100 回行ったら 5 回はおこるような確率である。そのため，「偶然にはおこらない」と判断しても 5% は誤ってしまう確率があるということである。検定の結果はつねに一定の誤りを含むものと理解しておこう。

◆【4】片側検定か両側検定かを決める

「差がない」という帰無仮説を棄却したい，つまり「同じではない」（差がある）ということを明らかにしたい場合，その差がマイナスの場合もあればプラスの場合もあるだろう。両方の可能性がある場合は**両側検定**を行う。差がマイナスとプラスのどちらか一方に進むことが確実な場合は**片側検定**を行う（○図7-19）。両側検定と片側検定のどちらかを使うかによって，算出される統計検定量の確率が異なるので，この段階で決めておく。**検定統計量**と

は，統計的仮説検定のために求める，標本データの特徴をあらわした数値である。両側検定と片側検定のどちらかを使えばよいか迷うときは，両側検定を行う。この例のテストの点数は，上がることも下がることもあるので両側検定を行う。

◆【5】自由度を計算する

自由度は，検定統計量がおこる確率を求める際に使う数値である。自由度の計算の仕方は，使う検定方法によって決まっている。「対応のある t 検定」の場合は対象数(n)から1を引いた数「**$n-1$**」であらわされる。今回の例の場合は5−1＝4で，自由度は4となる。

自由度とは「自由に動かせる数値」という意味である。たとえば，平均値の差の検定の場合，ある3人(Aさん・Bさん・Cさん)が平均5個のリンゴを持っていたとする。すると，AさんとBさんが何個持っているかで，Cさんの持っている数は決まってしまう。この場合，自由に数値を動かせるのはAさんとBさんの持っている数だけである。自由度の意味を説明するとこのようになるが，ここでは統計的仮説検定を行う際には求める必要があるもの，と理解しておこう。

◆【6】検定統計量を計算する

検定方法によって，それぞれの検定統計量の計算の仕方が決まっている。「対応のある t 検定」では検定統計量である t 値を次のように計算する。今回の例の検定統計量である t 値は−4.0と算出される。

$$t \text{値} = \frac{\text{平均値の差}}{\dfrac{\text{標準偏差}}{\sqrt{\text{対象者数}}}} = \frac{-40.0}{\dfrac{22.4}{\sqrt{5}}} = -4.0$$

◆【7】検定統計量から p 値を求める

有意確率(p 値)とは，検定統計量が偶然におる確率[1]をいう。その値が有意水準(例では 0.05)より小さいならば「偶然におこらない」と判断する。

例では自由度は4と計算された。そこで，自由度4で検定統計量(−4.0)が偶然におこる確率を求める。

かつては t 分布や F 分布といった分布表を使って値を求めていたが，現在は【1】〜【6】までの過程で算出した値を使ってコンピュータで正確に求めることができる。Excel® を使って求めることも可能であり，その具体的な方法は**演習8**に示した(●230ページ)。今回の例で p 値は 0.016[1]であった。

◆【8】有意水準と p 値を比べて仮説の採択を判定する

この結果が偶然におこる確率(有意確率＝p 値)が有意水準より大きいか小

NOTE

❶p 値の示し方
コンピュータなどにより正確な値が求められている場合は，不等号(<，>)を使って「$p < 0.05$」などとは示さずに，「$p = 0.016$」など値を示すことが推奨されている。表示についてはさまざまな見解があるが，小数点第2位もしくは第3位まで報告するのが一般的である。

1）正確には，計算された検定統計量より極端な値(●図7-19，213ページで示した棄却域側の値)がおこる確率を求める。

さいかで，以下のように判断する。

　この例の p 値 0.016 は，有意水準 0.05 よりも小さい。つまり，「講義の前後で試験の得点に差がない」という仮説をたてたとき，今回の例のような「得点に差が出る」という結果(検定統計量)が得られる確率は偶然にはおこりえないほど低く，「めったにおこらない」ことがおきたという状態である。すなわち今回得られたデータから推測すると，「講義の前後で試験の得点に差がない」という帰無仮説は棄却され，対立仮説「講義の前後で試験の得点に差がある」が採択される。

2 適切な検定法の選択

● **検定法の種類とその選択**　検定法にはさまざまな種類があり，研究デザインにより適した検定法が異なる(●表7-4)。

　ここでは，よく使われる2つの変数の関連を検定する場合について述べる。先ほどの例も，「講義の受講」と「試験の得点」という2つの変数の関連を検定したものである。

　2つの変数の関連を検定する場合には，まずそれぞれの変数の種類によってパターンが分かれる。ここでは①連続量と連続量の関連，②連続量の前後比較，③2群の連続量の比較，④名義尺度と名義尺度の関連の4つのパターンを理解してほしい(●217ページ，図7-20)。より複雑な現象については●221ページで解説する。

● **パラメトリック検定とノンパラメトリック検定**　検定法は大きく分けて，パラメトリック検定とノンパラメトリック検定に分かれる。**パラメトリック検定**とは，母集団が正規分布などの特定の分布を示すと仮定して行う検定法，**ノンパラメトリック検定**とは，母集団が特定の分布を示すと仮定せずに行う検定法である。どちらの方法を使うかは，データの分布の形によって決まる(分布の形については●209ページ)。平均を中心として左右対称に釣鐘型になる分布を**正規分布**という。自然界において正規分布があてはまる現象は多い。たとえば体重・身長・血圧なども正規分布を示す。正規分布では，平均値と標準偏差および度数の間に，●217ページ図7-21の関係がなりたつ。

　データの分布が正規分布に従う場合はパラメトリック検定，正規分布を仮定できないさまざまな分布の場合にはノンパラメトリック検定を用いる。分布の正規性については，ヒストグラムから視覚的に確認する以外に，客観的に検討する方法がいくつか提案されており，正規確率プロット，コルモゴロフ-スミルノフ検定などがある。

◆ 連続量と連続量の関連を調べる

　たとえば体重と身長の関係，摂取カロリーと血圧の関係など，2つの連続量の間の関連(**相関**)を検討したいときは，まずはそれぞれの変数を縦軸，横軸にとった**散布図**を描いて相関の傾向をつかもう(●218ページ，図7-22)。相関には，負の相関，無相関，正の相関などの傾向がある(●218ページ，図7-23)。

○表7-4　量的研究デザインと検定法

研究デザイン				適している検定法	
実態調査研究（記述的量的研究）：x, y はなにか	母集団のパラメーターの推定			記述統計	
相関研究：x と y の関連は？	連続量と連続量の関連 ※例：身長と体重	相関分析		パラメトリック	ピアソンの相関係数
				ノンパラメトリック	スピアマンの相関係数
	カテゴリーと連続量の関連 ※例：心疾患の有無と食塩摂取量	比較群をもつ場合（対応がない）	2群の比較	パラメトリック	（対応のない）t 検定
				ノンパラメトリック	マンホイットニー U 検定
			3群以上	パラメトリック	分散分析
				ノンパラメトリック	クラスカル・ウォリス検定
		同一群内での比較（対応がある ※例：前後比較など）	2回の比較	パラメトリック	対応のある t 検定
				ノンパラメトリック	ウィルコクソンの符合付順位検定
			3回以上	パラメトリック	反復測定分散分析
				ノンパラメトリック	フリードマン検定
	カテゴリーとカテゴリーの関連 ※例：喫煙の有無と肺がん	クロス集計表の検定		ノンパラメトリック	χ^2 検定
	複雑な関連	多変量解析		多くはパラメトリック	重回帰分析，ロジスティック回帰分析など（●227 ページ，表 7-8）
実験研究：x→y(x の変化は y に変化をもたらすか)	実験群とコントロール群の比較			2 群の比較またはロジスティック回帰分析	
	生存時間解析			生命表→ロングランク検定→Cox 比例ハザードモデル	

▌ 正規分布が仮定できる場合：ピアソンの相関係数→無相関の検定

　身長や体重など正規分布が仮定できる変数間の関連性については，ピアソンの相関係数(r)を求めて，無相関の検定を行う。

　まず，標本データについてピアソンの相関係数(r)を求める。相関係数は，$-1 \sim 1$ までの間をとり，その大きさ（絶対値）に従って，次のように判断する。

<相関係数の解釈の目安>
$0 \leqq |r| \leqq 0.2$　ほとんど相関関係はない
$0.2 < |r| \leqq 0.4$　弱い相関関係がある
$0.4 < |r| \leqq 0.7$　中等度相関関係がある
$0.7 < |r| \leqq 1.0$　強い相関関係がある

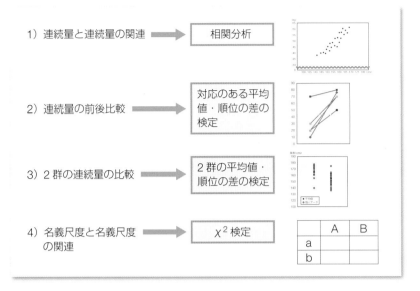

▶図7-20　2変数の関連をみる検定方法

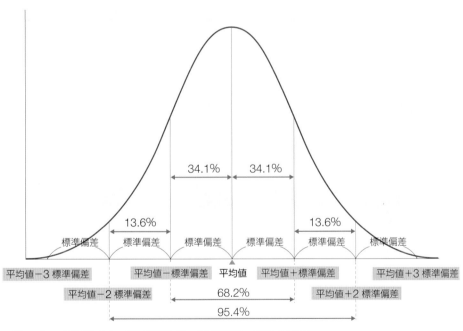

▶図7-21　正規分布における平均値・標準偏差・度数の関係
平均値±標準偏差の範囲に68.26%のデータが含まれ，平均値±2標準偏差の範囲に95.44%の
データが含まれることを示す。

　続いて，母集団での相関を推測するため，**無相関の検定**を行う。無相関の
検定とは，「変数xとyは関連がない」（相関係数＝0）という帰無仮説のもと
で検定統計量を求め，それがおこる確率を求めるものである。したがって，
この検定は相関がないことを否定しているだけであって，相関の強さをあら
わすわけではないことに注意する。この検定では，対象者数を大きくすれば，

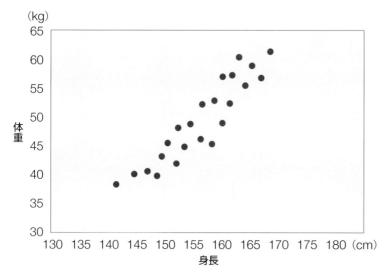

◗図 7-22　散布図の例

散布図を描くことで，外れ値や相関の全体的な傾向をつかむ。部分的にしか相関がみられない（たとえば，低い値では相関はないが，高い値では相関があるなど）場合は，ほかに関連要因がひそんでいることを疑う。

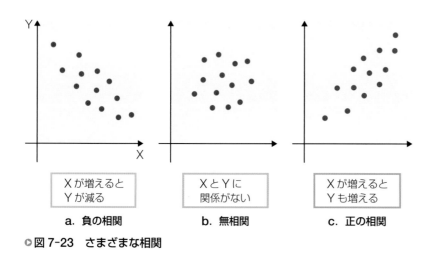

◗図 7-23　さまざまな相関

非常にわずかな弱い関連も検出できるようになる。しかし，そのわずかな関連に意味があるのかについて統計学は答えてくれない。これは研究者が考え判断するものである。

Excel® を使ったピアソンの相関係数の求め方と無相関検定の方法を**演習8**（◗230 ページ）に示した。

正規分布が仮定できない場合：スピアマンの相関係数→無相関の検定

正規分布が仮定できない場合には**スピアマンの相関係数**を求め，無相関の検定を行う。相関係数の強さの判断はピアソンの相関係数の場合と同様である。こちらも Excel® を使った求め方を**演習8**（◗230 ページ）に示した。

◆ 前後の連続量を比較する

ある対象の前後の連続量を比較したいときは，まず○図7-24に示すように対象ごとの変化を線でつなぎ，状況を確認しよう。そして，以下の検定法を使う。

▍ 正規分布が仮定できる場合：対応のある t 検定

「④-1 統計的仮説検定の考え方」で説明した方法である。Excel® を使った検定方法を**演習8**（○230ページ）で説明している。

▍ 正規分布が仮定できない場合：ウィルコクソンの符号付順位検定

こちらも Excel® で行うことができる。具体的な方法については成書を参考にしてほしい。

◆ 2群の連続量を比較する

男女の平均身長を比較する場合など，2つの群の連続量を比較したいときは，まず○図7-25のような図を描き，両群の傾向をつかむとよい。そして，以下の検定法を使う。

▍ 正規分布が仮定できる場合：t 検定

正規分布が仮定できる場合は，**t 検定**を行う。このとき，両群の分散が等しい（**等分散**）と考えられるかどうかで使う検定法が異なる。まず等分散かを検定するために **F 検定**を行い，その結果によって，以下のいずれかの方法を選ぶ。

- 等分散と考えられる場合→**スチューデントの t 検定**
- 等分散と考えられない場合→**ウェルチの t 検定**

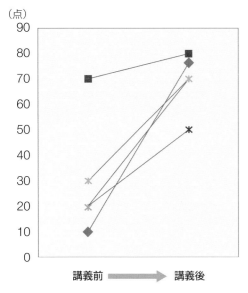

○図7-24　講義前後の試験得点の変化

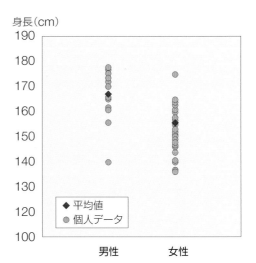

○図7-25　性別の身長比較
図を描いて，異常な値がないか，検定を行っても差しつかえないデータかを確認する。

Excel® を使った t 検定，F 検定の方法を**演習 8**（◉230 ページ）に示した。

▍正規分布が仮定できない場合：マンホイットニーの U 検定

　正規分布が仮定できない場合は**マンホイットニーの U 検定**を使う。具体的な方法は成書を参考にしてほしい。

◆ 名義尺度間の関連——カイ 2 乗（χ^2）検定

● **クロス集計表**　名義尺度とは，性別・職業・好き嫌いなどの「特性」に数値を割りあてたものである。名義尺度の関連性をみるには，◉**表 7-5** のようなクロス集計表をつくってみるとよい。**クロス集計表**とは 2 変数（表の例では「甘いものの好き嫌い」と「むし歯の有無」）の項目をかけ合わせ，示す表である。因果関係が仮定できる場合は原因を縦に，結果を横に展開する。

● **カイ 2 乗検定**　このような名義尺度間の関連性を検討するには**カイ 2 乗（χ^2）検定**を行う。カイ 2 乗（χ^2）検定は，**実測度数**（**実測値**）と**期待度数**（**期待値**）との差を統計的に検定する。期待度数とは予測（期待）される数値のことである。期待度数の求め方は 230 ページに示した。また，カイ 2 乗（χ^2）検定の具体的な方法は**演習 8** に示している（◉230 ページ）。

　カイ 2 乗（χ^2）検定は，できるだけ少ないカテゴリ数で行う。カテゴリ数が多くなると，有意差が出てもどのカテゴリが多いのか少ないのか判別がむずかしいためである。できれば，クロス集計表を縦 2 項目，横 2 項目にして検定を行ったほうがよい。

● **比率の差の検定**　介入群とコントロール群で問題の発生率を比較するような場合は，上記の甘いものの「好き」「嫌い」を，「介入群」と「コントロール群」におきかえてカイ 2 乗検定を行うことができる。

---

plus	**3 つ以上の群の連続量を比較する場合**

　2 つの群の連続量の比較は t 検定あるいはマンホイットニーの U 検定を用いるが，3 つ以上の群の連続量を比較したい場合はどうするか。この場合は，以下の検定法を使う。

・正規分布が仮定できる場合：分散分析
・正規分布が仮定できない場合：クラスカル-ウォリス検定

　しかし，これらの分析は 3 群間に差があるということを示してくれるが，具体的にどの群間に差があるのかということは示してくれない。それを調べるには多重比較法を使う必要がある。通常は分散分析あるいはクラスカル-ウォリス検定によって差があることを示したのちに多重比較法を行う。

　多重比較法を用いずとも，たとえば t 検定などによって 2 群間の比較を繰り返し実施すればいいのではと思うかもしれない。しかし，検定の結果はつねに誤りを含むものである。A 群と B 群の間で行った検定の結果が 5% の誤りを含むとしたら，B 群と C 群でも 5%，A 群と C 群でも 5% と，検定を重ねることによって大きな誤りを許してしまう危険が生じる。

○表7-5　クロス集計表の例：甘いものの好き嫌いとむし歯の有無(架空データ)

			むし歯		合計
			あり	なし	
甘いもの	好き	人数	40	20	60
		%	80.0	20.0	100.0
	嫌い	人数	10	30	40
		%	20.0	80.0	100.0
合計		計	50	50	100
		%	50.0	50.0	100.0

5　複雑な現象の解明

　現在の健康問題は，多数の要因が複雑にからみ合っておこっている。生活習慣が関連する糖尿病・脳卒中・心臓病・高血圧なども，1つの原因からおこるのではなく，運動や食生活など日々の好ましくない生活習慣の積み重ねによっておこる。生活習慣病とそれぞれの要因(運動・食生活・ストレスなど)の関連の有無は，これまで述べてきた2変数の関連をみる検定法を使って分析できる。しかし，それぞれの要因との関連性だけでなく，複数の要因のなかから「どれが強く影響しているか」知りたくなるだろう。そして，最も影響力が強いものから改善していくことが効果的だろう。

　複数の変数間の相互の関係性をとらえるための検定法を**多変量解析法**という。ここでは，よく使われる**重回帰分析**，**ロジスティック回帰分析**について説明する。

1　重回帰分析——連続量を予測する

●**重回帰分析とは**　たとえば，高血圧を考えてみよう。高血圧は，過剰な塩分摂取，運動不足，ストレス，喫煙などさまざまな生活習慣との関連が知られている。では，このなかで最も影響の大きい要因はどれだろうか。それを調べることができるのが，**重回帰分析**という方法である。

　たとえば血圧値(収縮期血圧)を1日平均の塩分の摂取量，1日平均の運動量(消費カロリー〔kcal〕)で予測することを考えてみよう。

◆ 予測(回帰)式

　まず，下記のような**予測(回帰)式**をつくる。yは目的変数といい，ほかの変数によって説明したい変数である。xは説明変数といい，目的変数を説明する変数をあてはめる。今回の例であれば，yには血圧値，x_1とx_2には塩分摂取量，運動量があてはまる。

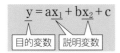

偏回帰係数を求める

血圧値 ＝（a×塩分摂取量（g））＋（b×運動量〔kcal〕）＋ c

上のようにそれぞれに変数をあてはめたら a・b・c の値を求める。a と b は**偏回帰係数**、c は**定数項**とよばれる。偏回帰係数とは、回帰式のなかにあらわれる回帰直線の傾きを示す係数、定数項は変数の変動によって影響されない値のことをいう。これらの求め方については省略するが、予測された血圧値（〔a×塩分摂取量〕＋〔b×運動量〕＋c）が、実際に測定された血圧値と近くなるような a, b, c を求める。一般的には上記の式によって描かれる直線と実測点の差を2乗し、合計した値が最小になるようにする（◉図7-26）。

架空のデータであるが、標本データから計算した結果、以下のような値が得られたとしよう。

a ＝ 4.569, b ＝ − 0.018, c ＝ 133.859

すると予測（回帰）式は次のようになる。

血圧値 ＝（4.569×塩分摂取量〔g〕）＋（− 0.018×運動量〔kcal〕）＋ 133.859

この式から、塩分の偏回帰係数はプラスなので「塩分摂取量は血圧を上げる方向」に、運動量の偏回帰係数はマイナスなので「運動量は血圧を下げる方向」にはたらいていることがわかる。

◆ 影響力の推定──標準化偏回帰係数

「塩分摂取量と運動量ではどちらが血圧値に影響を与えているのか」を調べる段階である。

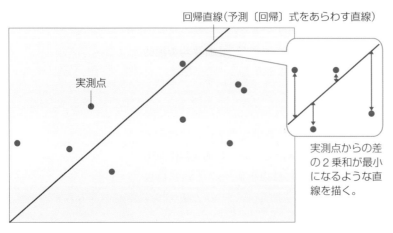

◉図7-26　回帰式の求め方

● **標準化偏回帰係数の考え方**　予測（回帰）式ができ，それぞれの説明変数の偏回帰係数が求められた。このとき，係数の大きい変数のほうが影響は強いと考えがちだが，係数は単位をかえると変化する。たとえば上の式では塩分摂取量の単位をgとしているが，それをkg表示すると値は現在の1/1,000になるため，係数は1,000倍になる。運動量も同様に単位の問題がある。そこで，影響の大きさをみるためには，それぞれの変数について，平均値＝0，分散＝1となるように標準化し係数を求める必要がある。それが**標準化偏回帰係数**である。この係数を比較すれば，最も影響を与えている変数がわかる。

● **より影響の大きい変数はどれか**　計算の結果，標準化偏回帰係数は▶表7-6のように求められる。塩分摂取量の標準化偏回帰係数は0.371，運動量は−0.645であるので，絶対値の大きい運動量のほうが血圧に大きな影響を与えていることがわかる。

　また，▶表7-6には「変数は血圧に影響を及ぼさない」という帰無仮説をたて，t統計量（t値）を求めて検定を行った結果が有意確率（p値）として示されている。塩分摂取量のp値は0.078であり，有意水準の0.05より大きいので帰無仮説は採択される。運動量のp値は0.004であり，有意水準の0.05より小さいので帰無仮説は棄却される。したがって，今回の結果からは，塩分摂取量の血圧への影響はみとめられなかったが，運動量は血圧へ有意に影響するということがいえる。

◆ 予測（回帰）式の評価──決定係数

　「この予測（回帰）式はどのぐらいあたっているのか」をみる段階である。重回帰分析により前述のような結果が出たが，この予測（回帰）式はどのくらいの精度があるのか。▶図7-26のとおり，この式は実測点からの差の2乗和が最小になるような直線を考えたものである。実測点から予測点がどれほど離れていたとしてもこの式は求めることができる。

　求められた予測（回帰）式が「どのぐらいあたっているのか」を知るには，実測値と予測値の相関係数である**重相関係数**と，それを2乗した**決定係数（寄与率）**を求める。決定係数とは，目的変数が説明変数でどの程度説明できるかを示すものである。つまり，例でいえば血圧値を塩分摂取量と運動量でどれぐらい説明できるかを示す。決定係数は0から1の間の値をとり，1に近いほど説明できる程度が大きいとする。

▶表7-6　偏回帰係数の結果

	偏回帰係数	標準化偏回帰係数	t統計量（t値）	有意確率（p値）
（定数）	133.859		8.106	0.000
塩分摂取量	4.569	0.371	1.860	0.078
運動量	−0.018	−0.645	−3.233	0.004

　情報は多いほど予測率が上がるので，予測に使う変数が多ければ多いほど決定係数は大きな値になる。できれば，少ない情報で高い予測ができたほうがよい。この欠点を補ったものが**自由度調整済み決定係数**である。

　今回の例から求められた重相関係数は 0.591，決定係数は 0.349，自由度調整済み決定係数は 0.284 だった。この結果から，血圧値は，塩分摂取量と運動量でその約 28% 程度が説明できることがわかる[1]。

2　ロジスティック回帰分析──発生確率を予測する

　重回帰分析は，血圧値のような連続量を予測するものであった。しかし医療の分野では，「疾患になるかならないか」などという確率が問題になることも多い。この場合に用いられるのが**ロジスティック回帰分析**である。この分析方法は，新しいケアや新しい薬の効果をみる研究で非常によく使われている。

　たとえば臨床の場面で，受け持ちになった患者に新しいケアを導入すべきか迷うとき，まずは文献を参考にする。文献には新しいケアは効果があったと書いてあったとする。しかし，「どの程度の効果があるのか」「多くの時間と費用をかけ，それでも取り入れるべきケアであるのか」などは，自分で判断する必要がある。患者の笑顔のために分析結果の読み方を理解してほしい。

◆ ロジスティック回帰分析の予測式

● **予測式のつくり方**　前述した重回帰分析の式を利用して考える。重回帰分析の例の場合には，目的変数 y は連続量であるので，式の右側は 1 より大きな値をとることができる。それに対し，今回は「疾患になるかならないか」という確率なので 0〜1 の値をとることになる。このままでは式を成立させるのはむずかしい。

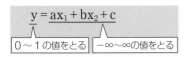

　そこで，ロジスティック回帰分析の予測式では，従属変数が直線的に変化するのではなく，●図 7-27 のように変化すると仮定する。すると Y 軸は 1〜0 だが，X 軸はいかなる数値をあてはめることもでき，式の右側は 1 よりも大きな値をとることができる。そして，予測したい確率を p とし，

$(\dfrac{p}{1-p})$ の対数をとるという工夫をしたうえで，上の式の y の部分にあてはめる。

　すると，式は以下のようになる。

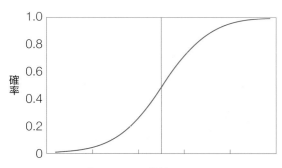

○**図 7-27　ロジスティック曲線**

$$\ln\left(\frac{p}{1-p}\right) = ax_1 + bx_2 + c$$
※ln は自然対数を示す。

$\dfrac{p}{1-p}$ はオッズ比といわれ，おこる確率(p)とおこらない確率($1-p$)の比である。おこる確率とおこらない確率が50％で同じ場合は1になる。

たとえば，脳卒中を例に考えてみよう。脳卒中の発症に関連があるものとして高血圧，大量の飲酒，運動不足などの生活習慣があげられている。ここでは架空のデータを使って血圧値（収縮期血圧）と運動量（1日の消費カロリー）から脳卒中の発症の確率を予測しよう。

◆ ダミー変数の設定

脳卒中の「あり」を「1」，「なし」を「0」という数字におきかえて計算してみる。数字ではなかったデータを数字におきかえたものをダミー変数という。

◆ 影響力の推定——偏回帰係数

分析結果の見方を知ることが目的のため，計算の過程は省略する。架空のデータでロジスティック回帰分析を行った結果を○表 7-7 に示す。分析結果を評価するのに必要な偏回帰係数，有意確率(p 値)，Exp(B)について説明する。

　①**有意確率(p 値)**　重回帰分析では t 統計量を使って p 値を求めたが，ロジスティック回帰分析では wald 統計量を使って求める。今回の p 値をみると，血圧値，運動量ともに一般的な有意水準の 0.05 より小さい値なので統計的には有意に脳卒中の発症に影響している（wald 統計量の値が大きいほど p 値は小さくなる＝有意になる）。

有意でなければ（p 値≧0.05 ならば），「偏回帰係数は 0 である＝脳卒中の発症に関連しない」という帰無仮説が棄却できない。

　②**偏回帰係数**　血圧値の偏回帰係数はプラスの値なので，血圧が高いほど脳卒中がおこりやすいことを示す。一方，運動量はマイナスの値なので，

運動量が多いほど脳卒中はおこりにくいことを示す。

③ Exp(B)　偏回帰係数のオッズ比をあらわし，説明変数が1増加することによる発生確率の変化を示している。今回の例でいえば，血圧が1mmHg上昇するごとに，また運動量が1kcal上昇するごとに脳卒中のリスクがどのように変化するかを示している。説明変数（血圧や運動量）が目的変数（脳卒中の発症）に影響を与えないなら，つまり発症確率がかわらないならばExp(B)は「1」である。

今回の結果（架空データ）をみると，血圧が1mmHg上昇するごとに，脳卒中のリスクは0.062（6.2%）増え，運動量が1kcal上昇するごとに脳卒中のリスクは0.002（0.2%）減少することを示している。

④ Exp(B)の95%信頼区間　Exp(B)は点推定である。つまり，オッズ比が存在する確率が最も高い点を示している。Exp(B)の95%信頼区間とは，この下限と上限の間にオッズ比が95%の確率で存在することを示すものである。

◆ 予測式の評価

重回帰分析と同様に，予測式の評価を行う。ロジスティック回帰分析の予測式の評価は，的中率，ホスマー–レメショウ検定などで行う。

① 的中率　予測式と実際との的中率を調べる。全部が的中していれば100%となる。70%以上の的中率があればモデルが適合していると考えられる。●表7-7のとおり，今回の例の的中率は89.0%だったのでモデルは適合していると考えられる。

② ホスマー–レメショウ検定　このほか，ロジスティック回帰分析のモデルの適合度を見る指標としてホスマー–レメショウ検定が提案されている。「予測値＝観測値」（モデルは適合している）という帰無仮説を設定して検定する方法である。この検定では，これまでとは違い，帰無仮説が棄却される（p値が0.05より小さい）と「適合していない」ことになる。つまり，研究者としては帰無仮説が採択されることを期待する。ただ，対象者数が多くなれば，推測の精度が上がるため，わずかな差でも検出されるようになり，帰無仮説は棄却されやすくなる。この値はあくまで参考としよう。●表7-7のとおり，今回は$p＝0.11$のため，帰無仮説が採択されモデルは適合していると考えられる。

●表7-7　脳卒中の発症を予測するロジスティック回帰分析結果（架空データ）

| | 偏回帰係数 | 標準誤差 | wald 統計量 | 有意確率（p値） | Exp(B) | Exp(B)の95% 信頼区間 | |
						下限	上限
血圧	0.060	0.020	9.427	0.002	1.062	1.022	1.104
運動量	−0.001	0.001	6.477	0.011	0.998	0.997	0.999
定数	−6.854	2.946	5.413	0.020	0.001		

的中率：89.0%
ホスマー–レメショウ検定：$p＝0.11$

◎表7-8　さまざまな多変量解析法

目的	分析手法名	説明変数 x	目的変数 y
予測	重回帰分析	パラメトリック変数 　——▶	パラメトリック変数
予測（予後）	ロジスティック回帰分析	制限なし 　　　　——▶	カテゴリー
予測（生命予測）	Cox 比例ハザードモデル	制限なし 　　——▶	イベント発生までの時間
変数縮約	主成分分析	パラメトリック変数	
潜在因子抽出	因子分析	パラメトリック変数	
群分け	クラスター分析	パラメトリック変数	
因果関係モデル検証	構造方程式モデリング	パラメトリック変数 （潜在変数を設定し，潜在変数と観測変数との仮説を検証する）	

3 その他の多変量解析法

　重回帰分析，ロジスティック回帰分析のほかにも，さまざまな多変量解析法がある。おもな多変量解析法を◎表7-8 に示した。今後の参考にしてほしい。

参考文献
1. 石村貞夫ほか：Excel でやさしく学ぶアンケート調査と統計処理＜2013＞．東京図書，2014.
2. 石村貞夫ほか：Excel でやさしく学ぶ統計解析＜2013＞．東京図書，2013.
3. 内田治：すぐわかる EXCEL による統計解析，第 2 版．東京図書，2000.
4. 高木廣文ほか：HALBAU によるデータ解析入門．現代数学社，1989.
5. 高木廣文：ナースのための統計学，第 2 版．医学書院，2009.
6. 高柳良太，SAS Institure Japan：Sas Enterprise Guide 基本統計編．オーム社，2004.
7. 丹後俊郎ほか：ロジスティック回帰分析．朝倉書店，1996.
8. 中村和弘：問題のあるデータをチェックする．看護研究 41(7)：577-589．2008.
9. 野口千明：JMP ではじめる統計解析．中外医学社，2003.
10. 羽山博：Excel 統計入門．インプレス，2015.
11. 古川俊之・丹波俊郎：医学への統計学．朝倉書店，1983.
12. 山田覚：医療・看護のためのやさしい統計学　基礎編．東京図書，2002.
13. 渡辺美智子・神田智弘：実践ワークショップ Excel 徹底活用　統計データ分析——基本統計量の活用方法から時系列分析・多変量解析の実践まで．秀和システム，2008.

演習 7 Excel® でヒストグラムをつくろう

課題 ▶ 図 7-12（◎ 205 ページ）の身長データを使ってヒストグラムをつくろう。

課題の説明▽

① ◎図7-12 の身長データと同じシート上に「階級」の列を作成する。◎表7-2 のとおり，◎図7-12 の身長データは 10 cm きざみで度数分布を作成したので，ここでも同様とする。「階級」の列では，身長 130.0〜139.9 cm の人を含む「階級」として 139.9，身長 140.0〜149.9 cm の人を含む「階級」として 149.9 の数値を入力していく。

② 入力を終えたら「データ」タブをクリックする。

③ 続いて「データ分析」をクリックする*1。シート内に「データ分析」ボックスが表示されるので，「ヒストグラム」を選択し「OK」をクリックする。

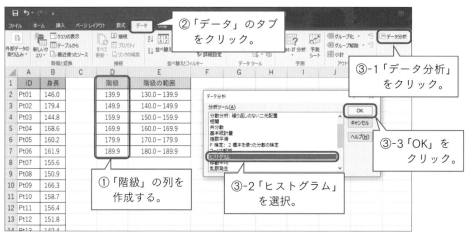

④ ③で OK をクリックすると，シート内に「ヒストグラム」ボックスが表示される。「入力元」の「入力範囲」には 50 人分の身長データのセルを選択，「データ区間」には「階級」のセル（139.9〜189.9）を選択する。「出力オプション」では「出力先」（グラフを表示したいセル）・「新規ワークシート」・「新規ブック」のどれかを選択し，「グラフ作成」にチェックを入れる。

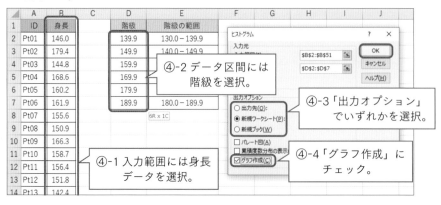

⑤「ヒストグラム」ボックスの「OK」をクリックすると度数分布表とヒストグラムが表示される。下図は「出力オプション」で「新規ワークシート」を選択した場合の例である（身長データとは別の新しいシートに表示される）。

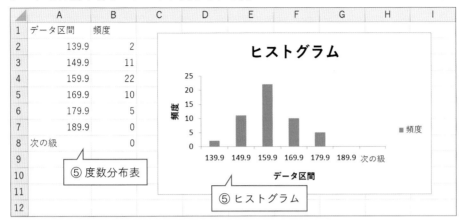

⑤ 度数分布表

⑤ ヒストグラム

＊1　「データ分析」は初期設定されていないため，初回使用時には自分でインストールする必要がある。

Excel® で統計的仮説検定を行ってみよう

演習 8

この演習について

ここでは，Excel® を使って簡単な統計的仮説検定に挑戦してみよう。Excel® のバージョンによって若干，操作が異なるが，基本的な流れは同じである。Excel® のバージョンの違いによる手順の詳細は，マイクロソフト社の Office のサポート，インターネット上あるいは市販のマニュアルを参考にしてほしい。

Excel® での統計処理は「関数」を用いる方法と「データ分析」を用いる方法がある。「データ分析」はメニューバーの「データ」から選択する（●図1）。「データ分析」が表示されない場合は，Excel® の「ファイル」→「オプション」→「アドイン」で「アクティブでないアプリケーション　アドイン」の一覧から「分析ツール」を選択して OK をクリックする。

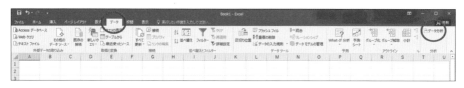

●図1 「データ」のタブと「データ分析」ボタン

なお，この演習は Excel® を使った検定の方法を学ぶことが目的であり，例示を簡単にするためにあえてサンプル数を少なくしているので注意してほしい。たとえば変数間の関連を調べるためには，最低でも 30 以上のサンプル数が必要である（● 159 ページ）。それ以外の場合も，実際はもっと多くのサンプル数が必要である。

課題1 ▶ 相関係数と無相関の検定を行ってみよう。

課題の説明▼

●図2のデータの身長と体重の関連を調べたいとしよう。正規分布が仮定できる場合は「ピアソンの相関係数」，正規分布が仮定できない場合は「スピアマンの相関係数」を行い，続いて「無相関の検定」を行って，身長と体重に相関があるか有意確率を求めていく。

	A	B	C
1	ID	身長	体重
2	A01	158	54
3	A02	148	44
4	A03	160	60
5	A04	140	52
6	A05	172	56

●図2 標本データ

1）ピアソンの相関係数（正規分布が仮定できる場合）

ピアソンの相関係数を求める場合は「CORREL 関数」を使う。計算式は「=CORREL（配列1，配列2）」である。相関係数を示したいセルに式を入力する（○図3，4）。

	A	B	C
1	ID	身長	体重
2	A01	158	54
3	A02	148	44
4	A03	160	60
5	A04	140	52
6	A05	172	56
7	相関係数		

「=CORREL（B2:B6,C2:C6）」を入力する。

○**図3　CORREL 関数の式の入力①**

	A	B	C
1	ID	身長	体重
2	A01	158	54
3	A02	148	44
4	A03	160	60
5	A04	140	52
6	A05	172	56
7	相関係数	=CORREL(B2:B6,C2:C6)	
		CORREL(配列1, 配列2)	
8			

○**図4　CORREL 関数の式の入力②**

	A	B	C
1	ID	身長	体重
2	A01	158	54
3	A02	148	44
4	A03	160	60
5	A04	140	52
6	A05	172	56
7	相関係数	0.574805	

式を入力するだけで相関係数が表示される。

○**図5　相関係数の表示**

小数点4位以下を四捨五入した 0.575 が，このデータにおける身長と体重の相関係数である（○図5）。この結果，データの身長と体重は「中等度の相関がある」と判断できる（○223 ページ）。

2）スピアマンの相関係数（正規分布が仮定できない場合）

スピアマンの相関係数を求める場合は，RANK 関数で変数を順位に変換してから CORREL 関数で相関係数を求めるという方法を使う。詳しくは成書を参照してほしい。

3）無相関の検定

　ピアソンの相関係数あるいはスピアマンの相関係数を求めたら，無相関の検定を行う。関連がない（無相関）という帰無仮説を棄却するためである。無相関の検定のためには，相関係数のほか，自由度，t 値を求める必要がある。今回は自由度を「対象数−2」とし，t 値を ABS 関数と SQRT 関数を使った「＝ABS（相関係数＊SQRT（標本数−2）/SQRT（1−相関係数^2））」の計算式で求める（●図6, 7, 8）。

	A	B	C
1	ID	身長	体重
2	A01	158	54
3	A02	148	44
4	A03	160	60
5	A04	140	52
6	A05	172	56
7	相関係数	0.574805	
8	自由度	3	
9	t値		

「＝ABS（0.575*SQRT（5-2）/SQRT（1-0.575^2））」
を入力する。

●図6　t 値を求める①

	A	B	C	D	E
1	ID	身長	体重		
2	A01	158	54		
3	A02	148	44		
4	A03	160	60		
5	A04	140	52		
6	A05	172	56		
7	相関係数	0.574805			
8	自由度	3			
9	t値	=ABS(0.575*SQRT(5-2)/SQRT(1-0.575^2))			

●図7　t 値を求める②

	A	B	C
1	ID	身長	体重
2	A01	158	54
3	A02	148	44
4	A03	160	60
5	A04	140	52
6	A05	172	56
7	相関係数	0.574805	
8	自由度	3	
9	t値	1.217289	

式を入力するだけで
t 値が表示される。

●図8　t 値を求める③

　相関係数，自由度，t 値が求められれば，TDIST 関数を使った「＝TDIST（t 値,自由度,2）」の計算式で有意確率（p 値）を求めることができる（●図9）。片側検定の場合は，最後の2を1にする。

	A	B	C
1	ID	身長	体重
2	A01	158	54
3	A02	148	44
4	A03	160	60
5	A04	140	52
6	A05	172	56
7	相関係数	0.574805	
8	自由度	3	
9	t値	1.217289	
10	有意確率	=TDIST(1.21728909,3,2)	

「=TDIST(1.21728909,3,2)」

▶図9　有意確率を求める①

	A	B	C
1	ID	身長	体重
2	A01	158	54
3	A02	148	44
4	A03	160	60
5	A04	140	52
6	A05	172	56
7	相関係数	0.574805	
8	自由度	3	
9	t値	1.217289	
10	有意確率	0.310514	

式を入力するだけで有意確率表示される。

▶図10　有意確率を求める②

　小数点 4 位以下を四捨五入した 0.311 が有意確率(p 値)となる(▶図10)。有意水準の 0.05 を上まわっているため,帰無仮説の「関連がない(無相関)」が採択された。つまり,相関係数では「中等度の相関がある」という結果が出たものの,対象数が少ないため統計的には有意な結果ではなく「相関があるとはいえない」ということになる。

課題2▶ 対応のある t 検定で前後の比較を行ってみよう。

課題の説明▽

　ある対象の前後の連続量を比較したいときは「対応のある t 検定」を行う。
　自習の前後にテストを行い,その結果を比較した次のデータを使って行ってみよう(▶図11)。なお,前述のとおり,Excel® 操作のわかりやすさを優先してサンプル数を少なくしている。

	A	B	C	D
1	学生	自習前	自習後	得点差
2	Aさん	30	60	-30
3	Bさん	70	90	-20
4	Cさん	60	70	-10
5	Dさん	30	60	-30
6	Eさん	60	70	-10
7	平均	50.0	70.0	-20.0
8	標準偏差	16.7	11.0	8.9

▶図11　自習前後のテストの結果の比較

　まず,「データ」→「データ分析」から「t 検定:一対の標本による平均の検定」を選ぶ(▶図12)。

	A	B	C	D
1	学生	自習前	自習後	得点差
2	Aさん	30	60	-30
3	Bさん	70	90	-20
4	Cさん	60	70	-10
5	Dさん	30	60	-30
6	Eさん	60	70	-10
7	平均	50.0	70.0	-20.0
8	標準偏差	16.7	11.0	8.9

データ分析

分析ツール(A)
ヒストグラム
移動平均
乱数発生
順位と百分位数
回帰分析
サンプリング
t 検定: 一対の標本による平均の検定
t 検定: 等分散を仮定した 2 標本による検定
t 検定: 分散が等しくないと仮定した 2 標本による検定
z 検定: 2標本による平均の検定

▶図12　「t 検定：一対の標本による平均の検定」を選択

　変数1の範囲，変数2の範囲をそれぞれ指定し，「OK」をクリックする（▶図13）。

	A	B	C	D
1	学生	自習前	自習後	得点差
2	Aさん	30	60	-30
3	Bさん	70	90	-20
4	Cさん	60	70	-10
5	Dさん	30	60	-30
6	Eさん	60	70	-10
7	平均	50.0	70.0	0.0
8	標準偏差	16.7	11.0	8.9
9				

t 検定: 一対の標本による平均の検定

入力元
変数 1 の入力範囲(1): $B$2:$B$6
変数 2 の入力範囲(2): $C$2:$C$6
仮説平均との差異(Y):
□ ラベル(L)
α(A): 0.05
出力オプション
○ 出力先(Q):
● 新規ワークシート(P):
○ 新規ブック(W)

▶図13　変数の範囲を指定

　すると，▶図14のような結果が別シートに表示される。p 値は，「P(T＜＝t)片側」あるいは「P(T＜＝t)両側」に示されている。片側検定と両側検定のそれぞれの p 値を示している。試験の得点は上がることも下がることもあるので，「P(T＜t)両側」をみる。有意水準の0.05より低いため，「差がない」という帰無仮説は棄却され，自習前後の試験の点数には「有意な差がある」と判断する。

	A	B	C
1	t-検定: 一対の標本による平均の検定ツール		
2			
3		変数 1	変数 2
4	平均	50	70
5	分散	350	150
6	観測数	5	5
7	ピアソン相関	0.872871561	
8	仮説平均との差異	0	
9	自由度	4	
10	t	-4.472135955	
11	P(T<=t) 片側	0.005528247	
12	t 境界値 片側	2.131846786	
13	P(T<=t) 両側	0.011056493	
14	t 境界値 両側	2.776445105	

▶図14　検定結果の表示

課題3 *t* 検定で対応のない 2 群の比較を行ってみよう。

課題の説明

　今度は「対応のない」2 群の関連を検定してみよう。A という参考書を使って勉強したグループと，B という参考書を使って勉強したグループの試験の得点が○図 15 のとおりだったとする。A グループと B グループの得点に有意差はあるだろうか。なお，前述のとおり，Excel® 操作をわかりやすくするため，サンプル数は少なくしている。

	A	B
1	Aグループ	Bグループ
2	10	80
3	70	80
4	30	70
5	20	50
6	20	70
7	60	
8	80	

○図 15　別々の参考書で勉強したグループ A・B

1）等分散の検定

　まず，両群の分散が等しいか（等分散）を検定する。その結果によって，使う *t* 検定の種類が異なるからである。

①「データ」→「データ分析」から「F 検定：2 標本を使った分散の検定」を選ぶ（○図 16）。

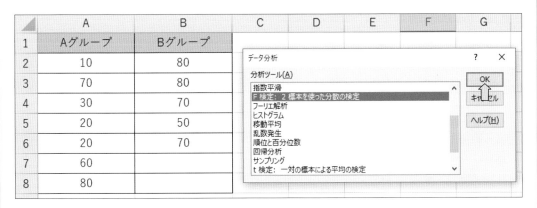

○図 16　「F 検定：2 標本を使った分散の検定」を選択

② 変数1の範囲，変数2の範囲をそれぞれ指定し，「OK」をクリックする（◯図17）。

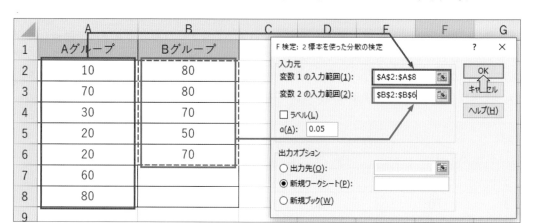

◯**図17 変数の範囲を指定**

③ ◯図18のような結果が出る。「P(F＜＝f)片側」をみると，有意水準の0.05以上である。そのため，「等分散である」という仮説は棄却されない。両群は等分散であることを仮定して t 検定に進む。

	A	B	C
1	F-検定: 2 標本を使った分散の検定		
2			
3		変数 1	変数 2
4	平均	41.42857143	70
5	分散	780.952381	150
6	観測数	7	5
7	自由度	6	4
8	観測された分散比	5.206349206	
9	P(F＜＝f) 片側	0.066108739	
10	F 境界値 片側	6.163132283	

◯**図18 検定結果の表示**

2）t 検定を行う

① F 検定の結果，等分散を仮定できたので，「データ」→「データ分析」から「t 検定：等分散を仮定した2標本による検定」を選ぶ（◯図19）。F検定の結果，等分散が仮定できなかった場合は，その下の「t 検定：分散が等しくないと仮定した2標本による検定」を選ぶことになる。

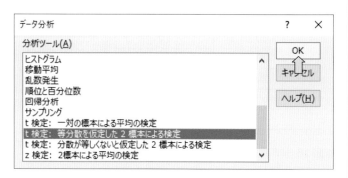

◯**図19 「t 検定：等分散を仮定した2標本による検定」を選択**

② 変数 1 の範囲，変数 2 の範囲をそれぞれ指定し，「OK」をクリックする（●図 20）。

	A	B	C	D	E	F	G
1	Aグループ	Bグループ					
2	10	80					
3	70	80					
4	30	70					
5	20	50					
6	20	70					
7	60						
8	80						
9							
10							

t 検定: 等分散を仮定した 2 標本による検定　?　×

入力元
変数 1 の入力範囲(1):　$A$2:$A$8
変数 2 の入力範囲(2):　$B$2:$B$6
仮説平均との差異(Y):
□ ラベル(L)
α(A): 0.05
出力オプション
○ 出力先(O):
⦿ 新規ワークシート(P):
○ 新規ブック(W)

OK
キャンセル
ヘルプ(H)

●**図 20　変数の範囲を指定**

③ 検定結果の判定：以下のような結果が出る。「P(T<=t)両側」をみると，p＝0.060≧0.05なので，「差がない」という帰無仮説は棄却されない。つまり，両グループの得点差には有意な差があるとはいえないと判断される（●図 21）。

	A	B	C
1	t-検定: 等分散を仮定した 2 標本による検定		
2			
3		変数 1	変数 2
4	平均	41.42857143	70
5	分散	780.952381	150
6	観測数	7	5
7	プールされた分散	528.5714286	
8	仮説平均との差異	0	
9	自由度	10	
10	t	-2.1223818	
11	P(T<=t) 片側	0.029891696	
12	t 境界値 片側	1.812461123	
13	P(T<=t) 両側	0.059783392	
14	t 境界値 両側	2.228138852	

●**図 21　検定結果の表示**

課題 4 ▶ クロス集計のカイ 2 乗検定

課題の説明 ▽

　名義尺度と名義尺度の関連を，クロス集計表を作成したうえで，カイ 2 乗検定を行う。

1）等分散の検定

　まずは●図 22 のデータを使ってクロス集計表をつくってみよう。

ID	甘い物	むし歯有無
A1	好き	あり
A2	嫌い	あり
A3	嫌い	あり
A4	好き	あり
A5	嫌い	なし
A6	嫌い	あり
A7	好き	なし
A8	好き	あり
A9	嫌い	なし
A10	嫌い	あり
A11	好き	あり
A12	嫌い	なし
A13	嫌い	あり
A14	好き	なし
A15	嫌い	あり
A16	好き	あり
A17	嫌い	あり
A18	好き	あり
A19	好き	あり
A20	好き	あり
A21	好き	なし
A22	好き	なし
A23	嫌い	なし
A24	嫌い	あり
A25	好き	あり

ID	甘い物	むし歯有無
A25	好き	あり
A26	好き	なし
A27	好き	あり
A28	嫌い	あり
A29	好き	あり
A30	好き	なし
A31	好き	なし
A32	好き	なし
A33	嫌い	なし
A34	好き	あり
A35	好き	あり
A36	好き	あり
A37	嫌い	なし
A38	好き	あり
A39	好き	あり
A40	嫌い	なし
A41	好き	なし
A42	嫌い	なし
A43	嫌い	なし
A44	好き	あり
A45	嫌い	なし
A46	嫌い	あり
A47	好き	あり
A48	好き	なし
A49	好き	あり
A50	好き	あり

▶図22　甘い物の好き・嫌いとむし歯の有無

① メニューの「挿入」より「ピボットテーブル」を選ぶ（▶図23）。

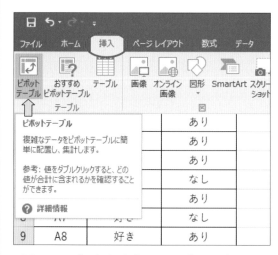

▶図23　リボンからピボットテーブルを選択

② 作成したい範囲を選び「OK」をクリックする（◉図24）。するとシート内に「ピボットテーブルのフィールド」が表示される（◉図25）。

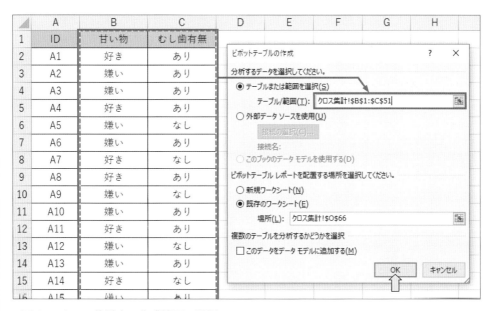

◉図 24　クロス集計表の作成範囲の選択

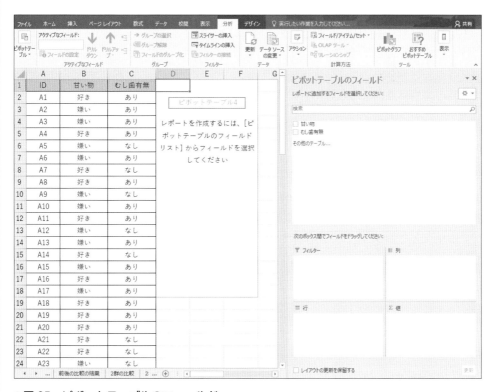

◉図 25　ピボットテーブルのフィールド

③ ピボットテーブルの「甘いもの」「むし歯有無」の両方にチェックを入れると，行のボックスに「甘い物」「むし歯有無」のフィールドが表示される。また，ワークシートにクロス集計表が表示される（◉図26）。

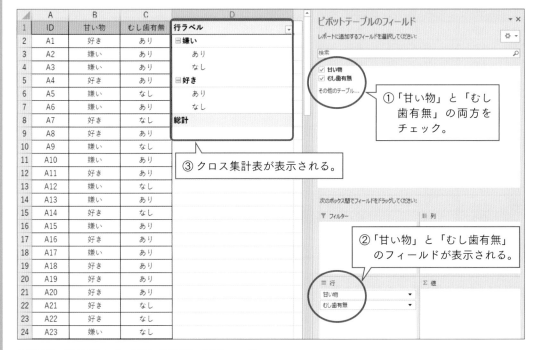

◉図26　「甘い物」と「むし歯有無」にチェック

④ 行に表示されたどちらかのフィールドをドラッグして「列ラベル」に移動する。因果関係が仮定できる場合は原因を縦（行ラベル），結果を横（列ラベル）にするため，「むし歯有無」を列にドラッグする（◉図27）。

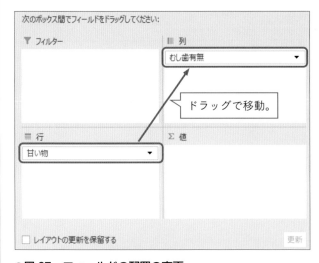

◉図27　フィールドの配置の変更

⑤ ピボットテーブルの「甘い物」「むし歯有無」のどちらかを Σ 値のボックスにドラッグする（●図28）。どちらをドラッグしても結果は同じである。すると，●図29 のとおりクロス集計表が完成する。

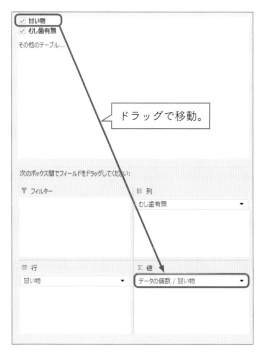

データの個数 / 甘い物	列ラベル		
行ラベル	あり	なし	総計
嫌い	10	10	20
好き	20	10	30
総計	30	20	50

●図 29　クロス集計表の完成

●図 28　フィールドを Σ 値にドラッグ

2）カイ 2 乗検定

① カイ 2 乗検定は，実測値と期待値の差を検定する。そこで期待値を求める。期待値は次のように計算される。

（1）甘いもの好き/嫌いの確率を求める：50 人のうち 20 人は甘いものが嫌い，30 人は好きであったので，確率は以下のようになる。
- 甘いものが嫌いな人の確率は 20/50＝0.4
- 甘いものが好きな人の確率は 30/50＝0.6

（2）むし歯の有無の確率を求める：50 人のうち 30 人は有，20 人は無であったので，次のようになる。
- むし歯がある人の確率は 30/50＝0.6
- むし歯がない人の確率は 20/50＝0.4

（3）期待値の表を作成する：次のように，それぞれの確率を合わせ，総人数から期待される人数を割り出し，表の A1〜B2 に入力する。

		むし歯	
		有	無
甘い物	嫌い	A1	B1
	好き	A2	B2

A1　確率：甘いものが嫌い（0.4）×むし歯が有（0.6）＝0.24
　　→ 期待値：総人数（50 人）×0.24＝12 人

A2　確率：甘いものが好き（0.6）×むし歯が有（0.6）＝0.36
　　→ 期待値：50 人×0.36＝18 人

B1　確率：甘いものが嫌い（0.4）×むし歯が無（0.4）＝0.16
　　→ 期待値：50 人×0.16＝8 人

B2　確率：甘いものが好き（0.6）×むし歯が無（0.4）＝0.24
　　→ 期待値：50 人×0.24＝12 人

（4）期待値の表が完成

		むし歯	
		有	無
甘い物	嫌い	A1	B1
	好き	A2	B2

② カイ2乗検定を行って p 値を求める：Excel® にはカイ2乗検定の p 値を出す関数「CHITEST」があるので，それを挿入する。メニューバーから「数式」→「関数の挿入」を選択する（◉図30）。表示されたダイアログボックスに関数名「CHITEST」を入力し，「OK」をクリックする（◉図31）。

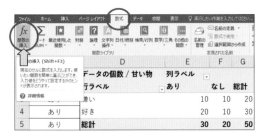

◉図30　関数の挿入を選択

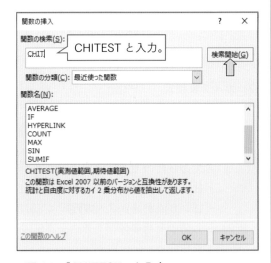

◉図31　「CHITEST」を入力

③「関数の引数」のダイアログボックスが表示されるので，次の◎図 32 のように範囲を選ぶ。

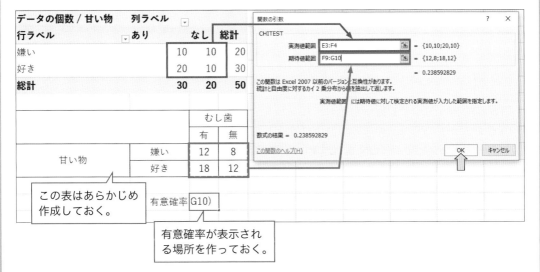

◎図 32　範囲の選択

④ 検定結果の判定：次の結果が表示される（◎図 33）。

有意確率	0.238592829

◎図 33　検定結果

⑤ p 値＝0.239＞0.05 なので，「甘いものが嫌いな人と好きな人でむし歯のある人の数に差はない」とする帰無仮説は棄却されない。

インタビューの質的データ分析を 行ってみよう

演習 9

課題 1 ▶ インタビューをデータ化しよう。

課題の説明▼

　演習5(● 188ページ)で行ったインタビューを文字に書きおこしたなら，図7-2(● 197ページ)で示したかたちにまとめてみよう。録音をしていない場合は，インタビュー場面を思い出しながら，インタビュイーの発言を忠実に再現するように心がけよう。

課題 2 ▶ コード化を行ってみよう。

課題の説明▼

　インタビューデータをよく読み込み，データと対話しながら「意味内容のまとまり」ごとに分け，意味内容をあらわす名前(ラベル)をつけて，コードをつくってみよう。

※演習5で行った10〜15分程度のインタビューから行えるのはここまでだろう。実際の研究では，多くの対象者から，多くのデータをとり，それを何度も読み込み，データと対話し，収集と分析を同時並行的に繰り返しながら，コード化→カテゴリ化と進めていく。今回の演習は，文字データの分析のイメージをもってもらうことを目的としている。「データと対話する」ことの意味と重要性を学んでほしい

アンケートを分析してみよう

演習 10

課題 1 ▶ アンケートをデータ化しよう。

課題の説明▼

　演習6(● 189ページ)で行ったアンケートをデータ化しよう。第7章 B-②「データの入力」(● 200ページ)を参照しながら，前処理→入力と進めていこう。

課題 2 ▶ 変数ごとの特徴をつかもう。

課題の説明▼

　変数ごとに度数分布表を作成し，ヒストグラムをつくろう。続いて，代表値(平均値・中央値・最頻値)と散布度(範囲・四分位偏差・標準偏差)を求めよう。

※演習6で行った10人程度のアンケートから行えるのはここまでだろう。今回の演習では，量的データの分析のイメージを持ってもらうことを目的とした。統計学の手法は，現象を明確に示す強力な武器であり，また自動的に計算を行ってくれる統計解析ソフトも多く存在するので，ぜひ身につけてほしい。

第 8 章

研究計画書の作成

本章の目標	□ 研究計画書を作成する意義と目的を理解する。
	□ 研究計画書の書式と記載内容を理解する。
	□ 自分の研究について研究計画書を作成できる。

　研究計画を練ることは，「1つの幸せへのストーリーを描くこと」である。研究は，①なにか困ったことがあり（問題の設定），②研究によって「このこと」（リサーチクエスチョン）を明らかにできれば，③問題が解決し「幸せ」が期待できる（研究の意義）という3つの要素から始まる。ここでいう「幸せ」とは，問題の解決による人々の幸福や社会的利益である。

　研究を行うにあたり，「とりあえず調査をすればなにかわかるだろう」と考えている人もいるかもしれない。ときには，あてのない旅に出るのも楽しいかもしれない。しかし，「幸せ」を確実にしたいなら計画は大切である。

A　研究計画書とは

● **研究計画書の機能**　研究計画書とは，研究者がなにをどのように研究しようとしているのかを記述した文書である。研究を実施する前には，必ず研究計画書を作成する必要がある。研究計画書には，次のような機能がある。

　①**自分の考えを明らかにする**　書くことによって，あいまいな点や問題点がわかり改善できる。

　②**共同研究者と認識の共有をはかる**　研究を行う仲間と目的を共有でき，方法をともに検討できる。

　③**研究指導者から適切な助言を受ける**　卒業論文など学位を得るための論文を作成する場合には，指導者が研究内容を評価し，より適切な指導をするための資料となる。

　④**倫理審査を受ける**　研究の実施が倫理的に問題ないかを検討する資料となる。

　⑤**他機関からの研究協力を得る**　研究の実施について施設（たとえば病院など）の承認を得る必要が生じる場合は多い。そのようなときに，この研究がどのようなものかを示すため，研究計画書が必要となる。

　⑥**研究への資金援助を得る**　研究費の助成を申請する場合には，研究計画書は資金援助をするのに適切な研究内容かを判断する資料となる。

● **他者にわかるように書く**　研究計画書を作成し，多くの人からアドバイスを受けて研究が精錬されれば，より効果的で対象者に不利益の少ない研究となる。それは，実際に研究に参加する対象者のためでもあり，将来研究によって恩恵を受けるであろう人々のためでもある。研究は，たとえ卒業論文であっても，対象者，一緒に研究を進める仲間，指導者，場合によっては資金提供者など，多くの人々の協力でなりたつ社会的活動である。誰に向けて

書くのかを意識しながら，それらの協力者に納得してもらえるような研究計画書を書く必要がある。

B 研究計画書の書式と書き方

● 書式　研究計画書は，基本的に次の書式にそって書かれる。

<研究計画書の書式>
①題名(タイトル)
②はじめに(緒言，序論，研究の背景)
③研究目的
④方法
　1)　研究デザイン
　2)　用語の定義
　3)　対象者
　4)　データの収集期間・場所
　5)　データの収集方法
　6)　データの分析方法
　7)　倫理的配慮

「こんなに書かなくてはいけないのか」「具体的になにを書けばよいのかわからない」と思うかもしれない。しかし，研究計画書に必要な内容については，皆さんはすでに本書で学んできている(◉図8-1)。

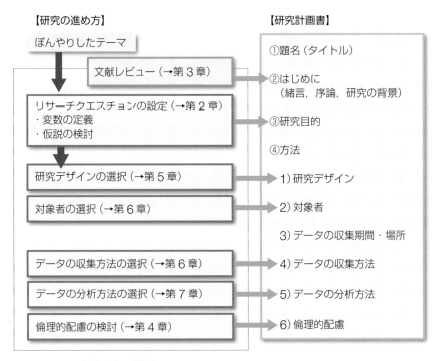

◉図8-1　研究計画書の構造

1　題名(タイトル)

　題名(タイトル)は，研究内容をあらわすものである。見ただけでどのような研究かがイメージできるタイトルにすることが大切である。宣伝のキャッチコピーではないが，タイトルから，研究の必要性，なにを明らかにしたのかがわかるようなものがよい。そのためにはある程度詳細に書いたほうがよいが，40字をこえないようにする。

● **タイトルに必要な情報**　タイトルには以下の情報を含める。

(1)扱う概念(変数名)

(2)研究対象者

(3)研究デザイン

(4)研究者が考えている仮説(ある場合)

● **研究例とそのタイトル**　次の研究例のタイトルを考えてみよう。

> **＜研究例＞**
> 　化学療法を受けるがん患者は口腔粘膜炎(口内炎)を発症しやすい。とくに食道がんの患者が使うフルオロウラシル(5-FU)という薬は口腔粘膜炎の発症頻度が高いことが知られている。口腔粘膜炎を発症すると，痛みや食事摂取量の減少，睡眠障害などがおこり，生活の質 quality of life(QOL)は著しく低下することが報告されている。5-FUを用いた化学療法を受けている食道がんの患者に対して治療開始前から口腔ケアを計画的に実施することは，口腔粘膜炎の重症化を予防し，患者のQOLを向上させる効果が期待できるものと考えられるが，早期口腔ケアが化学療法中の口腔粘膜炎の程度や患者のQOLにどのような影響を与えるのかについては具体的に明らかにされていない。本研究の目的は，5-FUを用いた化学療法を受けている食道がんの患者を対象に，治療開始前から口腔ケアの介入を実施することが，患者の口腔粘膜炎の程度やQOLにどのような影響を与えるのかを明らかにすることにある。

　この研究例で，タイトルに入れるべきキーワードは次のようになる。

　①**扱う概念(変数名)**　「食道がん」「化学療法」「口腔ケア」「口腔粘膜炎」「重症化予防」「QOL」

　②**研究対象者**　食道がんで5-FUを用いた化学療法を行う患者

　③**研究デザイン**　事例研究

　④**研究者が考えている仮説**　化学療法開始前から口腔ケアを強化すれば口腔粘膜炎の重症化は予防できる。

　扱う概念がわかるように，「食道がん」「化学療法」「口腔ケア」「口腔粘膜炎」「重症化予防」はタイトルに入れたい。そのほかに，字数に余裕があるのであれば研究デザインの情報を入れる。すると，「化学療法を受ける食道がん患者への早期口腔ケア導入による口腔粘膜炎重症化予防」(37字)などが仮のタイトルとしておける。QOLに焦点をあてるなら，QOLをタイトルに含めてもよい。このように，まずは仮のタイトルをおいて，計画書全体がで

きあがったところで，見直してみよう。

● **副題について**　タイトルが 40 字をこえる場合には，**副題**をつける。その場合には，主題では「テーマ」を，副題では着眼する視点や方法など具体的な内容を示すとよい。上記の場合は，たとえば「化学療法開始前からの口腔ケア導入による口腔粘膜炎重症化予防：5-FU を使用する食道がん患者の事例介入研究」とすることもできる。ただし，副題は論文が公表されたあと，紹介や引用される場合に省略されてしまうこともある。そのため，一文に収まりきるなら，なるべく副題はつけないほうがよいだろう。

2　はじめに（緒言，序論，研究の背景）

　「はじめに」は研究計画書の本文の最初に書かれるものであり，「なぜこの研究を行うのか」という背景を示す。「緒言」「序論」「研究の背景」などとも表現される。

● **「はじめに」の書き方**　「はじめに」は，次のように書き進めていくとよい。

　① **広い視点からの問題提起**　「○○○が問題となっている」というかたちで始める。いつ（When），どこで（Where），誰が（Who），なにを（What），なぜ（Why），どのように（How）問題となっているかという 5W1H を示す。まずは広い視野から述べ，その後今回取り上げようとする話題へと焦点をしぼっていく。

　② **文献レビューを用いながら問題を焦点化**　つづいて，「その一因として△△△があげられ（文献引用），××な現状にある」などと展開していき，問題の焦点化をはかる。今回，取り上げようとする話題について，文献レビューを要約しながら，現在までにわかっていること，わかっていないことを説明する。

　③ **本研究の意義**　最後に「そこで，□□□を行うことで……（以下，目的へとつなげていく）」などと結ぶ。今回の研究の意義について述べる部分である。今回の研究でその問題を明らかにすることで，どのようなよいことが期待できるのか，看護実践や社会にどのように貢献できるのかを書く。

● **記載例**　先ほどの研究例を使うと，「はじめに」は●図 8-2 のようになるだろう。このように「はじめに」では多くの文献を引用し，自分が本研究を計画する根拠を示さなければならない。

◆ 文献の引用について

● **引用とその種類**　**文献の引用**とは，先行研究などの文献で示された見解を論拠として掲載することである。文献中の文章をそのままのかたちで掲載する**直接引用**だけでなく，他者の見解や研究結果などを要約して示す**間接引用**もある。自分のオリジナルな見解でない記述は，出典を明示し引用する必要がある。

近年，食道がんの治療においては，補助療法が確立されつつあり，シスプラチン＋フルオロウラシル（5-FU）による術前化学療法を行ってから根治手術を施行する方法が標準とされている。5-FU の使用に伴う副作用として，口腔粘膜炎や下痢などの消化器症状，吐きけや食欲低下などが問題となっている（文献引用）。なかでも口腔粘膜炎は患者の約 40％ に発症し，頻発する有害事象の 1 つである（文献引用）。口腔粘膜炎を発症すると，痛みや食事摂取量の減少，睡眠障害などがおこり，quality of life（QOL）を著しく低下させることが問題となっている（文献引用）。

化学療法の副作用である一次性の粘膜障害の予防は困難であるが，二次性口腔粘膜炎の発生を予防するための方法として，アズレンスルホン酸ナトリウムが含まれた含嗽剤の使用による口腔内の定期消毒，口腔湿潤剤の使用，口腔ケアによる口腔内細菌の物理的除去などがあげられる（文献引用）。とくに口腔ケアは口腔内の細菌数を減少させる介入としてのエビデンスが示されている（文献引用）。

以上のことから，5-FU を用いた化学療法を受けている食道がんの患者に対して治療開始前から口腔ケアを計画的に実施することは，口腔粘膜炎の重症化を予防し，患者の QOL を向上させる効果が期待できるものと考えられる。

① 広い視点から問題提起を行う。

② 文献レビューを用いながら問題の焦点化を行う。

②-1：具体的な問題点を提示する。

②-2：問題点に対して現在とられている対策を提示する。

③ 本研究の意義を述べる。

▷ **図 8-2　「はじめに」の例と書き方のポイント**

● **直接引用**：引用部分を「　」で囲む。
　例〉佐藤（2015）は，「……である」（p.68）と述べている。
　　　「……である」（佐藤，2015，p.68）。
● **間接引用**：内容を要約して引用する。
　例〉佐藤（2015）は，……と述べている。
　　　……といわれている（佐藤，2015）。

● **出典の示し方**　引用を行った場合は，その部分の末尾（▷図8-2で「（文献引用）」と示されている箇所）に番号または「（引用文献の著者名，発表年）」を示す。直接引用の場合は，引用部分が出典のどこにあるのかを明示するため，記載ページを書きそえる。間接引用の場合は，いくつもの箇所から要約する場合があるため，ページ数は不要である。そして，研究計画書の最後に，引用した文献を列記する。引用文献は，読者がその文献を図書館などで見つけることができるよう，一定のルールに基づいて情報（書誌情報）を示す必要がある。

　出典の示し方のルールは，学問分野によってさまざまである[1]。看護において最もよく使用されるのは，アメリカ心理学会（APA）が発行する論文作成マニュアルに基づいた APA スタイル[2]，アメリカ国立医学図書館が採用するバンクーバー方式である（▷251 ページ，plus「引用文献の提示方法」）。

1）本書の引用文献の示し方は APA スタイル，バンクーバー方式のいずれでもなく，バンクーバー方式に準拠した系統看護学講座独自のルールで示している。
2）看護系学会誌で採用されている文献引用システムには，ハーバード方式とバンクーバー方式がある。APA スタイルは，ハーバード方式の代表例である。

| plus | 引用文献の提示方法 |

i) 引用文献と参考文献

　引用文献とは，文中に引用した文献のことである。参考文献という言葉は引用文献と同じ意味で用いられることもあるが，両者を区別する場合には，文中には引用していないが，書くうえで参考になった文献をいう。論文には参考文献の提示は不要である。

ii) 文献の示し方

　文献の示し方は，さまざまなルールがあるが，看護においてよく使用されるのは **APA スタイル**，**バンクーバー方式**である。次にそれぞれの引用文献の提示の 1 例を示す。ただし引用の形式は，教育機関や雑誌によって定められているため，それに従うことが大切である。

（1）APA スタイルの場合

　本文中の引用文の末尾に，著者名(姓)と発表年を示す。

例〉……と述べている(坂下ほか，1996)。

　そのうえで，研究計画書や論文の最後に，引用文献を列記する。引用文献の示し方は，文献の種類によって次のように定められている。

a. 雑誌からの引用

著者名．(出版年)．タイトル．*雑誌名，巻(号)*，開始ページ-終了ページ．

例〉坂下　玲子，北島　洋子，西平　倫子，宮芝　智子，西谷　美保，太尾　元美．(2013)．中・大規模病院における看護研究に関する全国調査．*日本看護科学会誌，33(4)*，91-97．

b. 書籍からの引用

著者名．(出版年)．*書名(版，ページ)*．出版地：出版社名．

例〉パトリシア　ベナー，パトリシア　フーパー-キリアキディス，ダフネ　スタナード(著)．井上　智子(監訳)．(2012)．ベナー　*看護ケアの臨床知──行動しつつ考えること*(第2版，p.829)．東京：医学書院．

c. インターネットからの引用

著者名．(更新日付)．題名．URL

例〉厚生労働省．(平成 26 年 9 月 11 日)．平成25 年(2013)人口動態統計(確定数)の概況：*人 口 動 態 総 覧*．http://www.mhlw.go.jp/toukei/saikin/hw/jinkou/kakutei13/dl/03_h1.pdf

◎文書の最後での列記の仕方

APA スタイルでは，引用文献を筆頭著者(最初に名前がある著者)の姓(名字)のアルファベット(ABC)順に列記する。たとえば，上のa，b，cの文献は次のように並べられる。

例〉パトリシア　ベナー，パトリシア　フーパー-キリアキディス，ダフネ　スタナード(著)．井上　智子(監訳)．(2012)．ベナー　*看護ケアの臨床知──行動しつつ考えること*(第2 版，p.528)．東京：医学書院．

厚生労働省．(平成 26 年 9 月 11 日)．平成25 年(2013)人口動態統計(確定数)の概況，*人 口 動 態 総 覧*．http://www.mhlw.go.jp/toukei/saikin/hw/jinkou/kakutei13/dl/03_h1.pdf

坂下　玲子，北島　洋子，西平　倫子，宮芝　智子，西谷　美保，太尾　元美．(2013)．中・大規模病院における看護研究に関する全国調査．*日本看護科学会誌，33(1)*，91-97．

（2）バンクーバー方式の場合

　本文の引用箇所に，順に番号をつける。

例〉……という報告がある[1]。

　そのうえで，研究計画書や論文の最後に，番号順に引用文献を列記する。引用文献の示し方は，文献の種類によって次のように定められている。

a. 雑誌からの引用

著者名．タイトル．雑誌名．発行年；巻(号)，開始ページ-終了ページ．

例〉坂下　玲子，北島　洋子，西平　倫子，宮芝　智子，西谷　美保，太尾　元美．中・大規模病院における看護研究に関する全国調査．日本看護科学会誌．2013；33(4)．91-97．

b. 書籍からの引用

著者名．書名．版数．出版地：出版社名，出版年，ページ．

例〉パトリシア　ベナー，パトリシア　フーパー-キリアキディス，ダフネ　スタナード(著)．井上　智子(監訳)．ベナー　看護ケアの臨床知──行動しつつ考えること．第2版．東京：医学書院，2012，p.892．

c. インターネットからの引用

著者名．題名．更新日付．URL，(アクセス日)．

例〉厚生労働省．平成 25 年(2013)人口動態統計(確定数)の概況：人口動態総覧．平成 26年 9 月 11 日．http://www.mhlw.go.jp/toukei/saikin/hw/jinkou/kakutei13/dl/03_h1.pdf，(参照 2015 年 2 月 25 日)．

◎文書の最後での列記の仕方
バンクーバー方式では，引用文献を引用の番号順に列記する。
例〉1）坂下　玲子，北島　洋子，西平　倫子，宮芝　智子，西谷　美保，太尾　元美．中・大規模病院における看護研究に関する全国調査．日本看護科学会誌，2013；33(4)，91-97.
　　2）パトリシア　ベナー，パトリシア　フーパー-キリアキディス，ダフネ　スタナー
ド（著）．井上　智子（監訳）．ベナー　看護ケアの臨床知──行動しつつ考えること．第2版．東京：医学書院，2012，p.892.
　　3）厚生労働省．平成25年(2013)人口動態統計(確定数)の概況：人口動態総覧．平成26年9月11日．http://www.mhlw.go.jp/toukei/saikin/hw/jinkou/kakutei13/dl/03_h1.pdf,（参照2015年2月25日）．

3　研究目的

● **記載例**　この研究で「なにを明らかにしたいか」を書く部分である。研究目的は，たとえば次のような記述になる。

＜研究目的の記載例＞
　本研究の目的は，5-FU を用いた化学療法を受けている食道がんの患者を対象に治療開始前から口腔ケアの介入を実施することが，患者の口腔粘膜炎の程度や患者の生活の質にどのような影響を与えるのかを明らかにすることにある。

● **リサーチクエスチョンを示した例**　このままでもよいが，さらに一歩進めて，次のようにリサーチクエスチョンを示すのもよい。

＜リサーチクエスチョンを示した研究目的の記載例＞
　本研究では，5-FU を用いた化学療法を受けている食道がんの患者を対象に，以下の研究疑問[1]をとくことを目的とする。
1. 治療開始前からの口腔ケアの介入が，口腔粘膜炎の重症化を防ぐ可能性があるか。
2. 治療開始前からの口腔ケアの介入が，患者の QOL を向上させる可能性があるか。
3. 重症化を防げない場合には，なぜ防げなかったのか。

　リサーチクエスチョンを明記すれば，なにを明らかにしたいのかがより明確になる。リサーチクエスチョンは研究計画を考えるうえでの羅針盤となるだろう。

1）英語論文においては「リサーチクエスチョン」という語を用いることが多いが，和文の論文ではまだ少ないため，ここでは「研究疑問」とした。

4　方法

● **方法を書くにあたって大切なこと**　方法の記載で大切なことは，ほかの人が**追試**❶できるように情報を提供することである。研究者が対象者に対して介入を行う場合は，その内容も方法に記す。第三者が追試できるよう正確に書く必要がある。

● **方法の項目に書く内容**　方法の項目に書く内容は，以下の8つである。

　1️⃣ **研究デザイン**　事例研究，質的記述的研究，実態調査研究，相関研究など，今回の研究のデザインを記す。研究デザインの種類は第5章を参照してほしい（◉110ページ）。

　2️⃣ **用語の定義**　用語の定義では，調査で扱われる主要な概念（用語）の具体的な説明を行う。それにより，計画書の読み手が研究者と共通の認識をもち，違った解釈やあいまいな理解をしないようにする。

　3️⃣ **対象者**　対象者の情報として，年齢・性別・人数は書いておく必要がある。このほか，適格条件・除外条件などを書く。**適格条件**とは研究参加者として対象者が満たすべき条件，**除外条件**とは適格条件にはあてはまるが研究対象から除外される場合の条件をいう。

　たとえば，次のように記す。

NOTE

❶**追試**
　同じ方法を使って実験や調査を行うこと。

> **＜対象者の記載例＞**
> 　以下の適格条件を満たす成人患者で，研究者からの研究説明のあと，書面による研究協力の承諾が得られた者5人程度を研究対象者とする。また，本研究では口腔ケアに関する影響を確認するための言語的コミュニケーションが必要となることから，認知症，精神障害がなく，言語による意思疎通が可能である者とする。
> ○適格条件：以下の条件をすべて満たす者を対象とする。
> 　1）食道がんと告知を受けている者
> 　2）5-FU を用いた化学療法を受ける予定の者
> 　3）認知症，精神障害がなく，言語による意思疎通が可能である者
> 　4）主治医によって，本研究に参加して口腔ケアを実施してもよいと判断された者
> 　5）18歳以上70歳未満の者（性別は問わない）
> ○除外条件：以下のうち1つでも該当する場合は対象から除外する。
> 　1）治療開始前より口腔粘膜炎のある者
> 　2）そのほか，重篤な合併症があるなど，本研究参加が不適当と判断される者

　4️⃣ **データの収集期間・場所**　データを収集する期間，データを収集する場所を書く。データ収集場所については，対象者の項目に記されることもある。

　5️⃣ **データの収集方法**（◉156ページ，第6章）　データ収集方法の記述で重要なことは，第三者が読んで，同じ方法を実施できる情報が含まれていること

である。

　たとえば，次のように記す。

＜データ収集方法の記載例＞

※●256ページ図8-3の例の「データ収集方法」を要約したものである。

（1）収集するデータ

　1）対象者の基礎情報

　　年齢，性別，家族構成，職業，がんの状態，治療内容など

　2）口腔状態と口腔粘膜炎の程度の評価

　●口腔状態の評価：Revised Eilers Oral Assessment Guide（ROAG）を使
　　用する。

　●口腔粘膜炎の程度の評価：有害事象共通用語規準v5.0日本語訳JCOG
　　版を使用する。

　3）QOLの評価

　●EORTC QLQ-C30日本語版を使用する。

　4）口腔ケアの実施状況

　　介入前に患者が行っている口腔ケア，介入中の看護師のはたらきかけと
　　患者の反応や口腔ケアの変化，介入後に患者が行うようになった口腔ケア
　　を質的に記述する。

（2）収集方法

　●研究協力の同意が得られたのち，患者のプライバシーが確保できる環境
　　において，ROAGを用いて口腔内の観察を行いEORTC QLQ-C30の記
　　入を依頼する。またカルテより患者基礎情報を転記する。

　●化学療法開始1週間前より，口腔ケアを行う（口腔ケアの具体的な方法
　　はここで述べておく）。研究者は週1回，対象者と面談し，ROAGによ
　　る口腔機能評価を行う。それをもとに口腔ケアのアドバイスをしたり，
　　必要であれば患者とともに口腔ケアを実施する。面談内容は記述する。

　●化学療法終了後，再度対象者にEORTC QLQ-C30の記入を依頼する。

　この例は，口腔状態をEilers口腔アセスメントガイド（ROAG，●表
8-1）❶，口腔粘膜炎の程度を有害事象共通用語規準v5.0日本語訳JCOG版
（CTCAE v5.0-JCOG），QOLをヨーロッパがん研究・治療機構（EORTC）に
よるQOL質問票（EORTC QLQ-C30）[1]の日本語版を使って収集する計画で
ある。このように，できるだけ信頼性・妥当性が保証された既存のスケール
を使うとよい。

　ROAGは口腔内の状態および嚥下機能などを改善の推移がわかるように
点数化して評価する。CTCAE v5.0-JCOGは口腔粘膜炎の程度をグレード1
からグレード5で評価する。EORTC QLQ-C30は，がん患者のQOLをは
かるためにつくられた30の質問から構成される質問票である。

　⑥**介入方法・手順**　具体的にどのような介入を実施するのか，介入の手
順を記述する（研究計画書例，●256ページ，図8-3）。

　⑦**データの分析方法**　例の場合は次のようにまとめられる。

NOTE

❶ROAG

　ROAGは世界的によく
用いられてきたアイラーズ
J. Eilersら（1988）によ
るOAG（oral assessment
guide）にアンダーソンP.
Anderssonら（2002）が改訂
を加えたものである。

1 ）Kobayashi, K. et al：A crossvalidation of the European Organization for Research and Treatment of Cancer QLQ-C30
　　（EORTC QLQ-C30）for Japanese with lung cancer, The European Journal of Cancer, 34：810-815, 1998.

● 表8-1　Eilers口腔アセスメントガイド（ROAG）

カテゴリー	1度	2度	3度
声	正常	低いorかすれた	会話しづらいor痛い
嚥下	正常な嚥下	痛いor嚥下しにくい	嚥下不能
口唇	平滑でピンク	乾燥or亀裂 and/or口角炎	潰瘍or出血
歯・義歯	きれい，食物残渣なし	1)部分的に歯垢や食物残渣 2)むし歯や義歯の損傷	全般的に歯垢や食物残渣
粘膜	ピンクで，うるおいあり	乾燥and/or 赤，紫や白色への変化	著しい発赤or厚い白苔 出血の有無にかかわらず水疱や潰瘍
歯肉	ピンクで引き締まっている	浮腫性and/or発赤	手で圧迫しても容易に出血
舌	ピンクで，うるおいがあり 乳頭がある	乾燥，乳頭の消失，赤や白 色への変化	非常に厚い白苔，水疱や潰瘍
唾液 （口腔乾燥）	ミラーと粘膜との間に抵抗 なし	抵抗が少し増すが，ミラー が粘膜にくっつきそうには ならない	抵抗が明らかに増し，ミラーが粘膜 にくっつく，あるいはくっつきそう になる

（Andersson, P. et al.：*Spec Care Dentist*, 22（5）：181-186，2002による）

＜データの分析方法の記載例＞

　先行研究に示されている化学療法後のEORTC QLQ-C30得点と化学療法前後の得点の比較を行う。化学療法の開始前から治療終了後までの口腔状態（ROAGによる患者の自己評価）と口腔粘膜炎の程度（研究者のCTCAE v5.0-JCOGによる評価）の変化を示し，その変化について口腔ケアの実施状況，口腔粘膜炎に対する患者の自覚症状や対処行動を用いて記述的に分析する。記述的な分析はがん看護の専門家のスーパーバイズを受けながら，事例ごとに行う。これらの分析から，早期口腔ケアの介入が，患者の口腔粘膜炎の程度や患者の生活行動にどのような影響を与えるのかについて検討する。効果が得られない場合には，口腔ケアの実施状況の記述をふり返りながらその要因を検討する。

---

　[8] **倫理的配慮**（● 86ページ，第4章）　倫理的な配慮の記述において大切なのは，「自由意思の尊重」「個人情報の保護」を明示するだけでなく，そのためにどのような工夫をしたかである。とくに以下の点に注意する必要がある。

　①**強制力がはたらかない工夫**　医療者から患者を紹介してもらう場合，上司から対象者を紹介してもらう場合，教員から学生を紹介してもらう場合などは，対象者に強制力がはたらかないような工夫が必要である。研究協力の拒否や中断により対象者が不利益をこうむることはないことを説明するなどが必要である。

　②**研究中に知りえた情報の扱い**　研究者には，研究中に知りえた情報についての守秘義務がある。たとえ主治医など医療者であっても，研究参加者本人の承諾なく他人に伝えてはいけない。伝えたほうがよいと判断した場合は研究参加者にそのことを説明し，承諾を得る。

　③**個人情報の保護**　個人情報を保護するための方法を具体的に記載する。

たとえば，面接する場合はプライバシーを保てる場所で実施する，質問票には氏名を記載しないなどである。

④**得られたデータの取り扱い** 個人情報の保護にも関連するが，たとえば，「○○研究室内の鍵のかかる引き出しで厳重に保管する」など，得られたデータの具体的な保管方法や，「5年間保管したのち，復元不可能なかたちで処分する」など，研究終了後のデータの扱いを明示する。

⑤**研究成果の公表方法の説明** 論文にまとめ学術雑誌に投稿する，ポスターにまとめ学会で発表するなど，予定している公表方法について説明する。

⑥**組織の研究倫理委員会の承認** 倫理審査委員会の承認を得たことを記載する。研究の公表を考えた場合，最近では，教育機関や医療機関などの倫理審査委員会の承認を受けることが必須になってきている。

C 研究計画書の例

ここまで，研究計画書の書式にそって書き方を説明し，1つの研究例をもとに記載例の一部を紹介してきた。最後に，この研究例の研究計画書全体を見本として示す（◯図8-3）。また，専門学校生や学部生でも取り組むことができる研究の計画書の例を◯261ページ図8-4に示す。内科系病棟における看護師の手指衛生に関する実態調査研究である。

【題名】

化学療法開始前からの口腔ケア導入による口腔粘膜炎重症化予防：5-FU を使用する食道がん患者の事例介入研究

【はじめに】

　近年，食道がんの治療においては，補助療法が確立されつつあり，わが国における切除可能な Stage Ⅱ・Ⅲ胸部食道がんに対する治療は，シスプラチン＋フルオロウラシル(5-FU)による術前化学療法を行ってから根治手術を施行する方法が標準とされている[1]。5-FU の使用に伴う副作用として，口腔粘膜炎や下痢などの消化器症状，吐きけや食欲低下などが問題となっているが，なかでも口腔粘膜炎は患者の約40%に発症し，頻発する有害事象の1つである[2]。口腔粘膜炎を発症すると，痛みや食事摂取量の減少，睡眠障害などがおこり，quality of life(QOL)を著しく低下させることが報告されている[3]。また，口腔粘膜炎の重症化は抗がん薬の用量制限毒性となり，化学療法の延期や抗がん薬投与量の減量を余儀なくされ，最終的に生存期間にまで影響を及ぼすことになる。

　化学療法に伴う口腔粘膜炎は，抗がん薬の副作用である粘膜障害によって生じる一次性のものと，口腔粘膜炎の感染防御能の低下や口腔内細菌数の増加による二次性のものの2つに分類される。二次性口腔粘膜炎の要因として，骨髄抑制に伴う免疫機能の低下，唾液腺の組織障害による唾液分泌の低下，食欲不振に伴う栄養状態の悪化，疼痛による口腔清掃の不徹底などがあげられる。口腔粘膜炎の病理学的な進行プロセスとして，第1相の開始期から第5相の治癒期までの「A Five-Stage Process（図：省略）」が提唱されており，口腔粘膜炎の重症化を予防するためには，症状が可逆性の状態である第1相の状態を保つことが重要である[4]。通常，口腔粘膜炎の症状は化学療法の投与開始後数日から10日目ごろに発生することが多い。しかし，粘膜上皮は治療の第1日目から障害を受けており，粘膜障害は目に見えないところで進行しているため，

◯**図 8-3 研究計画書の例①**

口腔内の状態を良好に保つためには治療開始前からの早期的介入が必要であると考えられる。

　二次性口腔粘膜炎の発生を予防するための方法として，アズレンスルホン酸ナトリウムが含まれた含嗽剤の使用による口腔内の定期消毒，口腔湿潤剤の使用，口腔ケアによる口腔内細菌の物理的除去などがあげられる。とくに口腔ケアは口腔内の細菌数を減少させる介入としてのエビデンスが示されている[5]。

　以上のことから，5-FU を用いた化学療法を受けている食道がんの患者に対して治療開始前から口腔ケアを計画的に実施することは，口腔粘膜炎の重症化を予防し，患者の QOL を向上させる効果が期待できる。しかし，早期口腔ケアが化学療法中の口腔粘膜炎の程度や患者の生活行動にどのような影響を与えるのかについては具体的に明らかにされていない。

> **【はじめに】のポイント**
> 　広い話題から徐々に研究テーマとする話題にしぼり込むように示していくとわかりやすい。また問題点について，文献を用いてすでにわかっていることを示し，今回の調査を行う必要性へと結論づけるように，明らかにすべき問題点について徐々に明確化していくとよい。論旨はなるべく単純明快とし，内容が二転三転しないように心がけるとよい。

【研究目的】

　本研究の目的は，5-FU を用いた化学療法を受けている食道がんの患者を対象に治療開始前から口腔ケアの介入を実施することが，患者の口腔粘膜炎の程度や患者の生活の質にどのような影響を与えるのかを明らかにすることにある。

> **【研究目的】のポイント**
> 　「今回の調査でどのようなことを明らかにすることができるのか」が明確に伝わるように記述する。たとえば，「……についての示唆を得ることを目的とする」などのようなあいまいな表現を避ける。また臨床での研究では，「誤薬を減らす」などのような活動目的が書かれることがあるが，研究の目的は，新しい知見を得ることなので，「……を明らかにする」という書き方にしよう。

【方法】

1）研究デザイン

　本研究は前向き事例介入研究である。5-FU を用いた化学療法を受ける 1 週間前から口腔ケアに関する教育介入を行い，患者の口腔粘膜炎の程度や QOL にどのような影響が生じていくのかを記述する。

> **「研究デザイン」のポイント**
> 　この調査がどのようなスタイル（型）なのかを端的に示す。研究デザインが記載されていない場合もあるが，できるだけ記述しておくことが望ましい。

2）用語の定義

（1）早期口腔ケア

　早期口腔ケアとは，化学療法を開始する 1 週間前に受けた教育プログラムに基づき，患者自身が化学療法の開始 1 週間前から終了まで継続的に実施する口腔状態を良好に保つためのすべての行動とする。

（2）重症口腔粘膜炎

　Common Terminology Criteria for Adverse Events v5.0 JCOG 版（CTCAE v4.0-JCOG）[6]の口腔粘膜炎の項目において Grade 3 以上と判定された状態を重症口腔粘膜炎とする。

（3）QOL

　化学療法後の口腔内環境の変化に伴って生じる事象（痛み，食事摂取の困難感，味覚変化，口渇感，口腔内の違和感，会話困難感，睡眠障害など）がありながら，その人らしい生活が送れる程度とする。

> **「用語の定義」のポイント**
> 　この調査で扱われる主要な概念について具体的な説明を行う。研究者と計画書の読み手との間での共通認識を持ち，違った解釈やあいまいな理解をされないようにするために必要な手続きである。

● 図 8-3（つづき）

3)対象者

　　以下の適格条件を満たす成人患者で，研究者からの研究説明のあと，書面による研究協力の承諾が得られた者5人程度を研究対象者とする。また，本研究では口腔ケアに関する影響を確認するための言語的コミュニケーションが必要となることから，認知症，精神障害がなく，言語による意思疎通が可能である者とする。

適格条件：以下の条件をすべて満たす者を対象とする。

　1)食道がんと告知を受けている者

　2)5-FU を用いた化学療法を受ける予定の者

　3)認知症，精神障害がなく，言語による意思疎通が可能である者

　4)主治医によって，本研究に参加して口腔ケアを実施してもよいと判断された者

　5)18歳以上70歳未満の者(性別は問わない)

除外条件：以下のうち1つでも該当する場合は対象から除外する。

　1)治療開始前より口腔粘膜炎のある者

　2)そのほか，重篤な合併症があるなど，本研究参加が不適当と判断される者

> **「対象」のポイント**
> 　調査対象者の母集団としての特徴，年齢層，性別，調査予定人数を記載する。また，適格条件や除外条件についても明記し，どのような対象者からデータを収集するのか明確となるようにする。

4)データの収集期間・場所

データ収集期間：20XX 年4月から20XX 年12月まで

データ収集場所：A 病院消化器内科病棟

> **「データの収集期間・場所」のポイント**
> 　いつからいつまで，どのような場所でデータを収集するのかについて書き示しておく。

5)データの収集方法

(1)収集するデータ

　1)対象者の基礎情報

　　　対象者の基礎情報として，年齢，性別，家族構成，職業，義歯の有無，がんの状態，治療レジメン(抗がん薬の種類，投与量，投与日数)，抗がん薬治療による副作用の発生の有無を収集する。

　2)口腔状態と口腔粘膜炎の程度の評価

　　　口腔状態の評価には Revised Eilers Oral Assessment Guide(ROAG)[6]を使用する。ROAG は口腔内の状態について「声，嚥下，口唇，歯・義歯，粘膜，歯肉，舌，唾液(口腔乾燥)」の8項目を1度から3度の3段階で評価することができる。

　　　口腔粘膜炎の程度の評価には CTCAE v5.0-JCOG[7]を使用する。CTCAE v5.0-JCOG は2009年5月にアメリカ National Cancer Institute のがん治療法評価プログラムが公表した Common Terminology Criteria for Adverse Events(CTCAE)v5.0(CTCAE v5.0)[8]を日本臨床腫瘍グループ(JCOG)が日本語訳したものである。CTCAE v5.0-JCOG は有害事象の1つである口腔粘膜炎の程度を Grade 1(症状がない，または軽度の症状はあるが治療を要さない)から Grade 5(有害事象による死亡)までの5段階で評価することができる。

　3)口腔ケアの実施状況

　　　介入期間中の口腔ケアの実施状況について，今回の教育介入内容を反映させて作成した口腔ケア実施表を用いる。

　4)化学療法中の QOL

　　　化学療法中の口腔状態の変化に伴って生じる自覚症状(痛み，食事摂取の困難感，味覚変化，口渇感，口腔内の違和感，会話困難感，睡眠障害など)の実際について，面談を行い聴取する。また客観的指標として The European Organization for Research and Treatment of Cancer QLQ-C30(EORTC QLQ-

◎図8-3(つづき)

C30)を使用する。EORTC QLQ-C30 は全 30 項目からなる自記式調査票であり，がん患者の QOL を機能面と症状面から評価することができる。

5)口腔粘膜炎に対する患者の対処行動に関する記述

食後の食物残渣除去目的や感染予防目的とは異なる含嗽や食事内容の工夫(さめたものを摂取する，香辛料は控えるなど)のように，化学療法実施前にはみられなかった対象者独自の対処行動について観察を行い記述する。

「収集するデータ」のポイント
研究目的を達成するために必要なデータ項目を列挙する。なんのためにそのデータの収集が必要であるのかを確認し，必要十分な内容とする。

(2)収集方法

1)介入前のデータ収集

研究協力の同意が得られたあと，カルテから対象者の基礎情報を収集する。

2)介入期間中のデータ収集

化学療法開始の 1 週間前に介入を開始し，ROAG による治療前の口腔状態のデータと EORTC QLQ-C30 による QOL のデータを収集する。化学療法開始 1 週間前から化学療法の 1 クール終了日までの期間，研究参加者(以下，参加者)が毎食後につける口腔ケア実施表から，ROAG による口腔状態のデータと口腔ケアの実施状況に関するデータを収集する。介入期間中は，口腔粘膜炎に対する参加者の対処行動について観察を行い，ノートに記述する。調査者は，1 日に 1 回 CTCAE v5.0-JCOG を用いて，参加者の口腔粘膜炎の程度についてデータを収集する。また週に 1 回の面談時に，抗がん薬治療中の口腔状態の変化に関する自覚症状についてのデータを収集するとともに，化学療法中に観察された参加者独自の対象行動に関する参加者の意図と参加者が感じている効果を聴取する。化学療法期間の終了後に再度 EORTC QLQ-C30 による QOL のデータを収集する。

「収集方法」のポイント
データの収集方法では，計画書を読んだ他者にもデータ収集を実施できるよう，具体的に記述する。また必要に応じて，データを正確に収集するための工夫についても記述しておくとよい。

6)介入方法・手順

本研究における介入は教育的介入である。教育プログラムとして，化学療法中に口腔粘膜炎が発生するプロセス，口腔粘膜炎が発生することによる不利益，口腔ケアの効果，望ましい口腔ケアの方法について，パンフレットと実演による知識・技術提供を行う。

1)化学療法開始の 1 週間前に教育プログラムに基づいた知識提供を行う。また，参加者が現在実施している口腔ケアについての聞きとりを行い，口腔内を観察し，口腔状態に問題がないかどうか ROAG を用いて調査者と参加者が一緒に治療前の口腔状態の評価を行う。参加者に実際に口腔清掃をしてもらい，清掃が不十分な点について一緒に確認を行う。

2)参加者には，化学療法開始 1 週間前から化学療法の 1 クール終了日までの期間，毎食後に口腔ケア実施表をつけ，夕食後の口腔ケアが終了してから夜間就寝時間までの間に ROAG による口腔状態の評価を実施してもらうように依頼する。

3)研究者は，週に 1 回対象者と面談を行い，口腔ケア実施表を参考としながら口腔ケアのアドバイスを行う。

「介入方法・手順」のポイント
今回の計画書の研究デザインは「事例介入研究」であるため，どのような介入を行うのかについて示す。介入に複雑な手続きが含まれる場合には「介入手順」として経時的に詳しく書き記す。

7)データの分析方法

先行研究[9]に示されている化学療法後の EORTC QLQ-C30 得点と化学療法前後の得点の比較を行う。化学療法の開始前から治療終了後までの口腔状態(ROAG による参加者の自己評価)と口腔粘膜炎の程度

（研究者の CTCAE v5.0-JCOG による評価）の変化を示し，その変化について口腔ケアの実施状況，口腔粘膜炎に対する参加者の自覚症状や対処行動を用いて記述的に分析する。記述的な分析はがん看護の専門家のスーパーバイズを受けながら，事例ごとに行う。これらの分析から，早期口腔ケアの介入が，参加者の口腔粘膜炎の程度や参加者の生活行動にどのような影響を与えるのかについて検討する。効果が得られない場合には，口腔ケアの実施状況の記述をふり返りながらその要因を検討する。

「データの分析方法」のポイント
　統計学的手法を用いて分析を行う場合には，どのようなデータに対してどのような方法を用いて分析を行うのかについて示す。また，質的な分析を行う場合には，その分析の信憑性を担保するための手続きについても記載する。

【倫理的配慮】

（1）研究協力の任意性と撤回の自由

　本研究への参加は強制ではなく，対象者の自由意思で決定される。また，同意が得られない場合においても不利益になるようなことはなく，本研究に参加をしなくても，対象者に行われる治療にかわりはない。同意をしたあとでも，対象者が不利益を受けることなくいつでも撤回することができる。その場合，対象者から得られた情報も破棄する。ただし，研究成果が公表されたのちに同意の撤回を求められた場合はその限りではない。

（2）研究参加への強制力がはたらかない工夫

　研究に対するインフォームドコンセントを行う場合には，調査者が研究協力の依頼に訪問してもよいかどうかについて研究協力病院の担当医が対象者に確認をする。この際，担当医による研究参加への強制力がはたらかないように，調査者が訪問することの可否のみを確認してもらう。訪問の了承が得られた場合に調査者が訪問を行い，研究概要に関する説明を口頭ならびに文書で十分に行ったのち，自筆による研究参加の同意を得る。

（3）研究中に知りえた情報の扱い

　調査中に知りえた情報は，参加者以外の第三者には口外しない。医師や看護師などに伝えることが望ましいと考えられた情報については，必ず参加者や家族の了承を得たうえで報告を行う。

（4）個人情報の保護と得られたデータの取り扱い

　調査中は参加者のプライバシーに配慮し，面談はベッドサイドではなく病棟の面談室で実施する。調査中に参加者から知りえた情報については，個人の特定が困難となるように匿名化を行う。情報はオフラインのパソコンで処理を行い，得られたデータは外部媒体に保存して鍵つきの引き出しで管理する。またデータは研究成果を公表したのちに破棄する。

（5）研究成果の公表方法の説明

　この調査によって得られた研究成果は，匿名性をまもったうえで学会や学術雑誌で公表する。

【倫理的配慮】のポイント
　人を対象とした研究調査を実施するにあたり，倫理的配慮の項目では研究者が対象者の尊厳および人権をまもるために，予想される不利益に対して必要な措置がきちんと講じられていることを示しておく必要がある。また，参加者の協力によって得られる知見（研究結果）を公表するための手続きについても記載しなければならない。

【参考文献】

　（省略）　※実際の論文では，上の 1)〜9)の箇所に引用した文献の一覧をここに示す。

▶ 図 8-3（つづき）

【題名】
内科系病棟における看護師の手指衛生に関する実態調査

【はじめに】
　入院中の患者は疾病や栄養状態などの影響を受け，感染症に罹患しやすい状態にあることが多い[1]。入院中に発症する感染症は院内感染とよばれ，院外から病原体がもち込まれ，その病原体が入院患者へと伝播することで発生する[2]。感染症が伝播する経路として，接触感染，飛沫感染，空気感染などがあり[3]，院内感染を予防するためには，これらの感染の経路で病原体を伝播させないことが重要である。標準予防策（standard precautions）は，すべての患者に対して標準的に行う疾患非特異的な感染予防策である[4]。なかでも手指衛生は，医療関連感染を減らすための最も重要な手段である[5]。
　世界保健機関（WHO：World Health Organization）は「医療における手指衛生についてのガイドライン」を公開し，①患者に触れる前，②清潔/無菌操作の前，③体液に曝露された可能性のある場合，④患者に触れたあと，⑤患者周辺の環境や物品に触れたあと，の5つのタイミングで手指衛生を行うことを求めている。また，このガイドラインでは手指衛生の基本としてアルコール性の擦式手指消毒剤を推奨し，流水による手洗いは肉眼的なよごれや体液の付着時などに必須であるとしている[6]。
　内科病棟では，抗がん薬治療など，免疫機能が低下している患者が入院しており，感染予防対策の徹底が求められている。しかし，実際には急がなければならないケアを優先するあまり，必要とわかっていても手指消毒が徹底されていない現状がある[7]。医療従事者の手指衛生行動を観察した研究では，医療施設全体の手指衛生実施率は約20%であり，病棟別では内科が約17%，外科が約4.3%，ICUが約69%であったと報告されており[8]，手指衛生の実施率が低いことが課題となっている。
　病棟での手指衛生の実施率を高めるために，定期的な強化週間の設定や講習会の開催，ポスター掲示などによる周知活動，アルコール性手指消毒剤の使用状況のモニタリングを通した手指衛生の実施状況の評価などが行われている[9]。これらの取り組みは手指衛生の実施率向上に効果を上げていると考えられるが，感染経路を遮断できるような適切なタイミングで手指衛生ができているかについては明らかになっていない。易感染状態にあるような患者を院内感染からまもっていくためには，適切なタイミングで手指衛生を実施することが重要であり，病棟の看護師がどのように手指衛生を実施しているのか，その実態を明らかにすることができれば，院内感染を予防するためのより効果的な方略につながると考えられる。

> **【はじめに】のポイント**
> 　広い話題から徐々に研究テーマとする話題にしぼり込むように示していくとわかりやすい。また問題点について文献を用いてすでにわかっていることを示し，今回の調査を行う必要性へと結論づけるように，明らかにすべき問題点について徐々に明確化していくとよい。論旨はなるべく単純明快とし，内容が二転三転しないように心がけるとよい。

【研究目的】
　内科病棟の看護師がどのようなタイミングでどの程度，どのような手指衛生を実施しているのかを明らかにする。

> **【研究目的】のポイント**
> 　研究目的では，リサーチクエスチョン（この事例であれば「病棟の看護師は手指衛生をどのように実施しているか」）を反映させ，今回の調査で実際に明らかにできることが明確となるように記述する。たとえば「……についての示唆を得ることを目的とする」などのようなあいまいな表現は避ける。また，研究目的として「誤薬を減らす」などのような活動目的が書かれていることもあるが，研究の目的は新しい知見を得ることなので，「……を明らかにする」という書き方にしよう。

【方法】
1）研究デザイン
　本研究は前向きの実態調査研究である。手指衛生のタイミングや実施の有無，実施方法に着目して，内

○図8-4　研究計画書の例②

科病棟に勤務する看護師の手指衛生の実態を記述する。

2）用語の定義

・手指衛生

　勤務中に流水もしくはアルコール性擦式手指消毒剤を用いて，手に付着したよごれなどの有機物および一過性微生物を取り除くこと。

・手指衛生のタイミング

　医療における手指衛生についてのガイドラインで提唱されている 5 つのタイミングに，仕事開始時（勤務の開始時と食事休憩後），仕事終了時（食事休憩前と勤務終了時）を追加した 7 つのタイミング。

> **「用語の定義」のポイント**
> 　この調査で扱われる主要な概念について具体的な説明を行う。研究者と読み手との間での共通認識をもち，違った解釈やあいまいな理解をされないようにするために必要な手続きである。

3）対象者　A 病院内科系病棟に勤務しているすべての看護師

4）調査期間　20XX 年 8 月から 20XX 年 10 月

> **「対象者・調査期間」のポイント**
> 　調査対象者の母集団としての特徴と，実際にデータを収集する標本集団の特徴がわかるように記述する。実際に調査が可能な対象をイメージし，どれくらいの期間をかけて調査を行えば必要なデータが収集できるかを計画する。

5）収集するデータ項目

> **「収集するデータ項目」のポイント**
> 　収集するデータ項目を決める際には，どのようなデータが集まればリサーチクエスチョンの答えを提示できるのか，そのデータは言葉なのか数値なのか，どんな単位なのかなど，実際に収集される情報を具体的にイメージし，項目の過不足を検討するとよい。

（1）基本データ

　対象看護師の年齢区分，臨床経験年数区分

（2）手指衛生行動に関するデータ

　手指衛生の機会，手指衛生実施の有無，手指衛生の実施方法（流水による手洗い，アルコール消毒），手指衛生のタイミング前後のケアや業務内容

6）同意の取得方法

　本調査は，A 病院倫理審査委員会の承認を受けてから実施する。看護師長の許可を得て，日々の病棟カンファレンスの終了時に 5 分間の説明時間を設定し，研究の概要について病棟看護師に依頼文書を用いて説明する。説明の終了後に同意書と郵送用の封筒を渡し，期間内に同意書が提出された看護師を調査対象とする。また，調査の実施にあたっては，入院中の患者にも文書を用いた研究の説明を行う。

7）データの収集方法

　研究協力が得られた看護師に ID をふりあて，データは ID で管理する。調査者は昼勤務の看護師 1 名に同行し，勤務時間帯を通した継続的なケアや業務の観察を行う。また，観察中に発生する手指衛生の機会，手指衛生実施の有無，手指衛生の実施方法について，情報シート（資料 1*）に記録する。1 勤務の観察時間は，出勤時にナースステーションに入ってから，勤務を終了してナースステーションを出るまでとする。休憩時間中（休憩のためにナースステーションを出て，再び戻って来るまでの時間）は観察を中断する。調査は協力が得られた看護師 1 人につき 1 回実施する。すべての観察調査を終えた時点で，ID 表はシュレッダーにかけて破棄する。

> **「データの収集方法」のポイント**
> 　データの収集方法では，計画書を読んだ他者でもデータ収集が遂行できるよう，具体的に記述する。また，必要に応じて，データを正確に収集するための工夫についても記述しておくとよい。

＊　資料 1 は本例では省略。

○**図 8-4（つづき）**

8) データの分析方法

　　ケアや業務の観察情報を指導教員と学生で分析し，7つの手指衛生のタイミングを同定して，手指衛生の機会数をカウントする。次に，タイミング別の実際の手指衛生実施回数を実施方法ごとにカウントする。以下の計算式に基づき，手指衛生の機会の発生割合と手指衛生実施率を計算する。

・手指衛生の機会の発生割合＝タイミング別の手指衛生の機会数/全体の手指衛生の機会数×100（%）
・手指衛生実施率＝手指衛生実施回数/タイミング発生回数×100（%）

> **「データの分析方法」のポイント**
> 　統計学的手法を用いて分析を行う場合は，どのようなデータに対してどのような方法を用いて分析を行うのかについて示す（表7-4，216ページ）。今回の計画は実態調査であり，変数間の分析は行っていない。たとえば臨床経験区分で群間比較を行うこともできるが，むやみに統計にかけてしまうと不要な結果が生まれ，論文の首尾一貫性がそこなわれることもある。リサーチクエスチョンをとくという観点から，必要な分析を考えて分析計画をたてることが重要である。

【倫理的配慮】

(1) 研究協力の任意性と撤回の自由

　　本研究への参加は強制ではなく，対象者の自由意思で決定され，同意が得られない場合においても不利益が生じることはなく，通常の勤務環境が保証される。また，同意をしたあとでも同意を撤回することができる。その場合，対象者から得られた情報は破棄する。ただし，すべての研究参加者の調査が終了し，ID表が破棄されたあとは，個人の特定ができなくなるため取得した情報の破棄は不可能である。

(2) 研究参加への強制力がはたらかない工夫

　　同意書はその場で回収せず，後日に郵送することで研究参加への強制力を回避する。また，期間内に同意が得られなかった看護師に対して，再度の研究参加の催促は行わない。

(3) 研究中に知りえた情報の扱い

　　調査中に知りえた情報は，研究者と研究参加者以外の第三者には口外しない。

(4) 個人情報の保護と得られたデータの取り扱い

　　調査の実施にあたり，病室内で観察を行う際には必ず患者の許可をとり，許可されない場合は病室の前で待機する。観察中はケアや業務が阻害されないように留意し，患者の個人情報は取得しない。研究データはIDで管理し調査中に看護師個人の特定につながる情報は取得しない。すべての観察調査を終えた時点でID表は破棄し，調査データは病棟の看護師休憩室内に設置した鍵つきの引き出しで保管する。電子化データは外部媒体に保存し，オフラインのパソコンで取り扱う。研究データは研究成果を公表したのちに破棄する。

(5) 研究成果の公表方法

　　この調査によって得られた研究成果は，匿名性をまもったうえで院内研究発表会や学会で公表する。

> **【倫理的配慮】のポイント**
> 　人を対象とした研究調査を実施するにあたり，倫理的配慮の項目では研究者が対象者の尊厳および人権をまもるために，予想される不利益に対して必要な措置がきちんと講じられていることを示しておく必要がある。また，対象者の協力によって得られる知見（研究成果）を公表するための手続きについても記載しなければならない。

【参考文献】

　（省略）　※実際の研究計画書では，上の1)～9)の個所に引用した文献の一覧をここに示す。また，資料や研究協力依頼書，同意書などを添付しておく。

図8-4（つづき）

column　研究のヒント④　あなたの研究計画書，ここが足りない！

【ケース1】思いつきで進めてしまう。

　「研究をしよう」となった際，ありがちなのは，「どうしてそのリサーチクエスチョンが重要か」「それをとくにはどうすればよいか」と追究するのではなく，「これならできそう」という思いつきに飛びついてしまうことだ。たとえば「口腔がよごれている」なら「歯みがき！」というように。なぜ，口腔はよごれるのか，もしかしたら疾患によって唾液の分泌が低下しているのかもしれないし食生活に問題があるかもしれない。問題をひもとき，周辺の状況をよく把握したうえで最良の解決方法を考えよう。

→この状態を解決するためには，文献をよく読んだり，専門知識がある人に助言してもらおう。

【ケース2】説明が足りない。

　あなたは自分のリサーチクエスチョンとそれに解を与える研究方法を繰り返し考えてきた。多くの文献を読み，研究計画書を何回か書きなおした。そして，ある研究方法にたどりつき，研究計画書を完成させた。しかし提出された研究計画書を指導教員が読んでみると，なぜそのような研究方法を選んだのかが説明されていない。こんなケースがよくある。

　書いている本人にとっては，自分の思考過程のなかで築いてきたものであるので，十分な理由があるのだろう。多くの前提があって今回の研究方法に行きついたわけである。しかし，その過程を知らない読者にとっては説明が不十分ということは多い。

→この状況を解決するためには，研究計画書を提出する前に，はじめてそれを読む人の気持ちになって見直してみること，友人に読んでもらいわからない点を教えてもらうこと，そして，できるだけの努力をしたうえで教員の助言をあおぐことなどが必要である。

【ケース3】どのように分析を進めてよいかわからない。

　筆者は，臨床で働いている卒業生に「とりあえずデータをとったのですが，どうしたらよいですか」との質問を受けることがある。「それは計画したあなたにしかわからない」と言いたい気持ちを抑え，「リサーチクエスチョンはなんだったの」と聞く。

　このようなケースでは，研究計画書が再現可能なように詳しく書き込まれていないことが多く，計画の段階でどのように分析し，結果が導かれるか具体的に考えられていない場合が多い。研究計画書は，第三者がその研究を再現できるように具体的な研究の実施方法が記載され，その結果がイメージできる必要がある。

→この状況を解決するためには，計画の段階で，研究実施とその結果の表記をシミュレーション（模擬的に想定）してみることが必要だ。量的研究であれば，数値を入れるばかりになった結果の表を書いてみよう。質的研究の場合，インタビューガイドや観察項目を書き，実際の場面を想定してみよう。

第 9 章

研究を伝える
——学会発表・論文作成など

本章の目標	□ 研究成果をまとめることができる。
	□ 研究成果の公表方法を理解する。
	□ 研究成果を論文にまとめて投稿する意義を理解する。
	□ 論文の構成と書き方を理解する。

　研究結果は，公表してはじめて意味をもつ。研究の対象者になってくれた人は，その研究が誰かの役にたち，世の中のためになると思うからこそ，自分の時間を割き，ときには負担になりながら，研究に協力してくれる。そのため，倫理的な観点からも，研究成果は学会で発表し，論文にまとめて投稿し，多くの人に伝えなければならない。

　看護学生が卒業論文などで行う看護研究は，基礎教育の一環として実施されるものであり，その発表は，ゼミや学内など限られた場にとどまるかもしれない。病院の看護部が教育研修の一環として行う看護研究も，院内発表会などでの発表にとどまるかもしれない。しかし皆さんにはそれだけにとどまらない研究を行い，ぜひ学会に積極的に参加し，研究成果の発表を目ざしてもらいたい。まずは学会に参加して，そのような世界があることを知り，それぞれの専門分野についてさまざまな研究が進められている様子を体感してほしい。

A　研究成果をまとめる

　研究成果は，研究発表会や学会の場では口頭発表（口演）やポスター発表（示説）などの方法で発表される。しかし，自分の研究成果が活用されるためには**論文**というかたちにすることが不可欠である。研究は論文にまとめてはじめて完成するといえる。

● **論文の構成**　論文は，次のような構成をとる。詳しくは B 節③「研究論文の投稿」で示す。

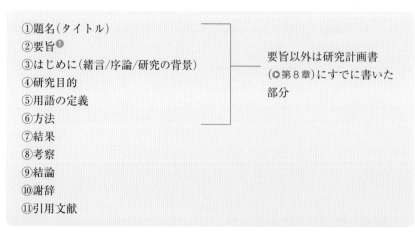

①題名（タイトル）
②要旨❶
③はじめに（緒言/序論/研究の背景）
④研究目的
⑤用語の定義
⑥方法
⑦結果
⑧考察
⑨結論
⑩謝辞
⑪引用文献

要旨以外は研究計画書
（◯第8章）にすでに書いた
部分

■ NOTE

❶要旨
　アブストラクト abstract ともいう。論文の目的から結論までを簡潔（通常400〜600字）に記述したもので，題名とともに論文の顔となる部分である。論文の「まとめ」ではなく，最も重要かつ伝えたい内容を短い文章であらわす。なお，アブストラクトは抄録とも訳されるが，本書では論文中に示す場合は要旨に統一する。

　「要旨」以外の①〜⑥はすでに研究計画書にまとめたため，それをいかして書くことができるだろう。ただし，研究はすでに実行されたので過去形で書き直す必要がある。残りの⑦〜⑪のうち，論文の核心ともいえる重要な部分は結果と考察である。これらを書ければ，論文はほぼ完成する。そこで，この章では最初に，研究結果と考察のまとめ方について説明する。

　結果と考察は，論文に限らず，どのような発表の方法をとるにせよ必ず求められる部分である。自分の研究成果が多くの人に伝わるか，活用されるかは，この2つの部分のまとめ方にかかっているといえる。

1 研究結果の書き方

1 研究結果の内容・構成

● **方法に対応する**　結果は方法に対応し，方法で示したデータ分析を行った結果を順に述べるものである。事実のみを書き，解釈（自分の考え）は書かない。解釈は次の考察に書くものである。

● **提示の流れ**　結果の提示の仕方は質的研究と量的研究で異なり，それぞれに基本的な流れがある（●図9-1）研究はリサーチクエスチョンに答えるために行われるので，リサーチクエスチョンへの解答が伝わるように工夫することが必要である。また，結果で記述していない内容を考察で論じることはできないことに注意する。すなわち，考察したい内容は，結果で詳細に示しておく必要がある。

　なお，質的研究においては，●図9-1 に示した流れに限らず，多様なかたちがとられている。「結果と考察」というかたちで両者を一括して示す方法もとられる。しかし，まずは結果と考察を分けて書く努力をしよう。

2 研究結果を書くときの注意点

◆ 質的研究・量的研究に共通する注意点

　①**重要な点はすべて本文中に文章で示す**　量的研究では図や表，質的研究では生データ（対象者の話した言葉など）などを活用するが，それはあくまでも文章の説明の補助手段であり，読者に伝えたい大切なことは文章で示す。「結果は表1に示した」などと図や表を参照させるだけで終わりにしてはならない。「表1に示すように……である」などと，図表の重要な内容やポイントを文章で本文中に示す。

　②**方法や結果は過去形で書く**　研究がすでにすんだ結果をまとめたものであるから過去形にする。

　③**見出しをつける**　ただ文章を続けるだけでなく，内容のまとまりごとに見出しをつけわかりやすく示す。

　④**データ収集方法で示した項目ごとの結果を示す**　紙面の関係で全部を示せないときは，その概要を文章で示す。

質的研究の結果の提示の流れ	量的研究の結果の提示の流れ
【1】対象者の概要(対象者の属性など基本的な情報)を説明する。	【1】対象者の概要(対象者の属性など基本的な情報)を説明する。
【2】抽出されたカテゴリやテーマを用い,全体像を説明する。	【2】主要な(測定)項目の記述統計(頻度,平均値,標準偏差など)を示す。
【3】それぞれのカテゴリやテーマごとの内容を詳細に記述する。	【3】主要な(測定)項目の推測統計を示す。
※インタビューや観察したデータを引用して説明する。	※図表を活用して上記をわかりやすく示すように工夫する。

◉図9-1 研究結果の提示の流れ

◆ 質的研究における注意点

　①ストーリーラインを明示する　質的研究では,新しい意味や意義の発見が重要である。新しく見いだしたストーリーラインが浮きたつような記述にする。ストーリーラインとは「話の流れ」のことであり,分析して見いだしたカテゴリやテーマをつむぎ,新しくわかったことを記述した全体像をいう。

　②生データを引用する　質的研究のデータとしては,インタビューの語りを文字におこしたデータ,観察して記述したデータなどがある。質的研究においては,結果を導いたデータを示し自分の解釈を裏づけるために生データ❶の抜粋を適切な箇所に挿入する。伝えたい内容を最もあらわす典型例を選び,断片的にならないように,かつ長すぎないように心がける。引用は「　」でくくられることもあるし,斜体で示されることもあるが,いずれにせよ,どこが引用箇所なのかがわかるように示す。下に例を示す。

> 〈生データの示し方の例〉「　」は対象者が語った言葉を示す。
> Aさんの「はじめは困りました。お父さん,どうしたんだろうって。私の顔がわからないんですよ。(中略)『違うー違うー』ってどなりだすし。本当に途方に暮れました。」という言葉が示すように……(以下略)

◆ 量的研究における注意点

　①表現の正確性に注意する　量的研究ではとくに正確な表現を心がける。たとえば「高い」「低い」などと程度を述べる場合には,「なにと比較して高いのか」などと,比較対象や基準を必ず示す。

　②検定の結果を本文中に明記する　量的研究では統計学的仮説検定(以下,検定)を行うことが多いが,その結果は本文中に明記する。次の例に示すよ

▭NOTE

❶生データ
　収集あるいは記録したままで加工していないデータをいう。質的研究では,インタビューであれば相手の話をそのまま文字におこしたデータ,観察であれば実地でまとめた記録(フィールドノート)などが該当する。

うに「なにとなにを，どの手法により検定（比較）したか」がわかるように明記したほうがよい。

〈検定結果の示し方の例〉

「A群とB群の体重の平均値間に差があるか，対応のない t 検定を行ったところ有意差がみられた（$t(60) = 2.241$，$p < 0.05$）。」

「A群とB群の体重の平均値間に差があるか，対応のない t 検定を行ったところ有意差はみられなかった（$t(60) = 1.002$, n.s.[1]）。」

※（　）内は，検定結果の具体的な情報である。

※n.s.（not significant）は有意差がみとめられなかったことを示す。

NOTE

❶ **検定統計量の記載**
　有意差がみられない場合は，検定統計量の記載は省かれることが多い。

❷ **統計の記号や数字の示し方**
　統計の記号や数字の示し方は投稿する学術雑誌によって異なるので指示にそって記載する。

検定結果は，上の（　）内のような具体的な情報を文中または表中に記載することが望ましい。そうすれば，読者はその結果が本当に有意であるのか検討できる。以下にその書き方を示す[2]。

① **t 検定の場合**　t（自由度）＝ t 統計量，有意確率

例〉 $t(60) = 2.241$，$p = 0.029$

② **カイ2乗（χ^2）検定の場合**　χ^2（自由度，n ＝対象者数）＝ χ^2 統計量，有意確率（有意差がみられないときは，n.s. と記載する）

例〉 $\chi^2(2, n = 80) = 1.325$，n.s.

③ **相関分析の場合**　r（対象数）＝ピアソンの相関係数，有意確率

例〉 $r = 0.57$，$p = 0.004$

※スピアマンの順位相関係数を示す場合は r ではなく rs または ρ（ロー）が使われる。

④ **分散分析の場合**　F（分子の自由度，分母の自由度）＝ F 統計量，有意確率

例〉 $F(2, 50) = 8.032$，$p = 0.001$ 未満

検定結果は，7章で述べたように5%未満（$p < 0.05$），1%未満（$p < 0.01$），0.1%未満（$p < 0.001$）と示してもよい。しかし，最近ではコンピュータの統計解析ソフトにより直接有意確率を求められるので，$p < 0.05$ といった表現ではなく $p = 0.042$ と確率値を示すことがすすめられている。

2　考察の書き方

● **考察の要素**　**考察**は，今回の結果と先行研究（文献レビュー）を考え合わせ，リサーチクエスチョンへの解答を論じる部分である。つまり，考察に書くことができるのは，次の3種類の記述となる。

1）今回の結果
　本研究では……という結果であった。

2）文献からの知見（文献を明示する）
　△△ら（2008）は，……と述べている。

3）1）と2）をふまえた研究者の考え
　これらを考慮すると，……であると考えられる。

このように考察では，今回の研究結果だけではなく，そのことに関連するほかの研究結果も提示して論理を組みたてていく。このときに注意しなければならないのは，記述内容が今回の研究結果から示されたことなのか，ほかの研究結果で示されていることなのか，自分が推論していることなのかを区別して書くことである。そうしなければ，読者はなにが今回の研究で明らかになったことなのかがわからなくなってしまう。その記述の根拠はなにであるのかを明確に示して書こう。

また，通常は1つの結果だけについて論じることは少なく，いくつかの結果をふまえて論じることになるだろう。その場合，ひとまとめにして論じるよりも，結果のパートと同様にいくつかの項目に分けて論じたほうが書きやすく読みやすい。たとえば，結果をふまえ，伝えたい柱（項目）を3つ程度たてて書くとよい。

そのうえで，通常は最後に「今回の研究の限界と今後の課題」を記述する。これは，自分の研究における弱点と改善点をあげる作業と考えればよい。どのような工夫がなされればもっと根拠のある知見を生み出すことができるかという情報は，論文を読んで新しい研究を始めようとしている人々に有益となる。

● **注意点**　考察を書く際は次の点に注意して，論理的な齟齬がないように記述しよう。

(1) 結果で示したことに関して論じる。考察で論じたい内容は必ず結果で示しておく。
(2) 結果との記述の重複はできるだけ避け，簡潔に要約する。
(3) 研究目的と関係しないことは書かない。
(4) 意見や主張はあくまで，今回の研究結果と文献から論理的に推論できる範囲とする。飛躍した考えは書かない。
(5) 感想・反省・決意などは書かない。
(6) 結果と先行文献を論理的につなげ，結論を導く。

B　研究成果を伝える

1　報告書作成と学内・院内発表

研究は，自分が明らかにしたことを他者と共有し，学術知識や実践知識を発展させることを目的に行われるものである。したがって研究成果の報告は，研究を完結させるために必要不可欠なことである。

報告を行う対象としては，まず，研究に協力をしてくれた調査対象者，学校や病院などの協力機関が想定される。所属する施設によっては，学内や院内で開催される発表会の場で報告することも考えられる。また，研究を推進するために資金を得ていた場合には，その資金を用いてどのような活動を行

い，どのような成果を得たかについて資金の提供もとに報告する義務がある。その後のさらなるステップアップとして学会での発表，最終的には学術雑誌への論文の投稿が考えられる。

1 研究協力者への報告書

患者や施設職員などの研究協力者は，自分が参加した調査の結果に少なからず関心をいだいている。とくにその成果が協力者に有益な情報をもたらすかもしれないのであれば，可能な限り成果を還元させることが望ましい。

研究協力者に成果報告を行う場合，その内容は専門家でなくても理解できるものでなければならない。たとえば調査対象となった患者に向けた報告書であれば，専門用語は可能な限り避け，わかりやすい言葉を用いて簡潔に表現する。また，グラフや表，イラストなどを用いて視覚的に見やすくする工夫があるとよい。研究成果の公表方法としては，各協力者に報告書を作成して郵送したり，web サイトなどを用いて公表したりすることも行われている。

2 学内発表

学内発表を行う場合，成果を報告する対象は学内の教員や学生であろう。したがって，その目的は新たな知見の公表だけではなく，看護研究という一連のプロセスの実践を通して学んだ成果を示すことにも力点がおかれる。

発表を行う際には，文献検索，リサーチクエスチョンの設定，研究計画の策定，データ収集，分析のときどきにおいて「どのような工夫をしたか」「どのような点がうまくいかなかったか」を示すほか，「発表内容は興味がかきたてられるものであったか」「全体的に内容は伝わりやすかったか」などの視点でディスカッションができるようにするとよい。そのような工夫があれば，参加者も「自分であれば，どのように調査をするだろうか」「どのように発表するだろうか」という考えをもって発表の成果を共有することができる。

3 院内発表

院内発表を行う場合，研究テーマの多くは実際にその病院で実践している看護に深くかかわる内容であることが多い。また，参加者は院内で従事している医療者であることが想定される。したがって院内発表では，研究成果が実際の看護に対してどのように寄与できるかという観点から研究成果を報告することが望ましい。自分の研究成果が「具体的にどのような場面で役にたつか」「実践するためにどのような環境が必要か」「実践するうえでの注意点」などについてプレゼンテーションを行い，参加者とより具体的なディスカッションを重ねることが大切である。

2 学会発表

● **学会とは**　**学会**とは，同じ学術分野に属する研究者が知識や情報の交換，研究成果の発表を行うために組織された団体の名称である。看護分野においても，各専門領域に対応したさまざまな学会が組織されている。学会発表は，学内発表や院内発表とは異なる公的な場での成果発表である。学会には専門的な知識を備えた人々が参加しているため，学会で発表することを通して，学術的な側面からさまざまな意見を得ることができる。

● **学会の選択**　どの学会で発表するかについては，共同研究者や研究指導者と相談しながら，自分の発表テーマと学会の運営主旨が一致するところに決めるとよい。また，基本的に学会が開催する学術集会は年に1回であることから，自分の発表時期に合った学会を選択することも大切である。看護系学会をさがす参考として，日本看護系学会協議会の会員学会を ●**表 9-1** に示す。日本看護系学会協議会の web サイトでは，おもな看護系学会の web サイトがリンクされているので，学会をさがすときの参考にするとよい。

● **学会発表を行うために必要な準備**　通常，学会で発表を行うためには，その学会の会員になっておく必要がある。そして，あらかじめ学会に**演題登録**を行わなければならない。演題登録は，学会のホームページからオンライン登録を行う場合が多い。演題登録は期間が定められており，通常は学術集会が開催される数か月前には締め切られてしまうため，早めの準備が必要である。登録時に必要な情報は，発表者と共同発表者の氏名，所属，学会の会員番号，抄録(後述)，キーワードなどである。学会での発表方法は，おもに**口演発表(口頭発表)**と**ポスター発表(示説発表)**の2つがあり，登録の際に発表方法の希望を問われることが多い。

1 抄録の作成

● **抄録とは**　抄録は**アブストラクト** abstract あるいは**会議録**ともよばれ[1]，その研究の「背景(目的)，方法，結果，考察，結論」を項目ごとにわかりやすくまとめたものである。学会発表においては，参加者が研究の大まかな内容を把握するために抄録の作成が求められる。

● **抄録の内容**　演題登録後，抄録の内容に対して**査読** peer review❶が行われ，演題の採否が決定される。そのため抄録は，倫理的配慮を含めた一定の研究手順がきちんとふまれていることが査読者に伝わるように記述する必要がある。抄録には字数制限が設けられているため，限られた字数内で研究の概要を伝えることが求められる。抄録を作成するうえで重要なポイントを ●**表 9-2** に示す。

　①研究タイトル　研究タイトルは，「どのような問題について，どのよう

NOTE

❶**査読**
　研究成果が発表にふさわしいかどうかの審査

---

1) 前述のとおり，論文の構成項目の1つである「要旨」もアブストラクトあるいは抄録とよばれる。抄録は原文から必要な部分だけを書き抜いた記録であり，論文と切り離して単独で示す場合に使われることが多い。そのため，ここでは学会発表などで使われるものを抄録と表記するが，提出先の投稿規定に合わせてほしい。

◉**表9-1　日本看護系学会協議会会員学会**（2022年11月1日現在，合計48学会）

• 公益社団法人　日本看護科学学会	• 日本看護教育学学会
• 一般社団法人　聖路加看護学会	• 日本看護診断学会
• 一般社団法人　日本がん看護学会	• 日本看護福祉学会
• 一般社団法人　日本看護学教育学会	• 一般社団法人　日本看護倫理学会
• 一般社団法人　日本看護管理学会	• 日本看護歴史学会
• 一般社団法人　日本看護研究学会	• 一般社団法人　日本災害看護学会
• 一般社団法人　日本救急看護学会	• 一般社団法人　日本在宅ケア学会
• 一般社団法人　日本クリティカルケア看護学会	• 日本手術看護学会
• 一般社団法人　日本公衆衛生看護学会	• 日本新生児看護学会
• 一般社団法人　日本循環器看護学会	• 一般社団法人　日本腎不全看護学会
• 一般社団法人　日本小児看護学会	• 日本生殖看護学会
• 一般社団法人　日本助産学会	• 日本赤十字看護学会
• 一般社団法人　日本精神保健看護学会	• 一般社団法人　日本難病看護学会
• 一般社団法人　日本創傷・オストミー・失禁管理学会	• 日本放射線看護学会
• 一般社団法人　日本地域看護学会	• 日本母子看護学会
• 一般社団法人　日本糖尿病教育・看護学会	• 日本慢性看護学会
• 一般社団法人　日本母性看護学会	• 日本ルーラルナーシング学会
• 高知女子大学看護学会	• 一般社団法人　日本老年看護学会
• 千葉看護学会	• 北日本看護学会
• 日本アディクション看護学会	• 日本ニューロサイエンス看護学会
• 日本運動器看護学会	• 日本フォレンジック看護学会
• 日本家族看護学会	• 日本産業看護学会
• 日本看護医療学会	• 看護教育研究学会
• 一般社団法人　日本看護技術学会	• 日本 NP 学会

な人に，どのような方法を用いて行った研究であるのか」について，40字程度で提示する。

　研究の全体像が伝わるようにすることもさることながら，研究に対して人々が興味をかきたてられるような内容を心がける。研究計画書を作成した際につけたタイトルを，もう一度，練り直してみよう。学会の参加者は，数多くの演題のなかから「研究タイトル」を手がかりにして自分が聞く発表を選択することが多い。そのため，魅力的なタイトルであればあるほど，多くの人があなたの発表に関心を寄せて，有意義な意見を得やすくなる。

　2 背景（目的）　背景で示すべきことは，どのような理由でどのような研究を行ったのかである。研究計画書の作成時に行った文献レビューを参考にしながら，要点を抜粋するように書くとよい。簡潔に書き記すためには，①社会的視点からの問題の位置づけと研究テーマに関連する未解決課題，②問題を解決するためにどのようなことを調べる必要があるか，③今回の研究で明らかにすること（研究目的）について，それぞれ1文程度の分量で表現するとよい。ここに多くの分量を割いてしまうと最も重要な結果を示すための分量が減ってしまう。学会に参加する人の多くは研究テーマに関する領域で活躍しているものと考えてよい。そのため，多くを説明しなくても問題の重要性は共有できるであろう。なかには「自分が行ったすべてのことを発表したい」という人もいるかもしれないが，1つの研究には1つの目的というルールに基づき，内容をしぼって発表することが望ましい。なお，目的を独立し

◉**表9-2　抄録作成のポイント**

研究タイトル	・どのようなテーマの研究であるのか簡潔にわかるように作成する。 ・研究の全体像が伝わるようなタイトルにする。 ・研究に対して読者の興味がかきたてられるような内容にする。
背景（目的）	・どのような理由でどのような研究を行ったのかがわかるように作成する。 ・研究背景の一般的な情報に多くの分量を割かず，数行で簡潔に示す。 ・今回の研究で明らかにすること（目的）を提示する。
方法	・どのような対象に，いつ，どのような方法を用いて調査したかがわかるように作成する。 ・発表で示すデータが得られた手順と分析の方法だけを端的に示す。 ・実施した倫理的配慮について記載する。
結果	・参加者に一番伝えたい結果がきちんと伝わるように記載する。 ・推測統計をした場合は有意差を提示しながら，数値などを用いて記載する。 ・客観的事実のみを記載し，自分の考えは書かない。
考察や結論	・研究を通して得られた研究目的に対する答えが伝わるように作成する。 ・自身の考察もふまえて，研究目的と対応するように結論を記載する。 ・今後の研究の方向性についても書き記しておく。
全体の注意点	・字数や字体など，発表先の規定をよく読んでから作成する。 ・略語を示すときはなにの略語であるのかを必ず説明する。 ・事前に誰かに読んでもらい，研究のストーリーに矛盾や足りない情報がないかチェックする。

て別に示すこともある。

　③**方法**　方法で示すべきことは，どのように調査を行ったのかということである。こと細かに手順を示す必要はなく，今回の発表で示すデータが得られた手順を端的に記述すればよい。どのような対象から，どのようなデータをどのような方法で収集したか，収集したデータをどのような方法で分析したかについて記載する。行った倫理的配慮についてもここで記載すること。

　④**結果**　結果は，抄録において最も分量を割くべき項目である。抄録では必ずしも調査で知りえたすべての結果を示す必要はなく，詳しいことは発表を通して伝えればよい。調査をしてわかったことのなかでも参加者に**一番伝えたい結果** main result を中心に，統計分析を行った場合には有意差を合わせて提示しながら，数値などを用いて客観的に事実を示すことが大切である。たとえ仮説と異なる結果であったとしても，「○○の理由でうまくいかなかったと考える」のような自分の考えは書かない。

　⑤**考察や結論（考察は項目に含まないこともある）**　考察を示す場合は，今回の結果と先行研究を考え合わせ，リサーチクエスチョンへの解答を論じる。詳しい解釈については，発表を通して伝えればよいので，ここでは簡潔に数行で表現するとよい。結論では，結果に対する解釈をふまえて到達した「リサーチクエスチョンに対する解答」を提示する。大切なことは，研究目的と結論との間の整合性がきちんととれていることである。研究目的と対応するように，「研究目的について，このようなことがわかった」というように記載する。最後に字数に余裕があれば今後の研究の方向性についても書いておくとよい。

2 発表の形式

◆ ポスター発表（示説発表）

ポスター発表（**示説発表**）は，1つのフロア内に複数のポスターが掲示され，興味のあるポスターを学会の参加者が思い思いに閲覧する形式の発表方法である。通常はポスターの掲示時間中に，発表者がポスターの前で待機する時間が決められており，その場で質疑応答が行われる（◉図9-2）。

ポスター発表のよい点は，掲示時間中であればいつでもゆっくりと研究成果を見てもらえるところにある。また，質問者は発表者に対して気軽に声をかけることができるため，簡単な質問も行いやすい。

◆ 口演発表（口頭発表）

口演発表（**口頭発表**）とは，発表者が演台に立ち，会場の出席者に直接プレゼンテーションを行う形式の発表方法である（◉図9-3）。口演発表は，同じような研究テーマの演題を集めたセッションのなかで，学会が選定した座長の進行によって行われることが多い。発表会場には，セッションテーマに興味をもった人々が多く集まり，1つひとつの発表に対して質疑応答が行われる。

口演発表のよい点は，もち時間を使って自由に自分の発表内容を構成できる点にある。とくに自分が伝えたいことを強調しながら，文字ではなく話し言葉を用いて表現することができる。また質疑応答は限られた時間ではあるが，複数の専門家が集中的にあなたの成果についてディスカッションするため，より貴重な意見を得やすい場であるといえる。

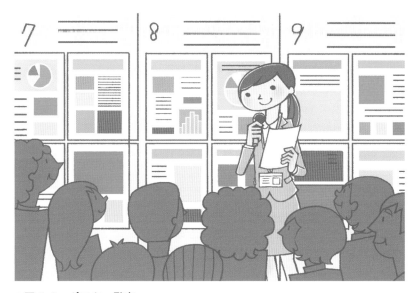

◉図9-2　ポスター発表

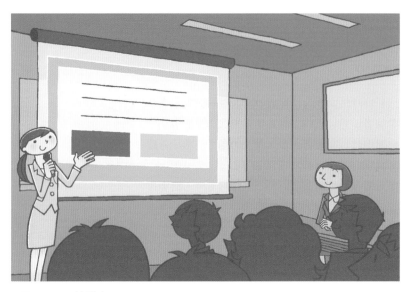

3 研究論文の投稿

1 論文発表の意義

● **論文の重要性**　学会での発表は専門家と議論するための大切な機会となるが，ポスター発表や口演発表はその場限りのものであり，文字の形で残る研究成果は抄録の内容しかない。それに対して論文発表は，あなたの研究成果を学術的知見として正式に公表し，世界中の誰もがその知見を共有できるようにするための手段である。学術雑誌に掲載されたあなたの論文は，同じような研究を志すほかの誰かが検索し，図書館やオンラインジャーナルで手にとることとなる。そうして，新たな研究が行われ，学術的知識は蓄積されていくのである。

● **投稿先の選定**　論文の投稿先について，研究成果の共有をおもに日本国内で行いたい場合には，日本語で出版される学会誌や専門誌を選択することになる。研究成果が世界各国で共有されるべき内容であれば，英語で出版される雑誌をさがさなければならない。どの雑誌を選択するかについては，その雑誌が掲載している論文の内容を参考としながら，自分の研究成果と雑誌の専門性が一致するものを選ぶことになる。また，英文雑誌のなかでいくつか投稿先の候補がある場合は，**インパクトファクター**とよばれる指標を参考にするとよい。インパクトファクターとは，その雑誌に掲載された論文が一定の期間内にどれくらいの頻度で引用されたかを示す指標である。この数値が高い雑誌に掲載されれば，より多くの読者があなたの論文を読んでくれるはずである。

2 論文投稿の手続き

論文が雑誌に掲載されるまでには，投稿し，査読を受けるという一連の流れがある（●図9-4）。

● **投稿**　論文を雑誌に掲載するためには，まず論文の原稿を作成しなければならない。それぞれの雑誌には**投稿規定**とよばれる書式のルール（原稿の種類，文字数の制限やフォント〔字体〕の種類，アウトラインの設定など）が設けられている。その雑誌の投稿規定に基づいて原稿を執筆することが大切である。原稿が書き上がれば，学会や出版社に論文を投稿することとなる。投稿の方法も雑誌によって定められているが，最近はオンライン投稿（インターネットでファイルをアップロードして学会・出版社に投稿する方法）が主流である。

● **査読**　原稿が受理されると，論文の**査読**手続きが行われる。あなたの成果が雑誌に掲載されるためには，専門家による厳正な査読によって研究成果のオリジナリティー❶と研究手続きの正当性❷がみとめられなければならない。論文の内容が雑誌の掲載には不適切であると判断された場合には掲載拒否（**リジェクト**）の通知が届く。原稿の内容に不備がみとめられた場合には，査読者から原稿の修正（**リバイス**）が求められる。修正原稿を提出して論文の

---NOTE

❶**オリジナリティー**
　新しい知見が含まれていること。

❷**研究手続きの正当性**
　本当にその研究方法で新しい知見を導き出すことができるかどうか。

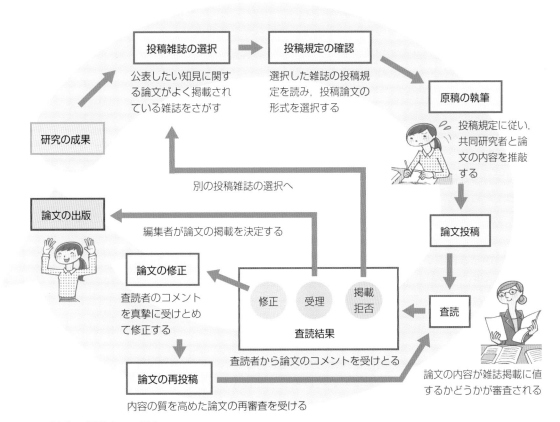

●図9-4　論文の掲載までの流れ

内容が掲載にふさわしいと判断されれば，掲載の受理（**アクセプト**）の連絡が届く。このようにして，あなたの研究成果は雑誌に掲載され，多くの人々に読まれ，世のなかで役だっていくのである。

3　原稿の作成

　雑誌に投稿できる記事の種類は原著論文や総説，報告などさまざまであるが，ここでは，投稿する論文を原著論文と仮定して話を進める。これから「題名（タイトル）」「要旨」「キーワード」「はじめに（緒言/序論/研究の背景）」「目的」「用語の定義」「方法」「結果」「考察」「結論」「謝辞」「引用文献」という論文の構成要素にそって，書き方のポイントを説明する。実際の論文例は，第9章や第10章，第11章に示しているので，それらを参照してほしい。

　序論や方法については，研究計画書をベースにして書き足していけばよい（書き方は◉247ページ，第8章）。しかし，まだ研究が実施されていない研究計画書とは異なり，論文は実施したことの報告となるため，方法や結果は過去形で記述する。

◆ タイトル

　論文のタイトルは，文献検索において最初に読者が内容を判断するための大切な情報となる。そのため，読者の目を引くことができるようなタイトルがよい。研究計画書の作成時につけたタイトルを再度，練り直してみよう。論文のタイトルには「どのような問題について」「どのような対象に」「どのような方法で」研究を行ったのかという情報と「得られた研究成果」が単純かつ明確に示されていることが望ましい。タイトルが長くなってしまう場合には副題（サブタイトル）を設ける方法もあるが，できればメインタイトルに収めるほうがわかりやすい。

◆ 要旨

　要旨の作成ポイントは，本章B-②-1「抄録の作成」（◉272ページ）に準じる。要旨の内容は，論文のタイトルを見て関心をいだいた読者がその研究概要を知るために活用する重要な情報である。投稿規定に定められた文字数の制限下で，本文を読まなくても論文全体の要点が理解できるように記述しなければならない。そのため，不要な修飾情報をそぎ落とし，論文のエッセンスを凝縮させる作業が必要となる。ただし，文字数を減らすために略語を用いてしまうと，読者には意味がわからなくなってしまうため注意が必要である。

◆ キーワード

　投稿に際してキーワードの設定が求められる場合も多い。キーワードは文献検索を行う読者に，あなたの論文を見つけ出してもらうために必要な情報である。そのため，適切なキーワードの選択は，あなたの研究成果をより多くの人に読んでもらうために重要な要素となる。

　キーワードは，本文内に頻出する単語や，自分の研究テーマの核となるような用語が候補となる。なるべく異なる意味のキーワードを並べたほうが，いろいろな検索にかかりやすくなる。そのため，いくつかの候補が出そろえば，用語の意味ごとにグループ分けを行い，グループごとにキーワードを選択するとよい。

　キーワードを選ぶ際には，より自分の研究を的確に言いあらわしていると考えられる言葉を選びたくなるものであるが，より一般的な言葉を選んだほうが検索してもらえる可能性は高くなる。

◆ はじめに（緒言/序論/研究の背景）

　ここでは「なぜこの研究を実施するにいたったのか」という，自分の研究の必要性を説明する。そのため，この研究の必要性が誰にでも納得できるように，論理的な道筋をたてて記していかなければならない。研究テーマに関する一般的な情報，これまでの研究の流れと成果，研究テーマについて着目した問題点，そしてどのようなことが未解決であるのかについて論述しよう。最後に，この研究でどのような問題を解決したいのかというリサーチクエスチョンへとつながるように書くとよい。

◆ 目的

　ここでは，「なにを明らかにするのか」を書く。「どのようなことをして，そこからどのような知見を見いだしたいのか」という具体的な目的を示す。リサーチクエスチョンを示し，それをとくことを目的としてもよい。この目的は，これから論述していくすべての内容の核となる。もし，研究に仮説があるのなら，その仮説を具体的に示すことによって検証すべき目的を読者と共有しやすくなる。

◆ 方法

　このパートで求められることは，誰に対して（対象），どのようなことを（調査項目），どのように調べて（データ収集方法），どのように分析したか（分析方法），について読者が再現できるように伝えることである。これは，この方法を用いて得られた結果がただの偶然ではなく，**再現性**のある科学的根拠となりうる内容であることを示すために必要な記述である。この部分で明らかな不備がみとめられる（再現性が保証されない）場合，研究論文として成立させることは困難となる。

● **研究デザイン**　事例研究，相関研究，実験研究など，今回の研究デザインを記す。

● **対象**　対象については，研究参加者の属性・募集期間・選定方法・選定基準について記述する。なお，何人の参加者が分析に含まれたかという内容は，方法ではなく結果であるためここには書かない。

● **調査項目**　調査項目は，研究目的を明らかにするためには，どのような調査項目を示す必要があったのかについて整理しながら書くとよい。もしも，

論文の内容とは直接的な関係がない余分な調査項目が含まれている場合は，この時点で省く。必要のない調査項目が含まれていると，かえって結果をわかりにくくしてしまう。

● **データ収集方法**　データ収集方法は，調査の再現性を確保するために，なるべく詳細に記述する必要がある。「いつ，誰が，誰に，どのような場所で，どのようなことを，どのように調査したか」について読者がわかりやすいように記述する。

● **データ分析方法**　分析方法は，量的研究であれば，使用した統計解析ソフトと統計方法を記載する。質的研究であれば，どのような方法論に基づいて，誰とどのような手順で分析を進めたかについて記載する。

● **倫理的配慮**　研究実施に際して行った倫理的配慮について書く。学校や病院など施設や組織の倫理審査委員会の承認を受けて実施したならば，そのことを明記する。

◆ 結果

このパートでは，提示した方法論に基づき調査と分析を行った結果について，客観的事実を記載することが求められる。予想と反するネガティブな結果が出た場合は書きたくなくなるものだが，方法で示した項目についてはすべてその結果を記載しなければならない。結果では簡潔に得られた事実を書く。どうしてそのような結果になったのかという説明を入れたくなるかもしれないが，結果の解釈は考察で行う（詳細は●266ページ，本章A「研究成果をまとめる」）。

◆ 考察

このパートでは，得られた結果に基づいて，あなたの考えを展開していくことが求められる。最終的な帰結は，研究目的について明らかになったことの明示である。その帰結が読者に納得して受け入れられるように，結果と解釈を組みたてていかなければならない。また，考察では研究の限界についても記述する必要がある（詳細は●266ページ，本章A「研究成果をまとめる」）。

◆ 結論

このパートでは，研究目的に対する調査結果と考察を受けて，どのようなことが明らかとなったのかを簡潔に提示することが求められる。読者は，図表で結果の概要を把握したあと，結論を読んでからその論文が精読するに値するかどうかを判断することが多い。「首尾一貫」という言葉があるが，研究目的が「首」であるならば，「尾」がこの結論に該当する。研究目的と結論の整合性がとれていない論文は，論旨が一貫していないと判断されてしまう。目的との対応をよく確認して記述するべきである。なお，結論は省略されることもある。

plus	図・表の基本的なルール

図とはグラフ図やチャート図のようにものごとの性質を描いて表現したものである(写真も図に含まれる)。また，表とは罫線を用いて数字や文字をわかりやすく配置したものである。研究成果の発表においては，図表を効果的に活用することが求められる。文章だけでは伝わりにくい内容も，図表を用いれば視覚的に訴えかけることができる。とくに量的研究では，おもな結果について図表を使ってわかりやすく示す。論文を入手した読者が最初に見る部分が図表であるといわれている。論文で述べたいポイントを厳選して図表にしよう。図表の掲載・作成の基本的なルールを次に示す。

①**同じ内容を示す図と表を並立させない**　論文では紙面が限られるので，同じ結果を図と表の2通りで示すようなことはしない。図と表のどちらの形式で示したほうが伝わりやすいかを検討して，どちらかを選択する。

②**図表だけを取り出しても意味がわかるよう作成する**　図表は，本文を見なくとも内容がきちんと理解できるように作成する。たとえばグラフの縦軸と横軸がなにを示しているのか，単位はなにか，表の行や列のカテゴリはなにかなど，図表中に示された数字の意味がわかるように説明する。また，必要があれば図表の説明文 figure legend を図表下部に示す。

③**通し番号をつけ参照先を明示する**　図1，図2……，表1，表2……などと通し番号をつけ，本文に「介入群が有意に低下していた(図2)」などと参照先を明示する。

④**タイトルの位置を統一する**　一般的に図のタイトルは図の下に，表のタイトルは表の上に置く。

⑤**図はモノクロで作成する**　コピーされることも想定し，できるだけモノクロ(黒またはグレースケール)であらわすほうがよい。折れ線グラフなどでそれぞれの線を区別したいときは，黒の濃淡のほか実線・破線などを使って区別する。

⑥**表中の数値は位置をそろえる**　小数点の位置を縦にそろえる。また，小数点以下の桁数をそろえる。

⑦**検定結果を示す**　統計検定を行ったのであれば，検定結果(統計量と有意確率)を図表中に記載する。

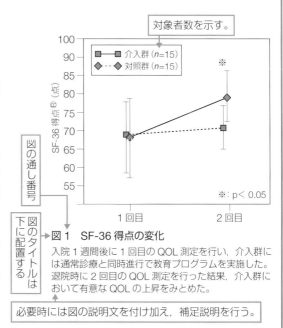

対象者数を示す。

図の通し番号

図1　SF-36 得点の変化

下に配置する図のタイトルは

入院1週間後に1回目のQOL測定を行い，介入群には通常診療と同時進行で教育プログラムを実施した。退院時に2回目のQOL測定を行った結果，介入群において有意なQOLの上昇をみとめた。

必要時には図の説明文を付け加え，補足説明を行う。

表の通し番号

表のタイトルは上に配置する。

表1　各群における年齢とBMI

項目	介入群 (n=15) 平均 (標準偏差)	対照群 (n=15) 平均 (標準偏差)	t 値	p 値
年齢	50.9 (7.4)	50.8 (7.7)	0.240	0.981
BMI	22.9 (2.9)	22.6 (3.1)	0.305	0.762

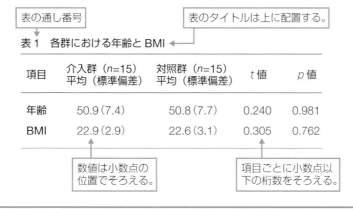

数値は小数点の位置でそろえる。

項目ごとに小数点以下の桁数をそろえる。

◆ 謝辞

　謝辞は，この研究にどのような協力者がどのような貢献をしたのかについて説明し，感謝の意を述べるパートである。ここには，共著者(一緒に研究した筆者として名前が掲載されている者)ではない研究協力者や研究の協力施設，助成金の提供もとなどを記載する。たとえば，「○○大学△△講座の□□教授には，結果の分析にあたり適切なご助言をいただいたことを心より感謝申し上げる」のように書くとよい。必要がなければ，謝辞は書かれないこともある。

◆ 引用文献

　引用文献は，その雑誌の投稿規定に示されている書式にのっとって記載する必要がある。APAスタイルやバンクーバー方式など基本となるようなフォーマットは存在するが，細かい体裁については雑誌によって異なるというのが現状である。引用文献の示し方については，第8章を参考にしてほしい(◐251ページ)。

4 研究論文の推敲

　ひととおり原稿が書き上がれば，一度誰かに読んでもらおう。本当によい論文とは，「読む人が読めばわかる」というものではなく，「誰が読んでもわかる」ものである。「ここがわかりにくい」という指摘があれば，真摯に受けとめてもっと伝わりやすくする記述を検討しよう。また，自分でも読み直して，「目的」と「結論」の首尾一貫を含めた全体の整合性について確認してみよう。

文献クリティークの実践

演習 11

● この演習について

　ここでは，第1部・第2部の総まとめとして，論文例を用いた文献クリティークを実際に行う。第9章で論文作成まで学んだところで，論文を読み込む基礎力は身についたはずである。

　文献クリティークについては，第3章F節「文献の読み方——クリティーク」（● 68ページ）で解説した。表3-3（● 70ページ）にはクリティークのポイントを説明したが，それはすべての研究デザインに共通した内容のみを示している。質的研究と量的研究それぞれのクリティークのポイントを加えて解説するため，それを読んだうえで，課題1 と 課題2 に挑戦してほしい。

● 質的研究のクリティークのポイント

［1］選択した研究デザインの根拠が述べられているか

　質的研究は，第5章で示したようにエスノグラフィー，グラウンデッドセオリー，現象学的アプローチなどさまざまな方法がある。それらは，前述したようにそれぞれ哲学的基盤をもち，アプローチの仕方が異なる。選択されたデザインはリサーチクエスチョンをとくのに適しているものかを考えてみよう。そして，その研究デザインを用いた根拠が述べられているか考えてみよう。

［2］分析方法は明示されているか

　質的研究の分析方法は多岐にわたる。具体的にどのような分析方法を用いたか，必要に応じて文献を引用し，記載されているか考えてみよう。

［3］信憑性は確保されているか

　質的研究においては，信憑性 trustworthiness[1]（真実性，信用性）が確保されている必要がある。これは，量的研究における信頼性・妥当性にあたるものであり，論文を読んだ人に「この研究は真実だと信じられる」と感じてもらうための基盤となる。信憑性を確保するためには，たとえば，研究参加者に研究結果を確認してもらう，研究者が自己流にデータを解釈していないか専門家の助言を受ける，などの方法がある（● 122ページ，第5章 column「多くの人が『なるほど』と納得する質的研究にするために」）。信憑性を確保する努力がされているか考えてみよう。

● 量的研究のクリティークのポイント

［1］仮説はなにか

　量的研究も，研究者がある仮説をもち，仮説を明らかにするために実施されることが多

---

1) Lincoln, Y. S. and Guba, E. G. : *Naturalistic Inquiry*. pp.301-331, Sage Publications, 1985.

い[1]。たとえば「痛みは生活の質(QOL)を低下させる」などの仮説があり，その因果関係を明らかにするために実施されているなどである。仮説は通常，「はじめに」あるいは「研究目的」に記されたり図示されたりするが，不明瞭な場合もある。まずは「仮説がある研究なのか」，仮説がある場合には「どのような仮説なのか」をつかもう。

[2] 理論や概念枠組みは適用可能か

看護における量的研究の，より複雑なかたちとして，理論や概念枠組みを土台とした研究枠組みが構築されているものがある（○ 313ページ，第10章C節「事例介入研究」）。看護現象は複雑であるため，理論や概念枠組みを用いることで現象を明確にとらえやすくなるからである。このような研究の場合は，その理論や概念枠組みが本研究に適用可能なのかを，先行文献と照らし合わせ吟味する必要がある。

[3] 調査変数は必要十分か

量的研究では，調査される変数は研究者により設定される。それらの変数は，リサーチクエスチョンをとくのに必要十分か，余計な変数や不足する変数はないかを吟味する。

[4] 測定方法に信頼性や妥当性はあるか

量的研究は，概念を変数におきかえて測定し，数値で示すものである。先ほどの例の「生活の質」(QOL)という概念なら SF-36 という尺度で数値におきかえて分析する。そのため，測定方法に信頼性や妥当性があるかをクリティークする。第5章G節「尺度開発」(○ 148ページ)でも述べたが，信頼性とは「誤差が少なく測定されているか」，妥当性とは「測定したいものがきちんと測定されているか」である。

信頼性では，測定ツールは「同一個人に同一条件で測定した場合，同一の結果が出るか」，「同一個人は同じような質問に対して同じような回答をするか」を検討する。妥当性では「はかろうとする概念をその数値でおきかえてよいか」を検討する。測定方法の信頼性や妥当性に関する情報は，論文中に示されているため，そこを見つけて納得のいく説明がされているかを吟味しよう。

[5] 標本とサンプルサイズは適切か

調査される対象者の集団は，リサーチクエスチョンをとくのに適しているかを吟味する。とくにサンプルサイズ(対象者数)が必要十分必ず吟味しよう。対象者とサンプルサイズについては第6章B「標本の選択」(○ 155ページ)に示したので参考にしてほしい。

[6] 統計分析は適切か

量的研究では，数値データが統計分析される。その分析方法が適切であるのかを吟味しよう。分析方法については第7章B「量的データの分析」(○ 201ページ)に示したので参考にしてほしい。

複雑な統計手法が用いられていることもあるだろう。統計手法を調べて理解することも重要だが，分からない場合はそこでとまらず，先を読み進めよう。学術雑誌に掲載されている原著論文は，査読という関門をのりこえ出版されているので，誤用は少ないと考えてよいだろう。

また，量的研究の結果は，統計分析の結果を中心に示されることが多い。量的研究を読んでいくためには，その数字がなにを示すのか理解する必要がある。第7章を参照しながら地道に勉強しよう。結果の表示では，有意差という言葉がよく使われる。有意差は，統計的仮

1）ただし，実態調査研究のように明確な仮説がない研究もある。

説検定の結果,「それがおこるのは偶然と考えにくい」(必然であると考えられる)差を示している。

課題1▶ 質的研究をクリティークしてみよう。

課題の説明▼

　次の模擬論文を読み,第3章の表3-3(● 70ページ)を用いてクリティークを行ってみよう。

　なお,グラウンデッドセオリーやエスノグラフィーなど,方法論ごとに特有のガイドラインがあるので,詳しくクリティークしたい際は参考にするとよい[1]。

※なお,クリティークに用いる論文は,筆者が過去に公表した質的研究[2]をクリティーク用に改変したものである。

看護管理者が知覚する臨床看護研究の意義

Ⅰ．緒言

　看護研究とは,看護実践に影響を与える既存の知を検証および洗練し,またそのような影響を与える知を創造する科学的なプロセスである[1]。看護師がエビデンスに基づいて看護を実践するためには,看護研究によってエビデンスとなる科学的知識を発展することが必要不可欠である[2]。

　現在,多くの病院が看護研究に積極的に取り組んでいるが,看護研究を継続教育の一環として扱い,研究的な視点をもち看護実践をとらえられるような能力の開発やキャリア形成を主目的としている場合もある[3,4]。このような継続教育を主目的とする研究への参加が看護師個々の能力向上に役だっている[5]。一方,研究成果そのものは,看護実践のエビデンスとなる知識の発展につながっていなかったり,輪番制による取り組みから自主的な取り組みに向けた変化に結びつかなかったりするとの指摘もある[6,7,8]。また,臨床看護研究に対する十分な支援・教育体制がない場合も多く[9],研究を実施する看護実践者は多様な課題に直面している。これは,看護実践者による看護研究が多様な意義を有するものの,それが成果に十分結びついていない可能性を示唆する。

　このような課題の克服に向け,本研究は看護管理者に着目した。看護管理者は,対象者に質の高い看護サービスを効果的かつ効率的に提供し,サービス提供者の看護師も意欲的にサービスが提供できるようなシステムをつくり,整え,組織を動かす立場にある[10]。これは,看護管理者が,臨床看護研究を推進できるシステムを構築し組織を動かすことによって,看護師個々の意欲を向上し,最終的に看護の対象者に質の高い看護サービスを効率的かつ効果的に提供することに貢献することをあらわす。臨床看護研究を効果的に推進するシステムを構築するためには,なぜ,看護部が組織的に臨床看護研究に取り組む必要があるのか,その意義を明確にする必要がある。

　文献を検討した結果,複数の研究[11,12]が,臨床看護研究の意義を明らかにしていた。しかし,対象が自施設の看護師に限定されていたり,経験に基づく著者自身の考えを述べたりしており,臨床看護研究の意義の全容は明らかになっていなかった。以上を前提とする本研究の目的は,看護管理者が知覚する臨床看護研究の意義を明らかにし,その特徴と臨床看護研究の推進に向けた課題を検討することである。なお,臨床看護研究とは,病院に所属する看護実践者が取り組む研究とする。

Ⅱ．研究方法

　本研究は,研究プロジェクト「看護学の発展に寄与する臨床実践者が取り組む研究モデルの創造」[13]の一部であり,今回は,研究の意義を問う自由回答式質問への回答に焦点をあてて報告する。

---

1)黒田裕子:黒田裕子の看護研究 Step by Step. 第4版. pp.296-299, 医学書院. 2012.

2)宮芝智子・坂下玲子ほか:看護管理者が知覚する臨床看護研究の意義. 兵庫県立大学看護学部・地域ケア開発研究所紀要 19. 2012.

1. 対象

平成21年独立行政法人福祉医療機構登録リストに掲載された全国の病院のうち，100床以上の病床をもつ5,471施設から無作為抽出した3,000施設に所属し，看護管理責任者または看護研究を推進する立場にある看護管理者（またはそれに準ずる者）を対象とした（1病院につき1名）。

2. 質問紙

「看護実践者が臨床看護研究に取り組む意義」を問う自由回答式質問および「対象の特性」を問う選択回答式質問，実数記入式質問から構成された質問紙を用いた。質問項目の内容的妥当性は，専門家会議とパイロットスタディにより確保した。

3. データ収集

依頼書を用いて施設管理責任者および看護管理責任者に研究協力を依頼し，看護管理責任者または看護研究を推進する立場にある看護管理者（またはそれに準ずる者）に質問紙を配布した。質問紙は無記名であり，回収は，返信用封筒を用いて個別に投函する方法を用いた。

4. データ分析

1)「臨床看護研究に取り組む意義」に関する回答の分析

Berelson, B. の方法論を参考にした看護教育学における内容分析[14]を用いて，「臨床看護研究に取り組む意義」を問う質問に対する回答内容を次のように分析した。

(1)「研究のための問い」と「問いに対する回答文」を作成した。「研究のための問い」を「看護管理者は臨床看護研究を行う意義をどのように知覚しているのか」，「問いに対する回答文」を「看護管理者は，病院で看護研究を行う意義を（　）と知覚している」と設定した。

(2) 各対象者の自由回答式質問に対する記述のうち，「研究の意義」をあらわす1内容を含む記述を1記録単位，記述全体を文脈単位とし，文脈をそこねないように全記述を記録単位に分割した。また，「研究のための問い」に対応していない記述や抽象的な記述，意味不明な記述を除外した。

(3) 記録単位個々を「研究のための問い」に照らし合わせ，意味内容の類似性に従い分類し，その記述を忠実に反映したカテゴリネームをつけた。

(4) 各カテゴリに包含された記録単位の出現頻度を数量化しカテゴリごとに集計した。

2) 対象の特性

対象の特性について記述統計値を算出した。

5. カテゴリの信頼性

カテゴリの信頼性を確保するために内容分析あるいは質的データを用いた研究経験，看護師としての臨床経験をもつ看護学研究者2名に協力を依頼し，カテゴリへの分類の一致率をScott, W. A.[15]の計算式に基づき算出し，検討した。また，信頼性を確保しているか否かを判断するための基準を70%以上[16]とした。

6. 倫理的配慮

研究対象者に研究目的，意義，方法，倫理的配慮などを明記した依頼書と返信用封筒を配布し，回答を無記名で個別に投函するよう依頼した。これは，対象者個々の本研究への協力が自発的かつ任意であり，個人を特定されないことをあらわす。また，データは厳重に管理し，研究終了後，5年間保管したのち，すみやかに処分することとした。本研究は，〇〇研究倫理委員会の承認を得て実施した。

Ⅲ. 研究結果

研究協力を依頼した3,000施設のうち1,130施設から回答を得た（回収率37.7%）。このうち自由回答式質問に回答のあった837部の記述を分析対象とした。

1. 対象施設の特性（表 1）

本研究の対象となった施設の特性を**表 1**に示した。

●表 1　対象病院の特性　　　　　　　　　　　　　　$n=837$

項目	項目の範囲・種類	n	%
機能	一般病院	290	34.6
	急性期病院	157	18.8
	精神病棟主体病院	136	16.2
	療養病床主体病院	97	11.6
	地域医療支援病院	58	6.9
	複合施設	35	4.2
	特定機能病院	25	3.0
	その他	25	3.0
	不明	14	1.7
設置主体	医療法人	400	47.8
	公立病院等	156	18.6
	公的病院	94	11.2
	その他の法人	92	11.0
	国立病院等	49	5.9
	その他	37	4.4
	不明	9	1.1
病床数	100〜199 床	365	43.6
	200〜299 床	187	22.3
	300〜399 床	134	16.0
	400〜499 床	62	7.4
	500 床以上	83	9.9
	不明	6	0.7

2. 看護管理者が知覚する臨床看護研究の意義

　837 部の記述は，2,256 記録単位，837 文脈単位に分割できた。この 2,256 単位のうち，「研究のための問い」に対応していない記述，抽象的な記述，意味不明な記述，をあらわす 631 記録単位を除外し，臨床看護研究の意義を具体的に記述した 1,625 記録単位を分析対象とした。

　1,625 記録単位を意味内容の類似性に基づき分類した結果，臨床看護研究の意義をあらわす 24 カテゴリが形成された（**表 2**：省略）。以下，24 カテゴリの結果を論述する。なお，【　】内はカテゴリ，〔　〕内は各カテゴリを形成した記録単位数とそれが記録単位総数に占める割合，「　」内は各カテゴリを形成した記述の例を示す。

【1. 当該病院の看護実践：業務の点検・評価】〔331（20.4%）〕：「日常的に行われているケアのふり返りをすることで自分たちが行っていることについて評価する」「看護業務のマンネリ化を防ぐ」「業務を見直す」「業務改善」など。

【2. 看護・医療の質の維持・向上】〔317（19.5%）〕：「看護の質向上」「看護ケアの向上」「患者サービスの向上」「医療の質の確保・維持」など。

【3. 職業活動に必要な汎用的能力の向上】〔141（8.7%）〕：「論理的思考の向上」「問題解決能力の向上」「時間調整能力の育成」など。

【4．看護専門職者としてのアイデンティティの獲得・向上】〔106(6.5%)〕：「看護専門職に対する意識の向上」「看護職者のやりがいにつながる」「看護の魅力を実感できる」など。

【5．職務満足度の向上による就業継続】〔88(5.4)%〕：「職員の職務満足につながる」「達成感をもつことができ離職しない」など。

【6．エビデンスに基づく看護実践・業務遂行】〔86(5.3%)〕：「エビデンスに基づく看護の提供ができる」「エビデンスが明確になり業務変更時に説得しやすい」など。

【7．自己教育力の向上】〔68記録単位：4.2%〕：「学習意欲の向上」「スタッフの自己教育力の育成」など。

（以下，結果の論述を省略）

3．カテゴリの信頼性

　カテゴリ分類の一致率は，72.2%，71.6%であった。これは，本研究が明らかにした24カテゴリが信頼性を確保していることを示す。

Ⅳ．考察
1．本研究のデータの適切性

　本研究の回収率は37.7%であった。これは，研究対象のうち，看護研究の実施に興味がある病院が回答した可能性を示唆する。しかし，この回収率は郵送法調査の一般的な値[17]と考えられる。また，本研究の対象とした病院は，機能，病床数，設置主体など，多様な特性を含んでいた。これは，明らかになった24カテゴリが，多様な特性をもつ病院に所属する看護管理者の知覚を反映して形成されていることを示唆する。そこで，以下，これを前提とし考察を進める。

2．看護管理者が知覚する臨床看護研究の意義の特徴（実際の論述を一部抜粋）

　本研究の結果は，看護管理者が知覚する臨床看護研究の意義として24カテゴリ，すなわち24種類を明らかにした。このうち，【20．看護に関する意見交換の機会獲得】【23．研究成果の共有と普及】【17．看護・看護専門職に対する社会的承認の獲得】【9．専門性の発揮によるチーム医療の促進】は，看護管理者が臨床看護研究に対して，研究を契機として看護の意味や効果，独自性に関する意見を交換する機会を得て，研究成果を共有・普及することを通して，看護や看護専門職に対する社会や他職種からの承認を獲得したり，専門性を発揮してチーム医療を促進したりすることにつながるという意義を見いだしていることを示す。看護はケアとキュアを統合させた役割を果たす独自性の高い職種であり，崩壊の危機に直面したわが国の医療サービスを支えるためには，看護職がその専門性を発揮し，業務や裁量の幅を従来よりも拡大することが求められている[18]。臨床看護研究は，この実現に大きく寄与する。チーム医療の促進に向けた臨床看護研究の推進に向けては，看護の独自性や効果を他職種にも理解しやすい方法を用いて示していくとともに，他職種との共同研究を推進していく必要がある。

　【8．看護・医療にかかわる幅広い知識・技術の学習】【16．看護実践能力の向上】【12．研究能力の向上】【3．職業活動に必要な汎用的能力の向上】【7．自己教育力の向上】は，看護管理者が臨床看護研究に対して，研究に取り組むことが学習機会となり，看護師個々の多様な能力の開発・向上に役だつという意義を見いだしていることを示す。多様な能力とは，看護実践能力，研究能力，職業活動に必要な汎用的能力，自己教育力であり，これは，臨床看護研究が，継続教育を目的として行われていることをあらわす。また，【13．看護観・倫理観の深化】【4．看護専門職者としてのアイデンティティの獲得・向上】は，臨床看護研究への取り組みが，看護師個々の多様な能力の開発・向上に加えて，情意領域にもはたらき，看護師個々の専門職者としてのありようにも影響を与える重要な意義をもつことを示す。

　継続教育を目的とした臨床看護研究の研究方法は，事例研究や調査研究がほとんどであり[19]，就職後 3 年目に行う臨床看護研究は事例研究が適切である[20]という報告がある一方，事例研究以外の研究を行うほうが高い教育効果を得られる[21]という報告もある。以上は，臨床看護研究の推進に向けて，どのような研究方法が継続教育を目的とした臨床看護研究に適しているのかを検討していく必要があることを示唆した。

　また，研究を実施する看護実践者が，臨床看護研究に対して，「時間がとられる」「身体的・精神的負担」「面倒」「効果がない」「研究のための研究になっている」などの否定的な意見をもち[22,23]，研究の継続を希望する者が約 30％にとどまっている[24,25]ことが明らかになっている。このような状況は，【14．看護実践に根ざした新しい知識・技術の産出】【6．エビデンスに基づく看護実践・業務遂行】といった意義も阻害しかねない。たとえば，臨床看護研究の主目的が看護・医療にかかわる幅広い知識・技術の学習にある場合は，取り組んだ研究が一般化できる成果を産出しているか否か，あるいは成果を広く公表できたか否かよりも，研究を通して学習した内容を日々の実践にいかせるよう支援することに重点をおくことも必要である。以上は，臨床看護研究の推進に向けて，看護管理者は，継続教育を目的とした臨床看護研究への取り組みがもたらす効果を明確に示すとともに，獲得を目ざす能力に応じた支援体制を整える必要があることを示唆した。

Ⅴ．結論

1. 本研究の結果は，【1．当該病院の看護実践：業務の点検・評価】など看護管理者が知覚する臨床看護研究の意義をあらわす 24 カテゴリを明らかにした。本研究が対象とした病院は多様な特性を持っており，本研究の結果は，看護管理者が知覚する臨床看護研究の意義をほぼ網羅している。また，Scott, W.A. の式による一致率は，カテゴリが信頼性を確保していることを示した。

2. 考察の結果は，臨床看護研究の意義の特徴に応じて臨床看護研究の推進に向けた課題 6 点を明らかにした。

   1）臨床看護研究の推進に向けて，新知見の探究と臨床現場の問題解決という 2 種類の意義を区別し，それぞれの意義に応じて研究プロセスの厳密さを調整する必要がある。

   2）看護の独自性や効果を他職種にも理解しやすい方法を用いて示していくとともに，他職種との共同研究を推進していく必要がある。

   3）臨床看護研究の利点をいかせる研究モデルや戦略を開発，適用していく必要がある。

   4）どのような研究方法が継続教育を目的とした臨床看護研究に適しているのかを検討していく必要がある。

   5）継続教育を目的とした臨床看護研究への取り組みがもたらす効果を明確に示すとともに，獲得を目ざす能力に応じた支援体制を構築する必要がある。

   6）研究を実施する看護実践者の過度な負担を軽減し，病棟全体，組織全体をあげた支援体制を構築する必要がある。

引用文献

（文中の 1)～25)の文献が入る。内容は省略）

課題 1 のクリティーク例

1）タイトルのクリティーク例

　この研究のタイトルは，「看護管理者が知覚する臨床看護研究の意義」であり，テーマとなる概念「臨床看護研究の意義」，研究の対象「看護管理者」が含まれている。また，「～が知覚する」という表現から対象者の行動ではなく認識を明らかにしようとしていることがわかる。しかし，研究デザインはわからない。

また，「臨床看護研究」と聞いて思い浮かべるものが人によって異なる可能性がある。この研究は，「臨床看護研究」を病院に所属する看護実践者が取り組む研究として扱っているが，タイトルだけでは，大学の教員が病院で患者を対象に行う研究も含まれてしまう。この場合，院内看護研究といった別の用語を検討することもできる。また，たとえば，「看護実践者が取り組む臨床看護研究の意義──看護管理者が知覚した意義の内容分析」のようなサブタイトルをつけることもできる。こうすれば研究の内容を明確に示したタイトルとなる。

2）はじめに（序論・研究の背景・緒言）のクリティーク例

緒言の第2段落には，「多くの病院が積極的に臨床看護研究を実施→看護師個々の能力向上に役だつ一方，十分な支援体制がなく研究成果が確かなエビデンスにつながっていない→その改善に向けて看護管理者に焦点をあてて臨床看護研究の意義を明確にする必要性とそれによって期待できること」が関連文献を用いて述べられている。したがって，本研究のテーマである臨床看護研究とその意義に関して，関連文献を活用し研究の必要性が示されていると考えられる。

また，第4段落には「臨床看護研究の意義に関して全容が明らかになっていない」と述べられており，テーマに関して先行研究がどの程度明らかにしているのかが示されていると考えられる。

本研究の目的は，緒言の最終段落に述べられており，「看護管理者が知覚する臨床看護研究の意義を明らかにし①，その特徴と臨床看護研究の推進に向けた課題を検討する②」である。目的の前半①が研究結果として明らかにすること，後半②が結果を考察して検討することであり，研究目的は明確に示されていると考えられる。

3）方法のクリティーク例
（1）研究デザイン

研究デザインは，データ分析の項の記載から「Berelson, B. の方法論を参考にした看護教育学における内容分析」であることがわかる。しかし，本研究の目的を達成するために，内容分析を選択した理由が述べられていない。本研究のリサーチクエスチョンは，「〇〇はなにか」であり，質的研究デザインが適している。内容分析は質的研究デザインとして用いられる方法であり，その点は妥当であるが，数ある質的研究デザインのなかから今回の方法を選択した理由が述べられることによって，研究デザインの適切性が高まると考えられる。

（2）研究対象

研究対象は，「……100床以上の病床をもつ5,471施設から無作為抽出した3,000施設に所属し，看護管理責任者または看護研究を推進する立場にある看護管理者（またはそれに準ずる者）を対象とした（1病院につき1名）」と述べられている。臨床看護研究の意義を明らかにするために，多様な病院に所属する看護管理者，また，そのなかでも，臨床看護研究を推進する立場にある者を対象にしたほうがゆたかなデータを収集できる可能性がある。その点から適切な対象者を選択していると考えられる。一方，回収率を考慮しても，3,000施設という数は，質的研究の対象として膨大である。本研究は，大規模な研究プロジェクトの一部であるため，対象者数が多くなっているが，不必要なデータを収集することは，対象者に余計な負担をかけることになるので，質的研究だけを実施するのであれば研究目的に応じた対象者数を吟味する必要がある。

（3）データ収集

データ収集方法は，郵送法による質問紙調査であり，どのような質問紙を用いてどのような手続きを経て収集したのかが詳細に述べられている。また，質問紙に，「看護実践者が臨床看護研究に取り組む意義」を問う自由回答式質問が含まれており，研究目的を達成するために適切な内容を収集している。さらに，「質問項目の内容的妥当性は，専門家会議とパイロットスタディにより確保した」と述べられており，質問紙の妥当性を保つための手続きがとられていると考えられる。

(4) データ分析

　データ分析方法は，引用文献を示しつつ，テキストデータの分析方法と数値データの分析方法を分けて，詳細に述べられている。自由記述のデータには，研究目的に合わない内容が含まれることもあるが，どのようなデータを分析対象としたのかが記載されている。また，どのような視点をもってどのようなプロセスで分析したのかも記載されている。さらに，カテゴリの信頼性を確保するための手続きをとっている。文脈単位や記録単位の定義，Scott, W.A. の計算式など，論文に示されていない内容もあるが，引用文献が提示されているので問題ない。全体として，他者が追試できる程度に十分な情報が記載され，信憑性を確保するための手続きがとられていると考えられる。

(5) 倫理的配慮

　倫理的配慮については，対象者の人権を擁護するための適切な手段がとられている。

4) 結果のクリティーク例

　研究対象の概要は，機能・設置主体・病床数が表にまとめられている。看護管理者が知覚する臨床看護研究の意義を明らかにするために，適切なデータをとれているのかを検討できる内容が示されていることが重要である。

　内容分析は，結果として，文脈単位の数，記録単位の数，除外した記録単位の数が示される。また，質的に明らかにしたカテゴリとそのカテゴリを形成した記録単位の例と数，カテゴリへの分類の一致率が明らかになる。本研究は，それらがすべて示されているので，分析方法がいかされた結果の提示になっていると考えられる。またカテゴリの一致率からカテゴリが一定の信頼性を確保していると考えられる。

　カテゴリとそれを形成した記録単位をみることによって，提示された情報から結果が導かれたことに納得できるか（著者の偏見や思い込みがあると思われるところはないか）を検討できる。たとえば，カテゴリ【3. 職業活動に必要な汎用的能力の向上】は，「論理的思考の向上」「問題解決能力の向上」「時間調整能力の育成」などの記述から形成されたことが示されている。論理的思考などの記述が「職業活動に必要な汎用的能力」におきかえられているが，これに著者の思い込みは見受けられない。しかし，【1. 当該病院の看護実践：業務の点検・評価】を形成した記録単位に，「看護業務のマンネリ化を防ぐ」が含まれているのはどうだろうか。看護業務のマンネリ化を防ぐとは，当該病院の看護実践を点検・評価する目的であるが，カテゴリ名からそのことは読みとれない。別のカテゴリを形成するか，カテゴリ1の名前をより適切なものに洗練する必要がある。

　説得力のある結果が導かれているかという視点は，質的研究の結果を批評する際に重要である。質的研究は，量的研究のように，統計学的に有意差があるかどうかなどのわかりやすい基準がないため，読者が自分の経験や考えに照らし合わせて「確かにそうだ」「納得できる」と思えることが重要な基準になる。本研究が明らかにした臨床看護研究の意義には，【6. エビデンスに基づく看護実践・業務遂行】【14. 看護実践に根ざした新しい知識・技術の産出】といった通常の看護研究の意義に該当するものがある一方，【7. 自己教育力の向上】といった継続教育としての意義，【5. 職務満足度の向上による就業継続】といった看護管理としての意義に該当するものが含まれており，看護実践者が取り組む臨床看護研究がもつ意義の多様性という観点から説得力のある結果が導き出されていると考えられる。一方，前段落で示したように，カテゴリの命名に課題のある部分もあるため，その点は，カテゴリの洗練が必要であると考えられる。

5) 考察のクリティーク例

　本研究は，これまで臨床看護研究の意義の全容が明らかにされていないという問題意識に基づいて研究を実施している。そのため，全容を明らかにできるデータを収集できているか否かは重要な視点となる。本研究は，多様な特性の病院に所属する看護管理者からデータを収集しており，適切なデータであると考えられる。

　　本研究の考察の構造は，「明らかになったカテゴリを種類ごとにまとめて提示→先行文献の見解を提示しカテゴリと照合した著者の解釈を提示→臨床看護研究の推進に向けた課題に関する著者の提言を提示」となっている。結果，先行研究の見解，著者の解釈がきちんと区別して述べられていると考えられる。また，臨床看護研究の意義がもつ多様性から特徴を見いだし，その特徴別に研究推進に向けた課題を見いだしており，看護にとってもつ意味が示されていると考えられる。一方，臨床看護研究の意義から研究推進に向けた課題をあげているので，方策にやや具体性が欠けていると思われる。また，この研究の限界，今後の研究の課題は述べられていない。

6）論文全体のクリティーク例

　　本研究は，「看護管理者が知覚する臨床看護研究の意義を明らかにし，その特徴と臨床看護研究の推進に向けた課題を検討する」という目的に応じて，タイトル・目的・方法・結果・考察がすべて一貫性をもって論述されていると考えられる。

課題2 量的研究をクリティークしてみよう。

課題の説明

　　実験研究の模擬論文をクリティークしてみよう。この論文は筆者が過去に出版したものをクリティーク用に改変したものである。食道がん切除術を受けた患者は，術後侵襲の影響から概日リズムに変調をきたしており，十分な休息がとりにくくなっている。また，休息できない結果として術後せん妄を発症することがある。このような問題に対して，ランダム化比較試験という研究デザインに基づき，「5,000ルクス以上の人工的な太陽光」がどの程度，休息の改善をもたらすことができるかについて検証した研究をまとめたものである。

食道がん切除術後患者に対する高照度光療法の有用性

Ⅰ．序論

　　食道がん切除術は頸部，胸部，腹部の3領域にまたがる手術操作を伴う長時間で高侵襲の手術である[1]。近年は医療技術や周手術期管理が向上し，高齢で重症な患者にも手術適応が拡大されてきている。食道がん切除術のような高侵襲の手術を受けた患者は，集中治療室での身体管理が必要となることが多い。

　　集中治療室に入室した患者は，麻酔や手術侵襲，疼痛，自身の予後に対する不安，24時間照らされる照明，医療機器が発する騒音など，さまざまな影響を受けて十分に休むことができない。そのような状況においては，患者に術後せん妄とよばれる一過性の精神症状が出現することがある。術後せん妄を発症した患者には，さらなる精神的負担や術後回復の遅延が生じる。そのため，術後せん妄を予防することは周手術期看護における重要課題である[2]。

　　宮崎ら[3]は，血漿メラトニンにあらわれる概日リズムと術後せん妄の関係を調査し，メラトニンの分泌リズムの乱れが術後せん妄の発症に関与していると報告している。安座間ら[4]は，食道がん切除術後に時計遺伝子の発現とメラトニンの分泌量が低下したことから，術後侵襲が生体時計だけでなく内因性ホルモンに影響を与えていると指摘している。これらの研究は術後せん妄の発症が概日リズムの乱れと関係していることを示している。

　　近年，人の概日リズムを調整するための方法として高照度光療法が注目を集めている。人が早朝の体温上昇期に2,500ルクス以上の強い光（高照度光）を浴びることで，生体内の概日リズムの位相が前進し，自然環境の24時間周期との同調を果たしていることが知られている[5]。高照度光は終末期患者や認知症患者の抑うつや睡眠障害，季節性感情障害への効果が検証されており，Levitanら[6]は季節性感情障害の治療において5,000ルクスを1日に1時間浴びることが適量であると報告している。

　このように，おもに精神科疾患の治療において高照度光の有用性は示されているが，術後急性期における睡眠障害やせん妄に対する効果は明らかとなっていない。この研究では食道がん切除術後患者の身体活動量や自律神経活動にあらわれる概日リズム，術後せん妄の程度を調査し，ランダム化比較試験を用いて術後急性期における高照度光が患者の休息にもたらす効果を検証することを目的とする。

Ⅱ．方法

1．対象

　食道がん切除術を受ける目的で 200X 年 2 月から 10 月に O 病院に入院した患者のなかから，言語的なコミュニケーションが十分に可能で，研究説明を理解し，同意が得られた者とした。

2．測定用具

（1）加速度計

　測定モード（体動の加速度合成ベクトルの平均値を 2 分ごとに時系列データとして算出）とレベルモード（0.02 G 以上の加速度をもつ動作の数を 0.1 秒ごとにカウント）の 2 つのモードで継続的に身体活動を計測することができる。

（2）心拍計

　心電図モニターから QRS 波形を検出し，RR 間隔データを時系列データとして蓄積することができる。

（3）日本語版 NEECHAM 混乱錯乱状態スケール（J-NCS）

　J-NCS は急性混乱の初期症状を発見するためのツールである[7]。30 点満点の減点方式で，24 点以下をせん妄の可能性があると判断することができる。J-NCS では，患者を「中～重度の混乱」「軽度の混乱または混乱の初期状態」「混乱はしていないがリスクが高い」「正常な機能の状態」の 4 つのカテゴリに分類することができる。信頼性と妥当性が検証されており，挿管されていない患者における術後せん妄の発見にすぐれている。

3．ランダム化

　ランダム化はコンピュータで発生させた乱数に基づいて行った。ランダム割りつけの結果は介入に関与しない管理者が管理し，介入ごとに調査者へと通知した。

4．介入手順

　介入は術後の抜管実施後に開始した。抜管後，加速度計を患者の右足首に装着し，心拍計を心電図モニターに接続した。活動量と RR 間隔データは，術後 6 日目の午前 10 時まで継続的に計測した。測定期間中に床上安静が解除された場合は，データの計測を終了した。術後 2 日目から 5 日目まで，介入群の参加者に対して高照度光の照射を

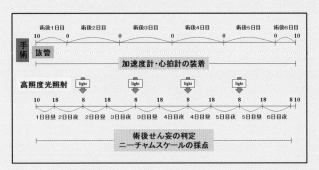

●図 1　介入の手順

4 回実施し，7 時 30 分から 9 時 30 分の間に，自然光と合わせて 5,000 ルクス以上の光が 1 時間以上照射されるようにした。高照度光照射装置の上部パネル位置を調整し，必要な光量が参加者の顔面で確保されるようにした。

　8 時から 18 時までを昼間，18 時から翌朝 8 時までを夜間とし，調査者が術後 1 日目から 6 日目までのニーチャムスケールの採点と DSM-Ⅳ-TR に基づく術後せん妄の評価を実施した（図 1）。

5. データ分析

（1）活動量の分析

測定モードで得られた活動量の時系列データは周波数解析を行い，概日リズム帯（20〜28時間）の周期を算出した。

（2）RR間隔データの分析

RR間隔の時系列データは最大エントロピー法[8]を用いて，低周波数帯域（Low Frequency：LF）と高周波数帯域（High Frequency：HF）から，交感神経系指標であるHF値と副交感神経系指標であるLF/HF比を算出した。さらに，HF値とLF/HF比に対して周波数解析を行い概日リズム帯の周期を算出した。解析ソフトにはMemCalc[9]を用いた。

（3）統計解析

統計解析にはSPSSを使用し，2標本t検定，マンホイットニー検定，フィッシャーの正確確率検定を実施した。

6. 倫理的配慮

この研究は，O大学病院の倫理委員会の承認を受けて実施した。光源には，人体に無害である白色蛍光灯を使用し，照射中は調査者と主治医が継続的に参加者の観察を行った。また，高照度光照射装置の使用時は周囲の医療機器への影響がないことを確認した。

Ⅲ．結果

合計26人の患者が研究参加に同意した。各群1人ずつが期間中に再挿管となったため，対象から除外した。また，介入群のなかの2人が高照度光療法のまぶしさに対する負担感を訴えて調査から脱落した。そのため有効症例数は22例であった。

術後4日目に各群の1人ずつと，術後5日目に介入群の2人と対照群の1人が離床したため，その時点で加速度計の測定を終了した。また，術後4日目に介入群の1人，術後5日目に介入群の1人と対照群の3人の心電図モニタリングが終了したため，心拍計の測定を終了した。

1. 背景因子

表1に示すように，両群の背景因子に統計学的な有意差はみとめられなかった。また，術後鎮静や鎮痛剤としてプロポフォール，デクスメデトミジン，モルヒネ塩酸塩，ロピバカイン塩酸塩が用いられたが，その使用頻度に有意差はみとめられなかった。

●表1　背景因子

項目	介入群(n=10)	対象群(n=12)	P値
術前データ			
年齢（歳）	63.40±9.73	63.75±7.78	P=0.926
BMI	19.27±2.80	20.60±2.03	P=0.211
睡眠時間（時間）	7.25±0.86	7.14±1.38	P=0.828
術前合併療法	無:4 chemo:5 CRT:1	無:3 chemo:6 CRT:3	P=0.603
術中データ			
手術時間(分)	432.5±61.11	455.75±93.37	P=0.508
ステージ分類	0:1 Ⅱ:3 Ⅲ:4 Ⅳ:2	Ⅰ:1 Ⅱ:1 Ⅲ:7 Ⅳ:3	P=0.588
術後データ			
SIRS	有:6 無:4	有:7 無:5	P=1.00
APACHEⅡスコア	7.60±2.50	8.75±2.22	P=0.267
鎮静剤使用日数	3.90±0.99	4.08±1.31	P=0.572
WBC値（×10²/μL）	58.3±8.65	63.00±7.75	P=0.280
Ly値（%）	8.11±2.44	9.87±7.32	P=0.486
Hb値（g/dL）	9.66±0.97	9.56±1.01	P=0.813
Ht値（%）	27.89±2.31	27.35±3.22	P=0.667
Urea N値（mg/dL）	15.60±4.69	16.33±4.18	P=0.703
CRP値	7.72±2.47	7.77±2.11	P=0.965

2. 身体活動リズムと夜間活動量

　身体活動から抽出した概日リズムは介入群で 24.1±3.2 時間，対照群で 21.9±1.5 時間であり，統計学的な有意差をみとめた。夜間活動量は，術後 3 日目まで有意差をみとめなかったが，術後 4 日目と 5 日目では介入群が有意に低下していた（図 2）。

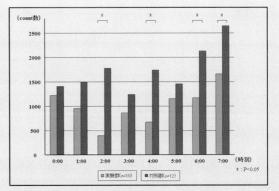

●図 2　術後 4 日間の活動量（レベルモード）

3. 心拍変動と自立神経系指標

　術後 5 日目の LF/HF 比の平均値は介入群が 3.42±0.86，対照群が 5.87±2.10 であり，介入群に低い傾向をみとめた。術後 5 日目の LF/HF 比を 1 時間ごとに比較した結果，夜間 2 時において有意差をみとめた（図 3）。

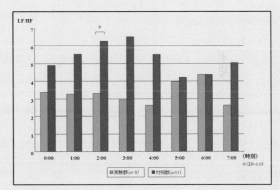

●図 3　術後 5 日目夜間の LF/HF 比（交感神経指標）

4. 術後せん妄の評価

　介入群 10 人中の 1 人，対照群 12 人中の 5 人が術後せん妄を発症したが，発症率に有意差はみとめられなかった。6 人中の 1 人は，症状が数日間にわたって遷延したが，残りの 5 人は 1 日以内に症状が消失した。脱落者に術後せん妄はみとめなかった。おもな症状は失見当識に伴う危険行動，妄想状態，幻覚の訴えなどであった。

　抜管直後の JNCS 得点は，ほとんどの患者においてカットオフ値である 24 点を下まわっていたが，手術日数が経過するにつれてその数は減少した（表2）。術後 4 日目以降，対象群ではカットオフ値を下まわる患者をみとめたが，介入群でみとめなかった。しかしながら，両群の比に有意差はなかった。

●表 2　JNCS 得点の推移

介入群

No.	2日目昼	3日目夜	3日目昼	4日目夜	4日目昼	5日目夜
1	25	23	24	26	26	25
2	25	25	24	26	26	25
3	25	23	24	26	26	25
4	26	26	26	26	27	27
5	26	26	26	26	27	27
6	20	24	26	26	26	27
7	25	23	27	27	26	27
8	25	26	26	26	26	26
9	26	26	26	27	26	26
10	26	26	26	27	26	26
24点以下	2人	4人	3人	0人	0人	0人

対照群

No.	2日目昼	3日目夜	3日目昼	4日目夜	4日目昼	5日目夜
1	24	25	28	28	28	28
2	25	25	24	21	26	24
3	22	24	25	18	26	25
4	25	25	25	26	26	26
5	25	26	26	26	26	26
6	26	26	26	26	26	26
7	23	26	26	26	27	28
8	24	25	26	26	27	27
9	25	26	26	26	26	26
10	26	26	24	26	26	25
11	26	27	26	26	27	27
12	26	25	26	24	23	19
24点以下	4人	1人	2人	3人	1人	2人

■ 0-19点：中程度～重度の混乱・錯乱　　■ 20-24点：中程度～発症初期段階
25-26点：発症の危険性が高い状態　　27-30点：正常

Ⅳ．考察

　周波数解析によって抽出された身体活動リズムにおいて，対照群と比較して介入群では，24時間により近い周期を示した。これは，高照度光が術後患者の概日リズムを同調させたことを示している。高照度光療法は認知症患者や高齢者の活動休息リズムを改善させると報告されている[10]。この結果は，術後患者にも同様の効果がもたらされる可能性を示していると考えられる。夜間活動量の分析において，高照度光照射を受けた患者は夜間の動作回数が低下していた。加速度計から得られる動作回数は，その期間中になんらかの動作が生じていたことを示すものであり，介入群で夜間の動作回数が低下していたことは，患者がよりしっかりと休息していたことを意味すると考えられる。

　交感神経系指標であるLF/HF比が5日目の夜間に低い傾向を示したことは，同時期に夜間活動量が減少したことと一致している。赤穂ら[11]は，脳波によって示される睡眠のステージと心拍変動解析の相関を調べ，ノンレム睡眠のような深い睡眠時にLF/HF比が有意に低下したことを報告している。したがって，このLF/HF比の低下は，患者が夜間により深い睡眠を得られていたことを示しているのかもしれない。

　介入群で術後せん妄の発症率が低かったことは，高照度光によって術後せん妄を予防できる可能性を示している。術後のうつ症状はせん妄発症の予測因子であり[12]，高照度光には抗不安効果があることが知られている[13]。我々は今回の研究で抑うつの程度を評価していないが，術後のうつ症状の改善が術後せん妄の発症率を低下させた可能性は考えられる。また，せん妄は覚醒度の低下を主症状としているが，高照度光には概日リズムの同調効果だけでなく覚醒賦活効果もあり[14]，そのことが術後せん妄の予防につながっているのかもしれない。JNCSの評価では，両群の患者ともにカットオフ値を下まわる状態が数日間続いたが，介入群では4日目以降に全員がカットオフ値を上まわった。このことから，高照度光照射は患者の精神状態に対してゆっくりとその効果を与えていくものであると推測している。

Ⅴ．研究の限界

　今回の研究ではスタンド型の高照度光照射装置を使用したが，可能であれば，天井据え付け型の高照度光照射装置を導入することで，より自然な環境で高照度光療法を実施することができると考える。また，今回の試験では調査規模が小さく対象数を増やすことができなかったため，十分な検出力を確保することはできなかった。今後はこの結果に基づき，十分な対象数を確保した多施設研究が実施されることを期待する。

Ⅵ．結論

　今回の研究によって，術後の高照度光療法が患者の活動休息リズムの改善や夜間休息の促進に有効であることが示された。これにより，術後急性期に高照度光療法を実施する明確な根拠を提示できた。今後は，術後ケアにおける高照度光療法を確立していくべきである。われわれは，高照度光療法が患者の術後環境を向上させ，患者の回復を支援していくと信じている。

課題2のクリティーク例

1）タイトルのクリティーク例

　論文では「食道がん切除術後患者に対する高照度光療法の有用性」というタイトルがつけられているが，「概日リズム」や「休息」，「ランダム化比較試験」などの用語が含まれているとよかったかもしれない。たとえば，「高照度光が食道がん切除術後患者の概日リズムと休息にもたらす影響─ランダム化比較試験─」とすれば，よりわかりやすいかもしれない。

2) はじめに（緒言・序論・研究の背景）のクリティーク例

　論文では，まず研究の対象である食道がん切除術後患者についての説明がなされ，手術の特徴や治療環境などさまざまな要因から十分な休息を得ることがむずかしいこと，そのような状況では術後せん妄をおこしやすいことが論述されている。さらに，いくつかの要因のなかでも「概日リズムの乱れ」に着目し，その治療法としての「高照度光療法」が精神科疾患の治療に役だっていることが示されている。次に「わかっていないこと」として，術後急性期における高照度光の効果をあげてから，研究目的の提示につなげている。

　これらの情報から，リサーチクエスチョンは「術後の休息に高照度光療法はどれくらい効果があるか」と読みとることができる。また，研究の意義や必要性については「術後せん妄の予防は周手術期看護における重要課題であり，そのために術後急性期における高照度光の有用性を明らかにする必要がある」と理解できる。研究目的は「術後急性期における高照度光が患者の休息にもたらす効果を検証すること」と，検証可能な内容で示されている。

　一方，この研究はランダム化比較試験を用いているため，検証すべき仮説についても明確に示されているほうがよい。たとえば，「術後の早朝に高照度光を浴びれば，身体活動や自律神経系指標から抽出される概日リズムが 24 時間に近づくか」「術後の早朝に高照度光を浴びれば，夜間の活動量が減少するか」「術後の早朝に高照度光を浴びれば，術後せん妄の発症率が減少するか」というように記述されているとよかったかもしれない。

3) 方法のクリティーク例

　論文では，調査対象として「200X 年 2 月から 10 月に O 病院に入院した，言語的なコミュニケーションが可能な食道がん切除術を受ける患者」が選定されている。母集団を「手術侵襲によって概日リズムが乱れ，休息がとりにくくなっている患者」と想定した場合，食道がん切除術後患者がそれに該当することが序論でも示されており，調査対象として適切であると考えることができる。

　対象の選別方法としてはランダム化が行われたことが記載されている。この研究では，測定用具として加速度計とよばれる「動作の大きさや回数を測定する器械」と，心拍計とよばれる「心電図波形の RR 間隔を測定する器械」，日本語版 NEECHAM 混乱錯乱状態スケール（JNCS）を使用し，活動の大きさの時系列データと動作回数（活動量），RR 間隔の時系列データ，JNCS 得点が収集されている。さらに活動の大きさの時系列データを解析して活動量にあらわれる周期，RR 間隔データの変動（心拍が早くなったり遅くなったりする変動）を解析して交感神経系指標（HF）と副交感系指標（LF/HF）の大きさ，HF や LF/HF の時系列データにあらわれる周期が算出されている。また，術後せん妄の診断評価が行われている。そしてこれらのデータを根拠として，3 つの仮説を検証しようとしている。目的の検証に必要な要因は調査項目として含まれているため，適切であると考えることができる。

　データの収集方法は介入手順として示されており，再現性をもって収集することができると考えられる。データの分析方法としては，データの特性に応じて 3 種類の統計手法を実施したことが示されている。最後に，研究を遂行するうえで倫理的配慮を行ったことが示されている。

　ただし対象について，「言語的なコミュニケーションが可能な者」とされているが，言語的なコミュニケーションがとれない者を除く理由が示されているとよかったかもしれない。不必要に対象を狭めると，調査の結果が知りたい結果とずれやすくなってしまう。次に，ランダム化比較試験を行う場合には，症例数設計（介入群にはどの程度の効果が生じて，症例を何例集めればその効果が統計学的に有意に示せるかの計算）をしておく必要がある。収集するべきデータの項目については，背景因子となるデータとしてどのような項目を選択したか示しておいたほうがよかった。また，収集されるデータの信頼性について，JNCS の採点は採点者の主観や観察能力に左右される可能性があり，客観性を維持するために行った工夫があれば示しておくことが望ましい。また，介入に用いた高照度光照射装置についての説明も行われていることが望ましい。

4）結果のクリティーク例

　論文では，まず調査に参加した人数と途中で調査から脱落した人数，細かい調査実施の情報が示されており，次にランダム化比較試験の前提となるランダム化の結果を評価するための背景因子データが示されている。次に，調査項目にあげた結果を「身体活動」「自律神経系指標」「術後せん妄」の3つに分類し，重要ポイントには図や表を用いて，データと分析結果が示されている。仮説を検証するために必要なデータは示されていると考えることができる。

　しかし，方法で示されていた項目と比較すると，自律神経系指標にあらわれる概日リズム，HFの結果についての情報が示されておらず，本文中に書き記しておく必要があった。また夜間活動量について，術後4日目と5日目で優位に低下していたと記されているが，図には術後4日目の結果のみが掲載されており，術後5日目の情報についても示したほうがよかったと考えられる。このほか，表2のJNCS得点では1日目の欄がないため，表に記されていることが望ましい。

5）考察のクリティーク例

　論文では，まず活動にあらわれる概日リズムの結果から，高照度光療法が術後の概日リズムの改善にも効果があることを論述している。そして，夜間活動量が低下していたという結果から，介入群では休息が促進されていたと解釈している。

　次に，交感神経系指標が低下したという結果に対して，過去の研究知見から深い睡眠を得られた可能性があると説明している。そして，術後せん妄の発症率が低かったという結果に対して，高照度光が術後せん妄の予防に効果があるかもしれないと解釈し，過去の研究知見に基づき，抗不安効果や覚醒賦活効果がその理由として考えられると説明している。

　JNCSの結果に対しては，高照度光の作用効果に時間的特徴が存在する可能性を推測し，最後に今回の研究の限界として，サンプル数が少なかったために統計学的に高照度光の効果を示すことができなかったことを説明している。

　これらの考察は，飛躍的な解釈もなく，ほかの研究知見とも対比しながら客観的に考察されており，ある程度妥当な内容であると考えられる。

　しかしランダム化に関して，背景因子の比較からランダム化の問題はなかったのかどうか記載しておくべきである。また脱落症例の存在が結果に与える影響についても説明しておく必要がある。自律神経系指標の結果については，結果にネガティブデータもきちんと示したうえで，なぜ仮説と反する結果が生じたのかについて説明する必要がある。加えて，術後せん妄の発症率やJ-NCSの得点において，仮説と矛盾する結果ではなかったが，有意差はみとめられなかったことをどのように解釈するかについても記載されているとよかっただろう。研究の限界では，調査から脱落する対象者がいたことについて，考えられる対応策が示されているとよい。

6）結論のクリティーク例

　論文では，「術後急性期における高照度光が患者の休息にもたらす効果を検証する」という目的に対して，「術後の高照度光療法が患者の活動休息リズムの改善や夜間休息の促進に有効であることが示された」と結論づけられている。また，「術後ケアとしての高照度光療法を確立していくべきである」という今後の課題が提示されている。結論と研究目的との整合性はあると考えられる。しかしここでは，術後せん妄の予防の観点からも結論と今後の課題が提示されているとよかっただろう。

7）論文全体のクリティーク例

　論文全体を通して，症例数が少なく統計学的に明確にできていないという問題はあるが，知見の内容は現実的観点からかけ離れたものではなく，ある程度の信頼性があると判断することができる。

第 3 部

「研究力」をいかす
——問題解決のための
研究的アプローチ

第 **10** 章

ケースレポート・
事例研究の進め方

本章の目標	□ ケースレポートと事例研究の違いを理解する。
	□ ケースレポートと事例研究の目的と意義・方法を理解する。
	□ 事例研究の一手法である事例介入研究の意義・方法を理解する。

　実習で患者を受けもつ学生や臨床で患者を担当する看護職は，その事例についてもっと理解したいと感じることが多い。個別の事例について探究する方法として，**ケースレポート**と**事例研究**の 2 つがあげられる。

　これらは，患者を対象とした看護実践の事例だけでなく，学生を対象とした教育実践の事例を探究するためにも用いることができ，また個別の事例だけでなく，類似した複数の事例を扱ったり家族や看護チームのような集団を対象としたりしてもよい。しかし本章では，今後，皆さんが取り組む可能性の最も高い，看護実践に関する個別事例を対象にしたケースレポートと事例研究について，具体的な例をあげながら示していく。

● **ケースレポートと事例研究の違い**　ケースレポートと事例研究は，それぞれの言葉の意味が明確に区別されずに行われている場合も多い。そこで本書では，両者の目的や成果の違いを ●表 10-1 のとおりに整理し，それぞれを定義する。

　ケースレポートとは，看護実践を終えたあとに自分の実践を客観的視点でふり返り，自分のケアを意味づけることによって，自身の実践能力を向上させていくことを目的とするレポートであり，**教育的アプローチ**として行われる[1]。したがって，ケースレポートは研究ではない。それに対し，事例研究は，事例にかかわるなかでリサーチクエスチョンを掲げ，その疑問を切り口として掘り下げた分析を行い，新たな知見を見いだすという形式の**研究**である。

　ケースレポートと事例研究のどちらを行えばよいのか迷ったときは，「自分の看護実践をふり返って整理し今後に役だてたいのか」「自分が気づいた新しいことを明確にしてみんなと共有したいのか」という視点で判断するとよいだろう。

●表 10-1　ケースレポートと事例研究

	ケースレポート	事例研究
目的	実践の論理的なふり返り	リサーチクエスチョンの解決による知の創造
成果	レポート作成者の実践能力の向上	新たな知見

1）ケースレポートの定義について：実際には，事例検討，症例検討，事例報告，症例報告などのさまざまな用語がさまざまな意味で用いられているが，本書ではこのような教育的アプローチとしてケースレポートを定義する。

A　ケースレポート

1　ケースレポートとは

● **定義**　**ケースレポート** case report とは，担当した事例の実践を客観的にふり返り，専門知識や技術を応用・展開しながら，行った看護実践の意味や課題を明確にするものである。

● **意義**　看護実践では，患者の状態をよくするためにさまざまな手段を講じて援助を行う。患者の要因，患者を取り巻く支援者や環境の要因，看護の要因などさまざまなことが同時発生していくなかで，さまざまなアプローチを用いたケアが行われていく。そのような状況において，自分が行っている実践の意味を明確にしつづけることは容易ではない。がんばればがんばるほど空まわりをしているように感じ，言いしれない不全感におそわれてしまうことも多い。このようなとき，ケースレポートをまとめて客観的な視点で自分のケアをふり返れば，自分の実践にどのような意味があったのか，なにがうまくいってなにがうまくいかなかったのか，どうすればよかったのかについて明らかにすることができる。

　ケースレポートによって得られることは，論理的かつ客観的な自分の実践のふり返りであり，自分自身の実践能力の向上である。そのためケースレポートには，実習の受け持ち患者や退院後に疑問が残った受け持ち患者など，継続的にケアを実践した事例の分析を通してその意味を再構成し，自分自身の能力を高めていくという教育的な効果が期待できる。

2　ケースレポートの進め方

　ケースレポートでは，自分の看護実践をふり返るために，受け持ち患者の情報とそこから気づいた看護上の問題点を取り上げて，自分がどのような目的でケアを提供しようと考えていたのかを明確にすることから始める。次に，事例経過のなかで実際にどのようなケアを行い，ケア対象にどのような変化が生じたのかを客観的に記載する。そして文献を根拠としながら，自分の実践を客観的にふり返り，意味づけを行う。これらのふり返りは1人で行うことは容易ではないため，学生であれば教員，臨床家であれば教育担当看護師や師長などにふり返りの客観性を保つための支援を求めるとよい。

■　ケースレポートの構成

　ケースレポートに決まった書式はないが，ここでは，高橋らの提案する論理的思考の訓練のための書式[1]を参考とする。

1）高橋百合子監修：看護学生のためのケース・スタディ，第4版．メヂカルフレンド社，2011.

◆ タイトル

　ケースレポートとして事例をふり返る際には，「どのような視点でふり返るか」というテーマが必要となる。ここでは，ふり返りの対象となる事例に対して，どのような看護問題を見いだし，どのようなアプローチで解決をはかったのかが伝わるようにする。

◆ はじめに

　「はじめに」では，テーマに含まれる看護問題について，まずその問題が「どのような問題であるのか」「どのようにケアが取り組まれているのか」を，文献を交えながら一般的な視点で記述する。次に，その看護問題に取り組んだ自身の考えとして，「どのようなアプローチで解決をはかったのか」「なぜこの事例をふり返ろうと思ったのか」「レポートを通してどのような視点で自分のケアをふり返るのか」について記述する。

◆ 事例の紹介

　ここでは，読者が事例とテーマを理解するうえで必要な情報を簡潔に記載する。事例の一般情報，患者と出会うまでの患者の生活情報や診療情報，そのほか，事例の人間関係などが考えられる。必要があれば，看護問題や看護目標を記載してもよい。

◆ 看護の実際

●記載の内容　ここでは「援助者としての私」が，看護問題を解決するために立案したケアの実施の詳細と，ケアを受けた患者の変化（ケアの結果）を示す記述を行う。そして，ケアの結果をどのように評価して次のケアへと継続させたのか，患者への効果はどのように積み上げられてケア目標へと近づいていったのかを時系列にそって書くとよい。また，どのようなことに注意してケアを行い，患者のどのような変化に着目して観察を行ったのかについても記されているとよい。ただし，ケアを通して得た情報を際限なく盛り込んでしまうと，自分のかかわりにおいて大切な情報はなんなのかがわからなくなってしまうので注意する。

●記述の方法　ここで重要なことは，看護問題とする事象に対してどのようにケアを行い，どのような変化を得たのかについて，客観的かつ簡潔に記述することである。たとえば「家族の面会が少なく，かわいそうだと感じた」のような援助者の主観が入った感情的な表現ではなく，「面会は月に1度しかなく，患者は家族に会いたいとため息をついていた」のように事実を客観的に記述する。読者がケアの状況を客観的に検証できるように，適切な数値や観察データも交えて記述しておくとよい。

◆ 考察

　ケースレポートでは，文献を根拠とした分析を行い，自分のケアをふり

返っていくという手法がとられる。したがって,「援助者としての私」の判断ではなく, 文献を根拠としながら客観的に「ケアの場面で実際はどのようなことがおこっていたのか」の分析を行い, 自分が実践したケアにどのような意味が含まれていたのかについて記述し, ケアのよかった点や課題となる点をふり返っていく。

◆ 結論

自分の実践を論理的にふり返った結果として, 問題を解決するためのケアにどのような意味が見いだせたのか, そしてどのようなことが足りなかったのか, ケアを改善していくためには今後どのような工夫が必要かについて記述する。

◆ 文献

引用文献を記しておく。

3　ケースレポートの例

ケースレポートの例を◉図 10-1 に示す。

前述のとおり, ケースレポートは事例研究と混同されることも多いが, ◉図 10-1 のような形式のレポートは事例研究にはなりえない。ケースレポートと事例研究との最大の違いは, ケースレポートが「自分が行ったこと」のふり返りを目的とするのに対し, 事例研究は「リサーチクエスチョンの答えを得ること」を目的として事例を分析しているという点にある。

B　事例研究

1　事例研究とは

● 定義　**事例研究**(ケーススタディ case study)とは, リサーチクエスチョンをとくという視点から事例を分析し, **新たな知見**を生み出していくための研究方法である。これは, その事例についての個別的な実践から, その現象の本質を見いだし, 記述したり, ほかの患者にも適用できるような知見を導き出すための方法であるといえる。事例研究では, さまざまな要因が複雑に影響し合ってなりたつ看護実践という現象を, 研究者という立場で客観的になかめてみることが大切となる。

● 意義　人を対象とした自然科学的な研究では, まず母集団(現実に生活している人々の集団)を設定し, 次に母集団の特徴を正確に反映していると仮定した標本(実際にデータを収集することができる集団)からデータを収集する。そして, 研究で取り扱う変数とは異なる要因(交絡因子)の影響が極力少

【タイトル】
　どのような看護問題を見いだし，どのようなアプローチで解決をはかったのかが伝わるようなタイトルがよい。

術後に意識障害となった患者にとまどいをもつ家族へのニード充足のかかわり

Ⅰ．はじめに

　鈴木らは，家族のニーズについて「意識障害を伴う患者をもつ家族は，患者から訴えることができないゆえに，医療者から十分なケアを受けていないのではないかという不安が強い。また，回復が困難な状態になった場合に，医療者から患者が見捨てられるのではないかという不安をいだきがちである」とし，一貫して患者に最高のケアを提供しつづけていることを実感してもらえるようにはたらきかけることが重要であると述べている[1]。① 今回担当した患者の妻は，身体状態の悪化に伴い意識が回復しなくなった患者に対する心配が強く，患者のそばでけわしい表情をして毎日を過ごしていた。そこで，看護師が妻の思いに配慮しながら日々のケアを実施した結果，妻の表情がやわらぎ，患者に対してかかわりをもつようになり，患者が死亡退院する際に「ここで夫を見送ることができてよかった」という言葉が聞かれた。この事例をふり返って，患者家族に行ったケアの意味について考察する。②

【はじめに】
①テーマに含まれる看護問題について文献を交えながら一般的な視点で記述する。
②その問題に対して「どのようなアプローチで解決をはかったのか」「なぜこの事例をふり返ろうと思ったのか」「レポートを通してどのような視点で自分のケアをふり返るのか」などを記述する。

Ⅱ．事例の紹介

1．事例の概要

　A氏，70代前半の男性。5年前から拡張型心筋症と診断され，内科治療を続けていた。今回，僧房弁閉鎖不全に対して僧帽弁修復術が行われた。術後に縦隔炎を発症して全身状態が悪化し，人工呼吸器管理となる。状態の改善がみられず，手術から1か月後に死亡退院となる。患者の妻（60代後半）は，手術後の面会では笑顔で夫や医療者に話しかけていたが，縦隔炎の発症後は表情がけわしくなり，夫の手を握って沈黙したまま面会時間を過ごすようになった。また，面会時間を過ぎても患者のそばから離れようとはせず，医療者の声かけにも反応しない状況であった。

【事例の概要】
　読者が事例とテーマを理解するうえで必要な情報を簡潔に記載する。今回のふり返りのテーマは，意識障害となった夫をもつ妻を対象としたものであるため，患者の経過に伴う妻の様子の変化について記述している。

2．看護上の問題

　患者の妻が家族介護者としての役割遂行に困難を感じる危険のある状態。

3．看護目標

　患者の妻が医療者に思いを表出し，妻が果たしたいと考える役割を遂行できる。

Ⅲ．看護の実際

【第1週】患者のそばで黙ったまま手を握っている妻に対し，看護師は患者の診療データの変化に関する情報提供を積極的に行い，医療者とのコミュニケーションの成立をはかった。しかし，妻は看護師の説明にはうなずくものの強い関心は示さなかった。そこで，厳しい治療経過のなかでもポジティブに感じられそうなことを話題の中心とするように工夫し，「今日は少しおだやかな表情で過ごされていますよ」「今日は昨日よりも少し足のむくみがよくなっていますよ」といった言葉をかけていった。妻は，その瞬間は少し表情がや

▷**図10-1　ケースレポートの例**

わらぐものの，すぐにさびしげな表情に戻り，みけんにしわをよせたままときどき夫の手を握っては，夫のそばで過ごしていた。

【第2週】沈黙したまま面会時間を過ごしつづける妻に対し，医療者がじゃまとならないよう2人で過ごせるプライベートな空間を時間を決めて確保し，どのようなことでも話してよいので遠慮なく夫と過ごしてほしいと伝えた。しかし，患者への妻の態度はかわらず，患者のそばで黙ったまま座っているだけであった。

ある日，妻の面会中に患者へと話しかけたあと，「本当に聞こえているのかどうかはわからないけれど，ときどきAさんに通じたと感じることがある」と伝えた ③-1 ところ，妻は驚いたような表情を示し「もしかしたら聞こえているのですか」と看護師に質問した。そこで，意識障害状態ではあっても刺激への反応は見られること，とくに聞き慣れた妻の話し声であれば患者に届きやすいかもしれないと伝える ③-2 と，患者のそばに行き，「お父さん，わかる？　私よ。ここにいるわよ」と話しかけた。

【第3週】それから，たびたび妻が夫に話しかける場面が見られたが，話しかけても患者から返事は聞かれず，妻の表情はけわしいままであった。また，患者の身体状態は悪化の一途をたどり，全身に黄疸が出現しはじめた。看護師は患者の回復が困難であることを認識し，妻が患者と触れ合う時間を提供するため，手浴を看護師と一緒に行うように計画した。最初に看護師がケアの手本を示しながら，呼びかけの刺激だけではなく触覚刺激を通して快刺激を与えることで，患者の意識にはたらきかけやすくなることを妻に説明する ④ と，一生懸命に手浴を行いながら「お父さん，気持ちいい？　私が洗ってあげているのよ。わかる？」と笑顔で話しかけた。それ以来，妻は面会時に患者の手や足をふくようになった。看護師に対しても話しかけるようになり，面会中の表情が明るくなっていった。そして「これ，お父さんが大好きだったかおりなの。ここに置いてもいいかしら」と夫が好んでいたアロマオイルを持ってくるなど，患者を世話するようになった。

【第4週】いよいよ患者の終末が近づいたころ，妻は看護師に対して「このまま順調に行くのかなって思っていたら，急に器械（人工呼吸器）がつけられちゃって。どうしてこうなっちゃったのだろうって思って。先生たちもいろいろ説明してくれるけど，わかるのは，よくないのだろうなってことだけだった。なにをすればいいのかもわからないし，なにをしてもいいのかもわからないし」と急変した当時のことを話された。「なにもできない自分がいやで。みんながやさしく話しかけてくれるのがつらかった。居ごこちがわるかった」「お父さんに話しかけても反応がなくて，私，なにやってるんだろうって思って。でも，最近は自分にもできることがあるってわかるようになって，こうやっていろいろと一緒にやらせてもらって，少しらくな気持ちになれたの。手浴をすると手がじわじわあったかくなってきて，お父さん生きてるんだと思ったりして。そういえばね，この間の夜，お父さんから携帯に電話がかかってきたのよ。『ありがとう』って。もちろん夢のなかの話よ」とやさしい表情で話し，夫の頭をなでながら「お父さん，電話してくれてありがとうね」と語りかけていた。

> 【看護の実際】
> 　看護上の問題を解決するために立案したケアの実施の詳細とケアを受けた対象の変化（ケアの結果）を示す記述を行う。ケアの結果をどのように評価して次のケアへと継続させたのか，患者の変化はどのように積み上げられケア目標へと近づいていったのかを時系列にそって書くとよい。青の下線は看護師のかかわり，赤の下線は妻の反応を示す。看護上の問題を解決するために，看護師がどのような意図をもち，どのような点に工夫してケアを提供していったのかと，それに対する妻の反応が示されている。【第4週】の妻の言葉が引き出されるにあたり，③-1・2によって妻が自分にできることを見いだし，④のかかわりをきっかけとして妻が能動的に患者とかかわれる状況にいたったことが記述されている。

Ⅳ．考察

　鈴木らは，最善のケアを提供するための家族へのアプローチとして，①前回の面会から現在までの患者の状態と行ったケアを伝える，②看護職が行っているケアを実際に見てもらう，③家族成員の視線で患者と患者を取り巻く状況がどのように映るかに注意をはらう，の3つをあげている。さらに希望の保持の保証として，④患者の死が避けられない場合にも希望は見いだせることを理解する，⑤家族成員の言動から希望を見いだそうとするサインを的確にとらえ，肯定的にフィードバックする，⑥一縷の望みを否定しない，の3つをあげている[2]。

　第1週でのケアは，①を中心に展開したが妻の反応は乏しかった。そのため，③のアプローチとして家族

成員の視線でのポジティブな情報を提供したが状況はかわらなかった。第2週ではさらに工夫を行い，妻が夫と過ごしやすい環境を整えたが，妻の態度に大きな変化はみられなかった。あとから聞いた妻の発言によって，この当時の状況は夫の急変に対するとまどいと無力感であったことがわかった。情報提供や居場所の確保といったケアを提供したが，妻の反応がよくなかったのは，これらのケアが妻のニードに一致していなかったためではないかと考える。しかし看護師との会話をきっかけとして，妻は患者の残された能力に気づき，④の希望を見いだそうとした。妻の驚いた表情を察知してはたらきかけたケアは，⑤の希望を見いだそうとするサインを的確にとらえた行動であったといえる。そしてその結果，妻は患者に再び話しかけるようになったのではないだろうか。第3週においては，②の看護ケアを実際に見てもらうアプローチと合わせて，妻にケアへの参加の場を広げるようなかかわりをもつことによって，妻は自分にもできることがあるとわかり，患者が生きているという実感を得ることができたと考える。

　山勢らは，重症患者家族のニードは，社会的サポート，情緒的サポート，安楽・安寧，情報，接近，保証の6つで構成されるとしている[3]。そして，これら6つのなかで，最も高いのは「患者に近づきなんとかしてあげたい」という接近のニードであるとしているが，家族にケアへの参加の場を提供したことでこのニードが満たされたのではないかと考える。そして家族としてのニードが満たされたことで，夫の急変に対する妻の受容が促され，終末が近づいた時期に妻はそれまでのことをふり返り，最終的に夫との時間を感謝しながら過ごせるようになったのではないかと考えられる。

> **【考察】**
> 　文献を根拠としながら客観的に「ケアの場面で実際はどのようなことがおこっていたのか」を分析し，自分が実践したケアにどのような意味が含まれていたのかを記述し，ケアのよかった点や課題をふり返る。前半では，鈴木らの文献を考察の柱として自分が行ったアプローチの意味をふり返り，後半は，山勢らの文献を活用して自分が提供したケアによって家族のどのようなニードを満たすことができたのかをふり返っている。

V．結論

　意識障害となった患者の家族へのケアのふり返りを通して，以下のことがわかった。
1. 家族のニードに合わせたケアを提供していくことが大切であること。
2. 家族が示す希望のサインを的確にとらえた行動が家族のニードの充足につながること。
3. 家族のニードを充足することによって，家族の死への受容が促進されること。

　今回は，偶然に家族のニードを把握できたが，今後は，ケアに対する家族の反応を注意深く観察し，家族のニードを正しくアセスメントして，そのニードを充足できるようなケアを提供できるようにしていく必要がある。

> **【結論】**
> 　自己の実践を論理的にふり返った結果として，問題を解決するためのケアにどのような意味が見いだせたのか，そしてどのようなことが足りなかったのか，ケアを改善していくためには今後どのような工夫が必要かについて記述する。

文献
省略　※実際のレポートでは，1）〜3）の箇所に引用した文献の一覧をここに示す。

○**図10-1（つづき）**

なくなるように状況をコントロールする。このようにして得られる結果は因果関係が明確に示されるため，ものごとがおこる根拠としては理解しやすい。しかし，現実には排除された個別の影響が存在しているため，往々にして理想論と化してしまうことも多い。

　それに対して，事例研究では知りたいことがまさにおこっている事例を取り上げ，そこに存在するさまざまな要因の影響をていねいに記述し，ありの

ままの個別の事象のなかからほかの事象にも適用可能な知見を見いだしていく。分析するデータにはさまざまな要因の影響が混在しているため，そこに明確な因果関係が示されることはないが，より**実践的に価値の高い知見**を見いだせることがある。そのような意味では，研究家ではなく臨床で働く実践家にこそふさわしい研究手法であると考えられる。

2 事例研究の進め方

事例研究は，次のような流れで進める。

①研究テーマの設定
②文献レビュー
③研究目的の設定
④分析事例の選定
⑤データ収集方法の設定とデータ収集
⑥データの分析
⑦結果(事例の記述)
⑧考察(解釈と類似性の提示)

基本的な研究の進め方は第1部と第2部に記された内容を参考にするとよい。①から⑤までのプロセスを終えたところで研究計画書を作成し，所属施設の倫理委員会の承認を得ておく必要がある(●246ページ，第8章)。

1 研究テーマの設定

研究を始めるにあたり，まずは自分の看護実践やこれまでの学びのなかで気になっていることから，研究テーマを考える(●34ページ，第2章)。ポイントとして，「どのような理由でそのテーマに着目したのか」「研究を通してどのようなことを明らかにしたいのか」の2点を押さえておく。

2 文献レビュー

気になるテーマを設定できれば，次に，そのテーマに関連のある概念をリストアップし，幅広く文献レビューを行う(●54ページ，第3章)。たとえば「認知症患者の自宅への退院を支援する事例」を選んだのであれば，「認知症の定義」「認知症の人口統計的情報」「認知症の症状」「認知症患者がかかえる生活上の問題」「その問題と介護との関連」「一般的な自宅退院の支援方法」などの概念がリストアップできるので，これらの概念について幅広く文献レビューを行う。この文献レビューを通して，既存の知識と自分が気になっていることとの関係性をよく吟味し，「自分が明らかにしたいと考えていることは具体的にどのようなことなのか」を考え，リサーチクエスチョンを明確にしなければならない。

3 研究目的の設定

　リサーチクエスチョンがたてば，事例のなかから具体的になにを抽出して新たな知見へとつなげていくのかという目的を設定する（●34ページ，第2章）。または，具体的にリサーチクエスチョンを示し，それをとくことを目的としてもよい。先ほどの例で，文献レビューの結果，認知症患者の暴力行為の悪化が自宅退院を阻害する大きな要因であることがわかり，「どのようなかかわり方が認知症患者の暴力行為の低減につながるか」というリサーチクエスチョンをたてたとする。すると，「どのようなケアが認知症患者の暴力行為を助長したり低減したりするのかについて明らかにする」という目的が設定できるだろう。

　研究目的は，これから複雑な事象を記述し分析していくうえでの羅針盤となる。つまりは，さまざまな切り口での分析が可能な事例に対して，ぶれることなくリサーチクエスチョンの解決に向かって分析を進めていくためのガイドラインと考えるとよい。

4 分析事例の選定

● **事例の選び方**　研究目的が設定できれば，次に実際に分析を行う事例を選定しなければならない。当然ながら分析を行う事例はなにでもよいというわけではなく，自分のリサーチクエスチョンに答える事象に関する典型例である必要がある。「世のなかに数多くの事例が存在するなかで，なぜその事例を分析対象として選んだのか」を説明できる事例選択の正当性がなければならない。この選定をおろそかにしてしまうと，どれだけ詳細に事例を記述しても自分が明らかにしたい現象が見えてこない，という事態に陥ることになる。

　また，データ収集を前向きなものとするか，後ろ向きなものとするかによっても，事例の選び方が決まる。前向きなデータ収集をするなら，将来的に実践を行っていく現在の事例を選ぶことになり，後ろ向きなデータ収集をするなら，すでに実践が終了している過去の事例を選ぶことになる。

5 データ収集方法の設定とデータ収集

● **収集するデータの推移**　データ収集の方法には大きく2つある（●表10-2）。これから生じる事象について調査する**前向きなデータ収集**と，過去の事例について調査する**後ろ向きなデータ収集**である。

　前向きなデータ収集を行うメリットは，これから実践が展開していく事例に対して研究分析的視点をもち，重要な情報を見落とすことなく収集できる点にある。その反面，データ収集時に研究者としての意図が無意識にはたらいてしまい，客観的にできごとをとらえることができずに結果をゆがめてしまう可能性がある。当事者としての実践と研究者としてのデータ収集を同時並行していくことは，むずかしい。

　一方，後ろ向きなデータ収集ではすでに実践が終了しているために，デー

◎表10-2　事例研究における前向きなデータ収集と後ろ向きなデータ収集

	前向きなデータ収集	後ろ向きなデータ収集
対象	研究計画書の作成後にケアが行われる患者	研究計画書の作成前にケアが終了している患者
データ収集	研究分析的視点をもって，詳細なデータを収集できる	記録物からデータを収集するため，記録にない情報は得られない
分析の客観性	実践と並行して分析を行うため，客観性を保ちにくい	すでに実践が終了しているため，分析の客観性を保ちやすい
研究の労力	観察など，継続的なデータ収集が必要なため，時間が拘束される	自分のペースでデータ収集と分析を行えるため，研究に拘束される時間が短い

タの収集はおもにカルテや看護記録などの記録類から行うことになる。そのため，いざ研究を始めてみても，重要な情報がカルテに記載されておらず残念な思いをすることも多い。しかし，分析を行う時点では，すでに実践は終了して患者も退院しているため，研究者の視点で客観的な分析を行いやすい。

● 収集するデータの内容　事例研究ではさまざまな種類のデータを用いて調査することができる（◉154ページ，第6章）。インタビューデータなど質的なデータを用いてもよいし，検査値など数値データを用いてもよい。詳細な記述を，分析可能なかたちで残していくことが求められる。そして，リサーチクエスチョンをとくために必要な，手に入るあらゆるデータを利用する。前向きの研究であれば，インタビューやアンケートを用いたり，観察情報をノートに書きとめていったり（これはフィールドノートとよばれる），現象の測定にふさわしい尺度があればそれを用いてもよい。後ろ向きの研究であれば，看護記録，診療記録，検査データなどから必要な情報を収集していくこととなる。

● データの集め方　データを収集するときには，気になったことだけではなく，そのことに影響を及ぼすと考えられるさまざまな要因をできるだけ詳細に集めることが大切である。臨床の看護記録では客観性と簡潔性が求められるが，事例研究においては**文脈性**を重視した記述を心がけよう。記録した情報が，実践の状況を想起できるような内容であれば，ゆたかな分析ができるようになる。このような記述を社会学では**厚い記述** thick description とよぶ。どれだけ厚いデータを収集できるかどうかが，その後の「事例の記述」と「事例の分析」の内容を左右すると考えてほしい。

6 データの分析

　収集したデータは，テキストデータと数値データのそれぞれの特性に応じて分析を行い，事例を記述するための情報に加工しておく必要がある。たとえばテキストデータであればコード化とカテゴリ化を行い（◉190ページ，第7章A「質的データの分析」），実践という現象を複数の意味の組み合わせとして表現できるようにする。数値データの場合は，必要に応じて記述統計を行い，数値が示す意味を検討する。

7　結果（事例の記述）

　ここでは収集したさまざまな情報を駆使して，事例に生じたことをありありと記述していくことが求められる。ここで大切なのは，記述すべき内容はあくまでもリサーチクエスチョンをとき明かすという視点にそっていなければならないということである。どれだけ魅力的な内容を記述できたとしても，この視点がぶれてしまうと事例研究としての一貫性はとれなくなってしまう。

　また，記述内容は客観的に，事実に忠実に書くよう心がけなければならない。実践の結果としての事例の記述に自分の考えを交えてしまうと，それは科学的な根拠とはなりえない創作物と化してしまう。また，記述は文脈的記述を交えながら時間軸にそって展開されていく必要がある。文章として記述することがむずかしければ，経過表を用いるのも1つの方法である。

8　考察（解釈と類似性の提示）

　ここでは，結果に記述した事例の経過を，研究目的をガイドラインとしながら**解釈**していくことが求められる。解釈にあたっては，自分が明らかにしたいと考えることを，これまで明らかになっている知識や理論，研究の成果などと比較しながら，つまり既存の文献を使いながら，いろいろな視点から説明していくことが望ましい。

　事例研究では，結果を単なる要因と要因の関係として示すのではなく，その前におこったことや患者の心理状況・身体状況など，さまざまな要因が結果に及ぼした影響を，現象をかたちづくる構造として，ていねいに組み合わせて提示していくとよい。そうすることで解釈の信 憑 性（確からしさ）が増し，個別の事象からほかの事例にもあてはまる**類似性**や**規則性**を見いだせる。また，研究者の思い込みや偏見による解釈ではなく，論文を読んだ人に「ああ，確かにそうだ」と納得してもらえる解釈を提示できる。

　事例研究では，量的研究における一般化のように，母集団に広くあてはまる因果関係を追求することは困難であるが，「個別の事象からほかの事象にも適用できる類似性や規則性を発見する」という醍醐味がある。このように，ある状況で見いだされた規則性やパターンをほかの状況にも適用できることを**転用可能性（置換性）**transferabilityとよび，事例研究を含む質的研究の信憑性を示す基準の1つとしてとらえられている（○122ページ，第5章）。

3　事例研究の意義

　事例研究には決まった方法というものがなく，研究を進めるのは容易なことではないかもしれない。また，学術分野においては，明確な根拠を確立するという側面からランダム化比較試験に代表される仮説検証型の研究が重視され，事例研究のように記述的な研究は軽視されがちである。だが，この実践的な研究デザインはいわゆる「看護過程」とも相通じる部分があり，臨床で働く看護師に向いている方法であるといえる。これは，自分たちの職場に

おけるケアの質を向上させ，よりよいサービスへとつなげるための強力なツールとなりうるものである。看護という実践的な学問を発展させていくためには，臨床で事例研究のような実践的な研究成果を積み重ねていくことが必要不可欠である。

4 事例研究の例

　ケースレポートと事例研究は，どちらも実践の能力をより高めていくという点においてとても意義があり，積極的に実施していくことが望ましい。この2つの方法は混同して扱われてしまうことも多いが，両者の違いをしっかりと把握し，目的に応じて使い分けていく必要がある。

　ケースレポートで示した例（●306ページ，図10-1）を事例研究として見直したのが次の●図10-2である。研究という枠組みを用いて事例を検討することで，リサーチクエスチョンである「術後の急変により意識障害に陥った患者をもつ家族の心理的変化に応じた効果的なケアとはどのようなものか」の探究を深めていくことができる。

　一方，リサーチクエスチョンをとくことに集中するため，記述される内容はそぎ落とされてしまう側面もある。それが，事例に焦点をあて「ケースレポート」として実施するのか，研究の視点をもって，すなわちリサーチクエスチョンをとくことを目的として事例を分析するのかの違いである。

C 事例介入研究

1 事例介入研究の意義

● **事例介入研究とは**　事例研究のなかでも，健康問題を解決すべく介入を行い，その効果を事例で検討する方法を**事例介入研究**とよぶ。介入方法はエビデンス（先行文献など）に基づき作成する。この方法の流れを単純化すると●319ページ図10-3のようになる。

　本書のどこかで似たような図を見たことがあるのではないだろうか。第1章の看護実践の向上で紹介した●19ページ図1-3と基本的には同じである。「よりよいケアを計画し，実践し，評価して，改善していくこと」が看護実践の基本である。つまり，看護職は日々の仕事のなかで事例介入研究を繰り返しているともいえる。

　とくにこの方法を取り上げるのは，この研究法が臨床での実践の質を上げるのに役にたつためである。わが国の多くの病院では，主としてキャリアアップ教育の一環として，看護職が看護研究に取り組んでいるが，そのときに取り組んでほしいのがこの研究方法である。

　学生のうちは新しい看護介入を実際の患者に実施する場面はないと思うが，

【タイトル】
　「術後の急変により意識障害に陥った患者をもつ家族の心理的変化に応じた効果的なケアとはどのようなものか」というリサーチクエスチョンをとくために，ケースレポートで示した事例を用いた事例研究の論文例である。レポートと，研究の枠組みをもった論文を対比させ，その違いを理解してもらう目的でまとめた。論文の書式や各項目の書き方については，第8章と第9章を参照してほしい。ここではおもにケースレポートとの記述の違いを示す。

術後に意識障害に陥った患者の家族の心理的変化に応じた効果的なケアに関する事例研究

Ⅰ．はじめに

　術後の急変により患者はその生命がおびやかされる状況に陥るが，その家族も心理的な危機状態に陥ることが多い。とくに，患者が意識障害に陥っている場合，家族は患者と意思疎通を行う手段がないことから，心理的な危機状態に拍車がかかることが予想される。急性期における意識障害患者の家族に焦点をあてた研究では，家族は不確かな反応に基づく情緒的混乱，ストレスフルな体験をするといわれている[1]。……（※以下，意識障害のある患者の家族に関する研究を紹介する）……。

　意識障害がある患者の家族のケアは，……（※以下，家族のケアの意義と先行研究から明らかになっているケアの内容を紹介する）……。これらのことから，家族の状態を的確にとらえケアを展開していくことは非常に重要であると考えられる。家族の心理的状態は，患者のとらえ方とともに変化していくといわれているが[2]，家族と患者の状態変化に合わせた長期的な視点でのケアの方略についての研究はほとんどない。

　そこで，本研究では，術後の急変により意識障害に陥った患者をもつ家族へのケアについての1事例を通して，家族の患者のとらえ方に合わせたケアの方略を検討し，今後の家族ケアを考える一助とする。

【はじめに】
　ケースレポートは自身の看護ケアの考察が目的であったが，研究では文献レビューの結果をふまえ，「なぜこの研究を行うのか」「どのような意義があるか」を示す必要がある。

Ⅱ．研究目的

　この研究では，身体状態の悪化に伴い意識が回復しなくなった患者に対して，表情厳しく沈黙していた配偶者が，やわらいだ表情でかかわりをもつにいたった1事例を通して，術後の急変により意識障害に陥った患者をもつ家族の心理的変化に応じた効果的なケアについて明らかにする。

【研究目的】
　なにを明らかにしたいかを明確に記述する。具体的なリサーチクエスチョンを示し，それらを明らかにすることを目的としてもよい。

Ⅲ．用語の定義

意識障害：ものごとを正しく理解することや，周囲の刺激に対する適切な反応がそこなわれている状態。
家族へのケア：患者の家族が，患者に死が迫っていることを受け入れ，最期の時間を有意義に患者と過ごすことができるように支援するケア。

【用語の定義】
　扱われる主要な概念（用語）について読み手と共通認識をもてるよう，具体的な説明を行う。

Ⅳ．研究方法

1. **研究デザイン**：事例研究
2. **研究協力者**：研究協力者は，術後の急変により意識障害に陥った70代前半の男性とその配偶者（妻）である。
3. **データ収集**：データ収集期間は20XX年6月からの1か月とした。受け持ち看護師として対象者にか

かわり，対象者の診療録や看護師の家族へのケア，看護ケアと患者に対する配偶者のかかわり方の変化を中心とした場面をふり返り，経時的に書きおこしデータとした。

4. **分析方法**：書きおこしたテキストデータより，妻の表情や言動と，看護師の妻へのケアの内容を抽出した。抽出した内容に関して，質的研究の専門家とともに「意味づけ」を行い，妻の変化を整理し，提供したケアと妻の反応を分析した。そして，看護師のケアが妻にどのような影響を及ぼしたか検討した。

> 【研究方法】
> 　看護ケアと患者に対する配偶者のかかわり方の変化を中心とした場面をふり返って書きおこしたテキストデータを質的に分析する，後ろ向きの研究デザインである。事例研究においても，第三者が同じ方法で研究が行えるように，詳細に方法を記載する。

Ⅴ．倫理的配慮

　研究参加については対象者の自由意思であり強制力ははたらかないこと，プライバシーをまもることについて，文書と口頭で説明し承諾を得た。患者の情報を使用することについては妻より代諾を得た。本研究は，〇〇研究倫理委員会の承認を受け実施した。

Ⅵ．結果

1．事例の概要

　70 代前半の男性 A 氏は 5 年前から拡張型心筋症と診断され，内科治療を続けていた。僧房弁閉鎖不全に対して僧帽弁修復術が行われ，いったん回復に向かうも縦隔炎を発症して全身状態が悪化し，人工呼吸器管理となる。意識障害のまま症状の改善なく，手術から 1 か月後に死亡退院となる。A 氏の妻は，手術後の面会では笑顔で夫や医療者に話しかけていたが，縦隔炎の発症後は表情がけわしくなり，夫の手を握って沈黙したまま面会時間を過ごすようになった。しかし，時間の経過と看護介入により妻はやわらいだ表情で過ごすように変化していった。

2．配偶者（妻）の変化と看護師の家族へのケアの影響

　分析の結果，妻は，＜おこっている状況への混乱＞，＜なにもできない状況のつらさ＞，＜やってはみるが，効果を実感できない＞，＜夫へのケアに手ごたえを感じ，夫とのつながりを実感する＞という変化をしていた。妻の状況に応じて提供したケアと妻の反応を以下に示す。イタリック字体は観察された内容を，「　」は妻の発言をあらわす。

＜おこっている状況への混乱＞

　術後，回復に向かっていた矢先に夫の状態が急変し，妻は，状況の変化に混乱して，医療者の説明もほとんど頭に入らず，どうしてよいかわからない状態であった。看護師は積極的に情報を提供するが，妻に変化はなかった。ア

人工呼吸器が装着されると，妻の表情がけわしくなり，夫の手を握って沈黙したまま面会時間を過ごすようになった。また，面会時間を過ぎても患者のそばから離れようとはせず，医療者の声かけにも反応しない状況であった。
「(のちに妻が回顧して)このまま順調に行くのかなって思ってたら，急に器械(人工呼吸器)がつけられちゃって。どうしてこうなっちゃったのだろうって思って。先生たちもいろいろ説明してくれるけど，わかるのは，よくないのだろうなってことだけだった。なにをすればいいのかもわからないし，なにをしてもいいのかもわからないし」

　＊提供したケアと妻の反応
　　・看護師は患者の診療データの変化に関する情報提供を積極的に行った。
　　　→妻の反応：看護師の説明にはうなずくが，あいかわらず患者のそばで黙ったまま手を握っている。

◁**図 10-2（つづき）**

【結果 1】
　事例研究においては，事例に生じたことを，生データなどを引用しながら，情景がありありと浮かぶように記述する。
　上記は，妻の状況および提供したケアと妻の反応を示す生データを引用し，それらから下線部㋐という現象が抽出されたこと，そして，それを＜おこっている状況への混乱＞と意味づけたことを示している。

＜なにもできないつらさ＞
　妻は，状況がわるい夫のかたわらで「なにもできない」自分を無力に感じるとともに，自分をせめる気持ちをもっていた。そのような思いのなか，看護師よりやさしく声をかけられることも妻にとってはつらいものとなっていた。この時期の妻にとって，看護師からの情報提供や家族だけの時間と場所の提供というケアは，行動や心情に変化をもたらさなかった。

　＊提供したケアと妻の反応
　　・ポジティブに感じられそうなことを見つけて言葉をかける。
　　　→妻の反応：*その瞬間は少し表情がやわらぐが，すぐにさびしげな表情に戻り，みけんにしわをよせたまま過ごす。*
　　　「なにもできない自分がいやで」
　　　「みんながやさしく話しかけてくれるのがつらかった。居ごこちがわるかった」
　　・家族だけで過ごせる空間と時間を確保し，どのようなことでも話してよいので遠慮なく夫と過ごしてほしいと伝える。
　　　→妻の反応：*みけんにしわをよせたまま夫のそばで過ごす。*

＜やってはみるが，効果を実感できない＞
　看護師のなにげない「本当に聞こえているのかどうかはわからないけれど，ときどき A さんに通じたと感じることがある」というつぶやきをきっかけに，妻は患者のそばに行き，「お父さん，わかる？　私よ。ここにいるわよ」と話しかけた。それをきっかけに妻は夫に話しかけるようになるが，話しかけても返事は聞かれず表情はけわしいままであった。

　＊提供したケアと妻の反応
　　・話しかけると A さんに通じたと感じることがあると伝える。
　　　→妻の反応：*驚いたような表情を示し「もしかしたら聞こえているのですか」と看護師に質問した。*
　　・呼びかけの刺激は患者に届く可能性があることを伝える。
　　　→妻の反応：*患者のそばに行き話しかける。*
　　　「話しかけても反応がなくて，私，なにやってるんだろうって思って」
　　　ときどき話しかけているが，表情はけわしいままである。

＜夫へのケアに手ごたえを感じ，夫とのつながりを実感する＞
　妻は看護師の提案により，看護師とともに一生懸命に手浴を行う。そのかかわりにより夫の生の徴候に気づき，自分にも「できること」があることがわかり手や足をふいたり世話をしたりするようになる。また，そのことを通じ，夫とのつながりを実感する。

　＊提供されたケアと妻の反応
　　・看護師は患者が回復困難であることを認識し，妻が患者と触れ合う時間を提供するため手浴を一緒に行う。
　　　→妻の反応：*妻は夫に手浴をしながら「お父さん，気持ちいい？　私が洗ってあげているのよ。わかる？」と笑顔で夫に話しかける。*

◦図 10-2（つづき）

「手浴をすると手がじわじわあったかくなってきて，お父さん生きてるんだと思ったりして」
看護師によく話しかけるようになり，表情が明るくなっていった。
「これ，お父さんが大好きだったかおりなの。ここに置いてもいいかしら」と夫が好んでいたアロマオイルを持ってくる。
「最近は自分にもできることがあるってわかるようになって，こうやっていろいろと一緒にやらせてもらって，少しらくな気持ちになれたの」
「この間の夜，お父さんから携帯に電話がかかってきたのよ。『ありがとう』って。もちろん夢のなかの話よ」と看護師に話し，夫の頭をなでながら「お父さん，電話してくれてありがとうね。」と語りかけた。

【結果2】
　事例研究において重要なことは，個別の事例に生じた事象から，その本質を抽出し，ほかの事例にもあてはまる特徴（類似性）につながる研究結果を提示できるかということである。
　ケースレポートの例では経時的に記載するだけだった看護師のケアと受け手の反応について，質的データ分析を行った結果，＜おこっている状況への混乱＞，＜なにもできないつらさ＞，＜やってはみるが，効果を実感できない＞，＜夫へのケアに手ごたえを感じ，夫とのつながりを実感する＞という4つの変化が抽出された。

Ⅶ. 考察

1. 術後に意識障害となった患者の家族がもつニード

　患者の妻は，手術後の面会では笑顔で夫や医療者に話しかけていたが，患者が縦隔炎を発症し意識がなくなると表情がけわしくなり，夫の手を握って沈黙したまま面会時間を過ごすようになった。のちに，「なにをすればよいかもわからない」と語るように，このとき妻は＜おこっている状況への混乱＞状態にあったと考えられる。そのような妻に対して，看護師は妻が心理的な危機状態にあると考えて家族介入を開始した。山勢らは，重症患者家族のニードが社会的サポート，情緒的サポート，安楽・安寧，情報，接近，保証の6つで構成されるとしている[3]。そして，これら6つのなかで最も高いのは「患者に近づきなんとかしてあげたい」という接近のニードであり，次が「患者のことを中心にしたさまざまなことに関する情報を求める」という情報のニードと「患者に行われている治療や処置に対して安心感，希望などを保証したい」という保証のニードであったと報告している[3]。

　看護師は，心理的な危機状態にある妻に対して「A氏の状態に関する情報の提供」によって情報のニードを充足させようとしていた。そして，「ポジティブに感じられそうな話題の提供」によって保証のニード，「家族だけで過ごせる時間と空間の提供」によって接近のニードを充足させようとしていた。突然の患者の危機的状態において，家族は，現状を認めたり，状況を正確に把握したりすることがむずかしいことが指摘されている[4]。このときの妻はいくら情報や保証が提供されてもそれを受けとることがむずかしい状況であったと考えられる。妻の夫に対する態度への変化は見られず，妻は＜なにもできないつらさ＞に苦しんでいたと考えられる。妻の態度が変化したきっかけは，看護師が発した「Aさんに通じたと感じることがある」というつぶやきであった。しかし，「話しかける」というかかわりだけでは，＜やってはみるが，効果を実感できない＞状態で，妻の表情はけわしいままであった。

　妻の表情に変化が見られたのは，看護師とともに手浴をしてからであった。そのことを通じ妻は，＜夫へのケアに手ごたえを感じ，夫とのつながりを実感する＞ようになった。これらの経過を考えたとき，本事例がもつニードとして最も高かったのは「患者に近づきなんとかしてあげたい」という接近のニードであったと考えられ，「家族としてできることを見いだしたい」というニードであったと考えられる。ICUに入室した患者の家族に関する研究においては，家族が意識障害の状態となりコミュニケーションがとれなくなっても，愛する人との関係を維持するための試みを行うと述べている[5]。今回，妻がとった，患者の手を握る，患者に話しかける，手浴などの世話をするという一連の行為は家族としてのつながりを維持するための行為であったと考えられる。

◦図10-2（つづき）

【考察】
　　今回の分析結果において患者の妻に見られた4つの変化は客観的な視点からどのような意味をもっていたのか，先行研究のなかでどのように位置づけることができるのか，なにがどのように重要であるのかについて論述していくとよい。

2. 意識障害となった患者の家族に必要なケア

　　樗松らは，救急・集中治療を要する重症意識障害患者に対する家族の認識として，看護師が「意識障害患者とのつながりに対する希望と落胆の共存状態における大切な支え手であった」と述べている[6]。そして，重症意識障害となった患者の家族は，生か死かという緊迫した状況のなかでは，意識障害のことよりも状態の安定に関心が向くため，「支え手」としての看護師は適切な全身管理と安全安楽な日常生活援助を行いながら，患者家族の力になりたいという姿勢を伝え，信頼関係を構築していくことが大切であるとする。そして，緊迫した状況は脱したものの予後が予測できない時期においては，家族の関心は患者の反応の有無に向くため，看護師は家族がいだく不安を言語化できるように病室から離れた場所でじっくりと傾聴的にかかわり，医療がなにを行えるのかを具体的に伝えながら家族のニードを把握していく必要があること，患者がもとには戻らないことを受け入れていく時期では患者の日常生活に関心が向くため，看護師は患者の「身近な存在」として日常生活に関する情報を提供しながら，家族とともに患者ケアを行い，家族と患者のつながりを維持できるようなかかわりが必要であると述べている。

　　本症例においても，看護師は樗松らの提示している家族の認識プロセスに応じたケアを実施していたと考えられる。しかし，本事例においては，これらのケアすべてが効果的であったわけではなかった。今回の事例を通して，実際にケアの効果が顕著にみられたのは，「患者と通じ合うことが可能であることを知らせること」と「家族としてできることを見いだすこと」，すなわちそこなわれた家族のつながりを再び強めるようなかかわりであったといえる。そのかかわりを通して，妻はもう一度夫を「通じ合える存在」として認識し，夢のなかで夫のメッセージを受け取って，夫に感謝の言葉を伝えるという交流にいたったのではないだろうか。今回，家族の認識プロセスに応じたケアが効果を示さなかった理由は，夫とのコミュニケーション手段を奪われた妻が看護師のケアを受け取れないような混乱状態にあったためと考えられる。このような状況において必要なケアは，「医療がなにをできるのかだけではではなく，家族はなにができるのか」「医療がなにをしているのかだけではなく，家族はなにができているのか」という家族の立場から必要な情報を，ゆっくりと家族に伝えつづけていくことではないかと考える。そして患者の声を聞くことができなくなった家族に対して，患者と非言語的なコミュニケーションをとる機会をあせらずに提供しつづけ，患者の存在を届けていくことではないかと考える。

リサーチクエスチョンへの解を得るため，妻の4つの心理的な変化に応じた看護師のかかわりと，先行研究の結果との対比を行いながら，家族の患者のとらえ方に合わせたケア方略として，家族の状況認識を中心にすえたケアの可能性について提案している。

3. 本研究の限界と課題

　　この研究は，意識障害となった患者に対する家族のかかわり方に特徴のあった事例を選定し，診療録やメモ情報に基づいて回顧的に分析している。そのため，患者の家族がとった行動や態度の真意を正確に確認することはできない。また，今回の結果は1事例の援助に基づく知見である。今後，症例を重ねながら分析を深めていく必要がある。

Ⅷ. 結論

　　意識障害となった患者をもつ家族は，患者が望むことを患者から直接知ることができない状況にある。そのような家族には，「家族としてできることを見いだしたい」というニードと「家族としてのつながりを実感したい」というニードが発生していると考えられた。そのために看護師は，「家族が患者にできること」を一緒にさがし，それが実行できるような環境を整えるようなかかわりが必要である。そして，意識障害と

なった患者と家族が言葉を介さずとも通じ合える可能性を示しながら，家族が能動的に患者とかかわれるような支援を行うことが求められるのではないかと考える。

今回はケースレポートとの対比が目的であったため，1 事例の回顧的分析となった。しかし，ケースレポートの結論と比較してみればわかるように，研究の枠組みにそった検討により，リサーチクエスチョンの答えに一歩近づいた結論が得られている。

文献
省略　※実際の論文では，1)～6)の箇所に引用した文献の一覧をここに示す。

○**図 10-2(つづき)**

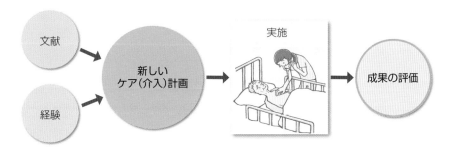

○**図 10-3　事例介入研究のイメージ**

たとえばすでによいといわれているケアを実施して，その効果を事例で検討するなどの応用ができる。

2 事例介入研究の進め方

事例介入研究を進めるにあたってのポイントは，次の 2 つである。

1)どのようにしてよりよい介入(ケア)を考えるか。
2)どのようにして介入の成果をはかるか。

この研究手法を通じて，「よりよいケアを考える力」「実施したケアを評価する力」が身につくだろう。

1 よりよい介入(ケア)を考える

1 **文献レビューや臨床経験**　文献レビューによって，効果があるケアを検索する。これはよりよいケアを考えるのに不可欠な方法である。次に，先輩たちの臨床経験も役にたつことが多い。ただし，他者の経験がいつも正しいとは限らないのは前述のとおりである。最後に，自分の臨床経験がある。これはケアを考える大きな動機になるだろう。

2 **概念枠組み**　第 5 章で概念枠組みについてふれた(○119 ページ)。概念

枠組みとは，現象のとらえ方の大筋である。看護は人を取り巻く多様な現象を扱うので，どのような視点で現象をとらえようとしているのかが重要である。南は，「理論や概念枠組みという羅針盤を頼りに進まないと遭難する危険性がある」と述べている[1]。たとえば患者のケアを考えるとき，「セルフケア」という視点から考えていくこともできれば，「適応」という視点から考えていくこともできる。どのようにその現象をとらえ，どこに焦点をあてケアを提供しようとするのか，概念枠組みを使うことで，より効果的なケアを考えることができる。概念枠組みを使い，患者に必要なケアを具体的に盛り込めば**ケアモデル**ができる。これについては，次の「③介入の例」で述べる。

2 介入成果の測定方法を考える

　介入の成果は，主評価指標（介入を実施する第一のねらい）をはかることで評価する。できれば数値ではかれるものがよい。適切な指標がない場合は反応を観察し，質的に記述する。成果を担当スタッフの感想や意識で示そうとする研究がみられるが，そのようなデータは第三者を説得させる力はもたない。上述したような概念枠組みを使うと，どこをターゲットとして介入を行っているかが明確となるため，それらを示す指標によってはかることで介入の効果を理論的に説明することが可能になる。

3 介入の例

　介入の例としては，次のようなものがあげられる。
　外来で抗がん薬治療を受ける患者の口腔粘膜炎を軽減させるために，患者のセルフケア能力の育成をねらいとしたプログラム「The PRO-SELF Mouth Aware program（PSMA）」が開発されている[2]。◖図10-4 に示すよ

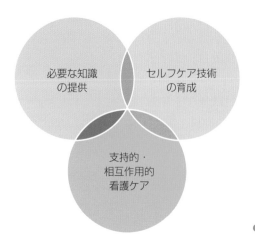

◖図10-4　PSMA の枠組み

1) 南裕子編：看護における研究. p.26, 日本看護協会出版会, 2008.
2) Larson, P. J. et al.：The PRO-SELF Mouth Aware program: an effective approach for reducing chemotherapy-induced mucositis. *Cancer Nuring*, 21, 263-268, 1998.

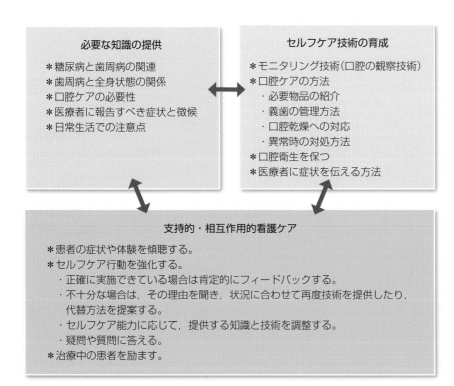

必要な知識の提供

＊糖尿病と歯周病の関連
＊歯周病と全身状態の関係
＊口腔ケアの必要性
＊医療者に報告すべき症状と徴候
＊日常生活での注意点

セルフケア技術の育成

＊モニタリング技術（口腔の観察技術）
＊口腔ケアの方法
　・必要物品の紹介
　・義歯の管理方法
　・口腔乾燥への対応
　・異常時の対処方法
＊口腔衛生を保つ
＊医療者に症状を伝える方法

支持的・相互作用的看護ケア

＊患者の症状や体験を傾聴する。
＊セルフケア行動を強化する。
　・正確に実施できている場合は肯定的にフィードバックする。
　・不十分な場合は，その理由を聞き，状況に合わせて再度技術を提供したり，
　　代替方法を提案する。
　・セルフケア能力に応じて，提供する知識と技術を調整する。
　・疑問や質問に答える。
＊治療中の患者を励ます。

●図10-5　歯周病をもつ糖尿病患者のための口腔セルフケア支援モデル

うに，「必要な知識の提供」「セルフケア技術の育成」「支持的・相互作用的看護ケア」からなるプログラムである。

　このプログラムの枠組みを別の治療を受ける患者の口腔セルフケア支援にも応用できるのではないかと考えたとする。すると，●図10-5に示すような歯周病をもつ糖尿病患者のための介入モデルを考えることができる。糖尿病と歯周病には双方向性の関連がみられ，糖尿病患者は歯周病になりやすく，また歯周病による歯肉の炎症反応を軽減することは2型糖尿病の改善につながることが報告されている[1]。

　介入の評価は，セルフケア能力，歯周病の進行，HbA1c などについて行えばよいだろう。このように介入モデルを図示すれば，なにをねらいとした介入を行い，どのような成果を期待するかが明らかとなり，なにを評価すべきかを導き出すことができる。

　介入とその成果測定の方法が決まれば，実際に患者にケアを実施し，その効果を評価すればよい。事例を検討するので，その結果が，すぐにほかの患者にもあてはまると考えるのはむずかしいが，介入のどの点が効果的で，どの点は改善が必要なのかなどの，よりよいケアを開発していくには有効な方法である。

1）Kiran, M. et al.：The effect of improved periodontal health on metabolic control in type 2 diabetes mellitus. *Journal of Clinical Periodontology*, 32, 266-272, 2005.

第 **11** 章

調査研究の進め方

A　実態調査研究の進め方

1　実態調査研究とその利点

1　実態調査研究とはなにか

　実態調査研究とは，自然の（介入をしない）状況を観察し，なにがおきているかを量的に，つまり数値で示す研究方法である。インタビューなどを行い質的に分析することもあるが，一般的には変数の特徴を数字で示す研究と考える。「**どのようにおこっているか**」というリサーチクエスチョンに答える研究方法である。

　実態調査というとむずかしく聞こえるかもしれないが，たとえば，自分の受け持ち患者のケアに必要なデータはなにかを考え，その項目を書き出し，観察し，記録し，集計してみよう。観察・記録・集計は研究の基本である。それだけでは，まだ「研究」とはよべないが，新規性など研究の要素（●43ページ）を満たしていけば「研究」として公表できるものになるだろう（●図11-1）。

2　実態調査研究の利点

　実態調査研究を通じて，知りたい現象が「どのようにおこっているか」という全体像をつかめる。臨床での実践においても，現状を正確に把握することがよいケアを行うための第1歩である。そのため，この研究方法は実践現場で行いやすく，また実践の向上にも役だつ。

　たとえば，勤務する病院で肝臓の手術をした患者について，「手術後，何日たったら傷の痛みが消えるのか」が明らかでない場合，それを調べるという研究でもよいだろう。「痛み」がいつ消えていくかがわかれば，手術後の痛みを心配する患者に，「○日ぐらいで痛みは消えますよ」と伝えることができる。

　数多くの患者をみていると，痛みの消失には人それぞれに違い（ばらつき）があることに気づくであろう。その違いはどこからくるのか。年齢や性別か，家族の励ましは関係するのか……，つぎつぎと疑問がわいてくるだろう。文献レビュー（●46ページ，第3章）によって解決できることはたくさんあるが，それでも解決できないことは調査を進めれば明らかにできる。

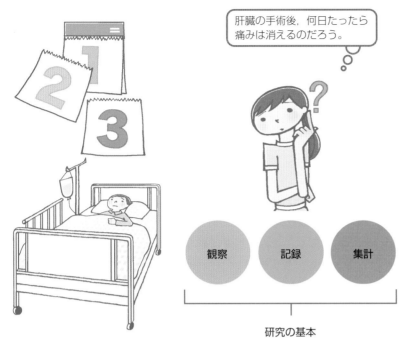

肝臓の手術後，何日たったら痛みは消えるのだろう。

観察　記録　集計

研究の基本

●図 11-1　実態調査研究は日常の看護実践に近い

●表 11-1　実態調査をする前に決めておくべきこと

1. リサーチクエスチョンの設定（●34 ページ，第 2 章）
2. 調査項目……なにを調べるか
3. 調査対象……誰に/いつ/どこで，対象者数（●156 ページ，第 6 章 B-②「標本抽出」）
4. 調査方法……どのように調査するか（データ収集法，●160 ページ，第 6 章）
5. 解析方法……どのように集計するか（データ分析法，●190 ページ，第 7 章）
6. 報告方法（発表の書式，●266 ページ，第 9 章）
7. 予算
8. スケジュール

2　実態調査研究の計画と実施

● **研究計画書の作成**　実態調査をする前に決めておくべきことを●表 11-1 に示した。なにを調べるかが決まったら，研究計画書をつくってみよう（● 246 ページ，第 8 章）。「調査項目」「調査対象」については，「調査結果をどういかすか」を考えればみえてくるだろう。

　先ほどの「肝臓の手術後，何日たったら傷の痛みが消えるのか」という疑問を例に実態調査研究を計画してみよう。

1　リサーチクエスチョンの設定

　「この病棟では，肝臓の手術を受けた患者さんは手術後に何日たったら傷の痛みが消えるのか」というリサーチクエスチョンが設定できる。最初は確

実に調査可能な範囲から始めたほうがよいので,「この病棟」に限定した。

2 調査項目

　調査項目として,「術後日数」と「痛みの程度」は不可欠である。

●**調査項目のしぼり込み**　そのほかの調査項目としてなにを設定するかは検討が必要である。実態調査のだいご味は多く変数の特徴がわかることだが,初心者はあまり多くの変数を設定してしまうと,大量のデータを前に当惑することもあるので,最初は欲ばらないほうがよい。設定する項目は,患者の属性(性別,年齢,職業など)のほかは,テーマに関するものにしぼろう。

●**「痛みの程度」の記述方法**　「痛みの程度」は記述がむずかしい。そのため,以下のようなさまざまな方法が考えられる。

　①**「痛い」「痛くない」(名義尺度)を患者に聞く**　この方法では痛みの有無を知ることはできるが,程度まではわからない。程度を知りたければ,次の②~④の方法をとる。

　②**選択肢(順序尺度)をつくって選んでもらう**　程度を知るには,たとえば「痛みなし」「痛みは軽い」「痛みはかなりある」「痛みは強い」「痛みは耐えられない」という選択肢をつくって選んでもらう方法がある(◐図11-2-a)。程度をもう少し細かく数値化したいなら,次の③の方法をとる。

　③**数値で表現してもらう**　たとえば,痛みがないを「0」,想像できる最大の痛みを「10」として,現在の痛みの段階の数値を選んでもらう。これは,痛みの数値的評価スケール Numerical Rating Scale(**NRS**)という方法である(◐図11-2-b)。さらにもっと細かく痛みを表現したい場合は,痛みの視覚的アナログ評価スケール Visual Analogue Scale(**VAS**)[1]という方法がある(◐図11-2-c)。患者に,100 mm の水平な直線上に痛みの程度の印をつけてもらい,その長さをもって痛みの程度を数値化するもので,この方法は簡便でありながら非常に感度の高い評価法である[2]。しかし,VAS は同一対象者の変化をみるのには有用だが,患者間の比較には向いていない。

　④**絵で選んでもらう**　手術で消耗した患者や子どもなど,文字表現では判断がむずかしい状態にある人を対象にする場合もあるだろう。その場合には,言葉のかわりに人間の表情で痛みを表現した**フェイススケール**が有用である(◐図11-2-d)。

●**「痛みの種類」の記述方法**　痛みには「ずきんずきんと脈打つ痛み」「突きささるような痛み」「しめつけられるような痛み」など多様な種類がある。このような痛みの「種類」を調べる方法も存在する。たとえば,日本語版McGill 痛みの質問表,日本語版簡易型 McGill 痛みの質問票など,痛みの種類を聞くことができる質問紙が開発されている。

●**調査項目設定の注意点**　上に示したのはほんの一例であるが,1つのことを調べるにも,さまざまな角度から考えていく必要があることがわかるだ

1)Keel, K. D.:The pain chart. *Lancet*, 2:6-8, 1948.
2)Scott, J. and Huskisson, E.C.:Graphic representation of pain. *Pain*, 2:175-184, 1976.

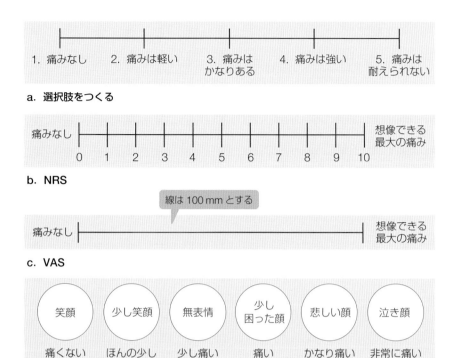

a. 選択肢をつくる

b. NRS

線は 100 mm とする

c. VAS

d. フェイススケール

実際には円の中には表情をあらわす顔のイラストが入る。

◉**図 11-2**　「痛みの程度」の記述方法

ろう。また，データは詳しければ詳しいほどよいというわけではない。1 回に観察できることや聞けることは限られている。詳しく聞けば広く多くのことは聞けなくなる。詳しさ（深さ）と広さのバランスが大切である。

3 調査対象

　調査対象者は「病棟の肝臓の手術後の患者」である。ひと口に「肝臓の手術」といっても，肝切除術・肝移植術などさまざまである。肝切除術であっても開腹手術か腹腔鏡手術か，肝臓のどの部分を切除したのかや，切除範囲，手術にかかった時間などで痛みは違うだろう。手術が必要となった疾患も肝がん・肝硬変などとさまざまであろうし，患者の年齢も多様である。このような場合，対象とする患者を，たとえば頻度の高い疾患の患者，頻度の高い術式の手術を受けた患者にしぼってもよい。また，全体像を把握するためにあえて対象をしぼらず，「肝臓の手術をした患者すべて」を対象としてもよい。どのような対象者にするのかは，調査に使える時間と，この調査結果を「なにに使うのか」による。

　「肝臓の手術をする患者すべて」とした場合には，術式，疾患などの情報を収集しておくと，次のリサーチクエスチョン，たとえば「痛みの消失の違いは術式や原疾患の違いによるのか」などを検討することができる。

4 調査方法

　調査項目が決まったら記録用紙を作成する。例では ▶図11-3 のような記録用紙をつくることができるだろう。病棟で協力が得られる患者から，直接話を聞いたり記録物を見たりしながら調査を進める。アンケートを使ってデータを収集することも多い。アンケートの作成については第6章E節「アンケートデータの収集」を参照してほしい（▶166ページ）。

5 解析方法──どのように集計するか

　「この病棟では，肝臓の手術を受けた患者さんは，手術後に何日たったら傷の痛みが消えるのか」というリサーチクエスチョンに答えることを考える。第7章「データの分析」を参照しよう（▶190ページ）。

◆ 名義尺度の分析

　痛みのデータを「痛い」「痛くない」という名義尺度で収集したのであれば，手術からの日数と痛いと訴える人の割合を ▶表11-2 のように示し，いつ痛みが消えるかを分析する。

◆ 順序尺度の分析

　順序尺度の数が3つ程度なら名義尺度のように割合を示すのもよい。また，順序尺度にランクを与え，たとえば，痛みなし→1，痛みは軽い→2，痛みはかなりある→3，痛みは強い→4，痛みは耐えられない→5とし，記述統計（中央値など）を示す方法もある（▶表11-3）。

ID		
病名	術式	手術範囲
手術時間	出血	その他

術後経過	痛みの程度	術後鎮痛法	鎮痛薬の使用	備考（患者さんの訴え，その他の身体症状）
手術当日				
1日後				
2日後				
・				
・				
7日後				

▶図11-3　記録用紙例

◖表 11-2　名義尺度の分析例（架空データ）　　　　　　対象者数 20 人

術後経過	痛みあり		痛みなし	
	人数	%	人数	%
手術当日	20	100.0	0	0.0
1 日後	19	95.0	1	5.0
2 日後	18	90.0	2	10.0
⋮	⋮	⋮	⋮	⋮
7 日後	3	15.0	17	85.0

◖表 11-3　順序尺度の分析例（架空データ）　　　　　　対象者数 20 人

術後経過	中央値	第 1 四分位数	第 3 四分位数	最小値	最大値
手術当日	5	3	5	3	5
1 日後	4	3	5	2	5
2 日後	4	2	4	1	5
⋮	⋮	⋮	⋮	⋮	⋮
7 日後	2	1	2	1	4

◖表 11-4　連続量の分析例（架空データ）　　　　　　対象者数：20 人

術後経過	VAS 法（mm）			
	平均値	標準偏差	最小値	最大値
手術当日	92.9	7.5	78	100
1 日後	77.5	18.3	36	100
2 日後	59.9	19.7	26	83
⋮	⋮	⋮	⋮	⋮
7 日後	20.5	18.5	5	72

◆ 連続量の分析

　VAS 法で得られた数値は連続量であるため，平均値と標準偏差を求め，術後経過の変化を数値で示す[1]（◖表 11-4）。

3　実態調査研究の例

　本節の最後に，看護師の手指衛生行動について実態調査を行った研究例を◖図 11-4 に示す。

1）パラメトリックな分布と判断できないときは中央値も示しておくとよい。

　実態調査研究としてアンケート調査が行われることも多いが，本書においては実態調査研究を「どのようにおこっているか」ということを量的に記述する研究デザインとしてとらえ，ここでは観察調査を行った例を示す。アンケート調査については相関研究の例で示す（◯337ページ，図11-5）。

内科系病棟における看護師の手指衛生に関する実態調査研究：看護師はどのようなタイミングで手を洗うのか

Ⅰ．はじめに

　入院患者の多くは疾病や栄養状態などの影響を受け，感染症に罹患しやすい状態にある[1]。院内感染は，院外から病原体がもち込まれ，その病原体が医療者間や入院患者へと伝播することで発生し[2]，その経路として，接触感染，飛沫感染，空気感染などがある[3]。院内感染を予防するためには，これらの感染の経路で病原体を伝播させないことが重要であり，感染に対する標準予防策（standard precautions）のなかの1つである手指衛生は，医療関連感染を減らすための最も重要な手段である[4]。

　……（※文献から，内科病棟での手指衛生の重要性や取り組み例についての情報を示す）……。

　世界保健機関は，ガイドラインで5つの手指衛生のタイミングを提唱し[5]，とくに簡便性にすぐれたアルコール性の擦式手指消毒剤の使用を推奨し，肉眼的な汚れや体液の付着時などに対して流水による手洗いを求めている[6]。しかし，臨床ではガイドラインにそった手指衛生を実施できていない現状がある[7]。

　わが国では2005年の医療法施行規則一部改正において，患者ケアの前後には手指消毒をしなければならないと明記されたことを受け，各病院で講習会，パンフレット配布，ポスター掲示など手指衛生を促進するためのさまざまな対策がとられてきた[8]。しかし，これらの対策効果は介入期間中のみで，継続的な行動変容にはいたっていないという報告もある[9]。とくに看護ケア中の手指衛生の実施は，ケアの流れを妨げてしまうことから，実施率が向上しないという報告もある[10]。院内感染を予防していくためには，看護師がケア場面のどのタイミングで手指衛生を行っているのかについて明らかにして，手指衛生が実施しにくいタイミングでの手指衛生行動を促進する必要がある。

Ⅱ．研究目的

　内科病棟に勤務する看護師がどのようなタイミングで手指衛生を実施しているのかを明らかにする。

【研究目的】
　「はじめに」の論述を通して得たリサーチクエスチョンから導かれるデザインは，実態調査研究デザインであり，「どのようにおこっているか」という問いに対応した研究目的が示されている。

Ⅲ．用語の定義

手指衛生：勤務中に流水もしくは擦式手指消毒剤を用いて，手に付着したよごれなどの有機物および一過性微生物を除くことである。
手指衛生のタイミング：WHOのガイドラインで提唱されている①患者に接触する前，②清潔/無菌操作をする前，③体液曝露リスクのあと，④患者に触れたあと，⑤患者環境に触れたあとの5つのタイミングに，仕事開始時（勤務の開始時と食事休憩後），仕事終了時（食事休憩前と勤務終了時）を追加した7つのタイミングとする。

Ⅳ．方法

1. **研究デザイン**：本研究は前向き実態調査研究である。
2. **対象者**　A病院内科系病棟に勤務している看護師21名
3. **調査期間**　20XX年8月から20XX年10月
4. **収集データ**
　1）**基本情報**：対象看護師の年齢，性別，臨床経験年数，役職についての情報を収集した。

◯図11-4　実態調査研究の例

2)手指衛生行動に関するデータ：手指衛生の機会，手指衛生実施の有無，手指衛生の実施方法（流水による手洗い，擦式手指消毒剤），手指衛生のタイミング前後のケアや業務内容の情報を収集した。

5. データの収集方法

昼勤務の看護師1名に同行し，1勤務時間帯を通した継続的なケアや業務の参与観察を行い，観察中に発生した手指衛生の機会，手指衛生実施の有無，手指衛生の実施方法を記録した。観察は1看護師につき1回とした。観察時間は，出勤時にナースステーションに入ってから，勤務を終了してナースステーションを出るまでとし，休憩時間中（休憩のためにナースステーションを出て，再び戻って来るまでの時間）は観察を中断した。

6. データの分析方法

観察を通して得られた手指衛生の機会を，研究者2名が独立して7つのタイミングに分類した。研究者間で一致しなかった機会については，その機会の前後のケア内容を確認しながら2名で再判定した。次に，タイミング別の実際の手指衛生実施回数を実施方法毎に算出し，以下の計算式に基づいて手指衛生の機会の発生割合と手指衛生実施率を計算した。

・手指衛生の機会の発生割合＝タイミング別の手指衛生の機会数/全体の手指衛生の機会数×100（%）
・手指衛生実施率＝手指衛生実施回数/タイミング発生回数×100（%）

> **【方法】**
> 実態調査研究は，自然の（介入をしない）状況を観察し，なにがおきているかを数値で示す研究方法である。この研究例では，昼勤務の1看護師の1日の手指衛生行動を観察し，手指衛生の方法・タイミングごとに数値（回数）で示すという方法をとっている。

Ⅴ. 倫理的配慮

本研究はA病院倫理審査委員会の承認を受けて実施した。調査の実施にあたっては，看護師の業務が阻害されないように留意し，患者へのケア中は病室の前で待機した。

Ⅵ. 結果

1. 対象者の属性

21人の看護師から研究参加の同意が得られ，観察を実施した。参加者の平均年齢は33.0±9.9歳，平均経験年数は11.1±10.0年，全員が女性であった。また参加者の役職は副師長が1名，病棟スタッフが20名であった。1勤務帯あたりの流水による手洗い実施回数の平均値と標準偏差は6.4±2.1回，擦式手指消毒剤による手指消毒実施回数の平均値と標準偏差は15.3±4.7回であった。

2. 手指衛生の機会の発生割合

タイミング別の手指衛生の機会の発生割合を表1に示した。調査を通して発生した手指衛生の機会の合計は1,721回で，1人あたりの平均回数は82.0回であった。最も頻度が高かったタイミングは，「患者に接触する前（37.1%）」であり，次に「患者環境に触れたあと（33.9%）」であった。

表1 手指衛生機会の発生割合

手指衛生のタイミング	手指衛生の機会数（回）	発生割合（%）
患者に接触する前	638	37.1
清潔/無菌操作をする前	25	1.5
体液曝露リスクのあと	63	3.7
患者に触れたあと	328	19.1
患者環境に触れたあと	583	33.9
仕事開始時	42	2.4
仕事終了時	42	2.4
合計	1721	100.0

▷図11-4（つづき）

3. 手指衛生のタイミングごとの遵守率

手指衛生の方法ごとの実施回数と比率を**表2**に示す。すべての機会数1721回のうち実際に手指衛生が行われた回数は455回（26.4%）であった。「患者に接触する前」「患者環境に触れたあと」「患者に触れたあと」のタイミングでは，擦式手指消毒剤の利用頻度が高く，「清潔/無菌操作をする前」「体液曝露リスクのあと」「仕事開始時」「仕事終了時」では流水手洗いの利用頻度が高かった。手指衛生の実施率は「仕事終了時」「無菌操作をする前」「体液曝露リスクのあと」が高く，どれも方法として流水による手洗いが選択されていた。

表2　手指衛生のタイミングごとの実施方法の比率と実施率

手指衛生のタイミング	流水による手洗い		擦式手指消毒剤		全体	
	回数（回）	比率（%）	回数（回）	比率（%）	回数（回）	実施率（%）※
患者に接触する前	5	3.0	159	97.0	164	25.7
清潔/無菌操作をする前	13	100.0	0	0.0	13	52.0
体液曝露リスクのあと	32	100.0	0	0.0	32	50.8
患者に触れたあと	29	23.2	96	76.8	125	38.1
患者環境に触れたあと	11	14.6	64	85.4	75	12.9
仕事開始時	14	100.0	0	0.0	14	33.3
仕事終了時	30	93.7	2	6.3	32	76.2
合計	134	30.1	321	69.9	455	26.4

※実施率は手指衛生機会の発生数に対して実際に手指衛生が実施された割合をあらわす。

> 結果は，このように 1）対象者の属性，2）結果の記述統計，3）今回の研究で強調したい結果の順に示すとよい。単純集計で項目ごとの頻度・割合を示しただけであるが，現象の実態がよくわかる結果となっている。

Ⅶ. 考察

1. 手指衛生のタイミングによる実施率の違い

手指衛生の実施率が高かったタイミングは「仕事終了時」「無菌操作をする前」「体液曝露リスクのあと」でいずれも50%をこえていた。目に見える汚染の除去は感染の拡大を防ぐための最優先事項である[11]。これらのタイミングは清潔であることが要求される場面，もしくは汚染が強く疑われる場面であり，看護師が手指衛生を動機づけられやすかったことが，手指衛生の高い実施率につながったと考えられる。また，「仕事終了時」の実施率が最も高かったことに対し，「仕事開始時」の実施率はあまり高くなかった。日本人には禊（みそぎ）とよばれる概念があり，洗顔や手洗い，入浴が文化的に習慣化している[12]。「仕事終了時」の実施率の高さは，仕事空間と日常空間を区切るという無意識的な行動が影響しているのかもしれない。

一方で，「患者に接触する前」「患者に触れたあと」「患者環境に触れたあと」のタイミングでの実施率は10%から30%台と低い傾向にあった。これら3つのタイミングでの手指衛生機会の発生割合は全体の9割を占めており，患者ケアを継続する最中で頻繁に発生する手指衛生機会に対して，意識を向けきれない現状があるのかもしれない。また，「患者に接触する前」と「患者環境に触れたあと」のタイミングでの実施率に対して，「患者に触れたあと」の実施率はやや高く，「体液曝露リスクのあと」ではさらに実施率が向上していることから，看護師が自覚する「自身の汚染の程度」が手指衛生行動の実施率に影響している可能性も考えられる。

2. 手指衛生方法の選択について

流水による手洗いの利用頻度が高かったタイミングは手指衛生機会の発生割合が少ないタイミングと一致していた。これは患者ケアと独立したタイミングであり，ナースステーションや汚物処理室などの手洗い設備が利用しやすかったことが理由であると考えられる。流水による手洗いは手指に付着した一過性細菌叢や

▷ 図11-4（つづき）

汚染物の物理的除去，擦式手指消毒剤は一過性細菌叢や常在細菌叢の殺菌に効果がある[13]。「体液曝露リスクのあと」のタイミングでの流水による手洗いの実施率が 100%であったことは，看護師が患者ケアを中断して，効果的な手指衛生の方法を選択した結果であるといえる。

擦式手指消毒剤の利用頻度は，手指衛生実施回数全体の約 7 割を占めていた。その多くは患者ケアにかかわるタイミングであり，病室で頻繁に発生する手指衛生の機会に対して，簡便性の高い擦式手指消毒剤が選択されたものと考えられる。2020 年に新型コロナウイルス感染症のパンデミックが発生し，日常生活においてもさまざまな場所で擦式手指消毒剤が設置されるようになった。今回の調査での擦式手指消毒剤の選択割合は，2016 年に実施された小野らの研究[14]と比較しても高くなっている。WHO のガイドライン[15]では医療関連感染の予防に殺菌効果の高い擦式手指消毒剤を推奨しているが，今回の結果から擦式手指消毒剤の日常的な使用が習慣化してきていることが示唆された。

> **【考察】**
> 　考察では，今回の結果の解釈を漫然と述べるのではなく，今回の結果から焦点化して論じたいことについて，2～3 つの見出しをたて，先行文献を示しながら，論じるとよい。この研究例のように「結果をどういかすか」を明確にしたうえで調査が行われていれば，「手指衛生の必要性が意識しにくいタイミングでの擦式手指消毒剤の使用の習慣化を促す」などの具体的な業務改善策を提示することができる。

Ⅷ．研究の限界

本研究の調査プロセスで，看護師にホーソン効果がはたらき，通常よりも手洗い実施率が高くなった可能性がある。しかし，その効果はすべてのタイミングにはたらくため，結果の整合性に対する影響は少ないと考えられる。

Ⅸ．結論

看護師は，「清潔/無菌操作をする前」「体液曝露リスクのあと」といった手指衛生の必要性を感じやすいタイミングでの実施率が高く，「患者に接触する前」「患者に触れたあと」「患者環境に触れたあと」といった機会の発生頻度が高く必要性を意識しにくいタイミングでの実施率が低かった。今後は，機会の発生頻度が高く手指衛生の必要性が意識しにくいタイミングでの擦式手指消毒剤の使用の習慣化が促進されるような取り組みを検討することが重要である。

> **【結論】**
> 　結論では，研究目的と対応するかたちで，今回の調査で新しく見いだされたことの要点を述べる。

Ⅹ．引用文献

（省略）　※実際の論文では，上の 1）～15）の箇所に引用した文献の一覧をここに示す。

○**図 11-4（つづき）**

B 相関研究の進め方

● **相関研究とは**　**相関研究** correlation research とは，関連がありそうな要因間の関連性を明らかにするための研究デザインである。相関研究にはいくつかのデザインが存在するが（◐135ページ，第5章 E-②「相関研究」），ここでは研究テーマにかかわる多数の情報を収集して関連性を記述する**記述的相関研究**の進め方を紹介する。

● **記述的相関研究の行われ方**　記述的相関研究は，実態調査で得られたデータ間の関連性を検証するようなかたちで行われていることが多い（◐115ページ，図5-2）。実態調査がおもに記述統計を用いて知りたい現象の特徴を示していくのに対し，記述的相関研究ではもう一歩ふみ込んで，現象にかかわるデータとの関連性を統計学的に示すことが行われる。そのため，基本的な方法は前項の実態調査研究の進め方を踏襲するとよい。

1 データ項目の選定

　これまでに行われている実態調査研究の結果や臨床的な経験に基づき，研究テーマと関連がありそうな要因について項目をあげる。次に，その項目を量的に測定するための**操作化**を行う（◐168ページ，第7章）。単純な数値化がむずかしい項目については，信頼性と妥当性が確認されている尺度の活用も検討する。

2 データの収集

● **前向きの方法と後ろ向きの方法**　データの収集については大きく分けて2とおりの方法がある。

　①**前向きなデータ収集**　これからかかわる対象の，新たに生じるデータを遂次（ちくじ）記録していく方法。

　②**後ろ向きなデータ収集**　過去の必要な情報をカルテなどから抽出していく方法。

　どちらの方法を選択するかは，必要な情報の種類やかけることができる手間を考慮して決定する（◐310ページ，第10章）。

　たとえば検査データやバイタルサイン，食事量などのように，日常的にカルテに記載されるような情報が必要な場合は，後ろ向きなデータ収集を行うとよい。一方，ナースコールの回数や対象者の主観的な意見のように，ふだんの記録ではカルテに残らないような情報が必要な場合は前向きなデータ収集が有用である。

● **アンケートによる方法**　データ収集方法としては，カルテなどの記録物を利用する方法のほかに，アンケートを郵送して必要な情報を記入してもらい，回収する方法もある。この方法は対象者の主観的な意見を短期間に収集

する方法として適しているが，回収率が低いと，答えてくれやすい対象者（たとえば医療に好意的な対象者など）の意見にかたよってしまうリスクが高くなるので注意が必要である。

　集めたデータは，表計算ソフトを活用したデータベースを作成し，蓄積していくとよい。

3 データの分析

　データの分析方法の詳細は，第7章B「量的データ分析」を参照してほしい（●200ページ）。相関研究においてデータ分析を行う際には，変数どうしの関連性を検証することとなる。

1 相関分析

● **相関の検定とは**　**相関分析**とは，2変数間の相関関係を調べる分析方法である。たとえば身長と体重のように，関係を調べたい変数どうしがともに連続量である場合に，この統計方法が活用できる。相関分析では，**相関係数** correlation coefficient を求め，**無相関の検定**を行う。

● **相関の検定でなにがわかるか**　相関係数からは，変数間の増減関係[1]がわかる。相関係数は，−1〜＋1の間の数値で示され，絶対値が大きいほど，相関は強いと判断することができる（●216ページ，第7章）。正規分布が仮定できる変数どうしならばピアソンの相関係数，正規分布が仮定できないならスピアマンの相関係数を使う。しかし，得られた相関係数から2変数に相関があると判断してよいのだろうか。たとえば，0.211という相関係数であった場合，相関があると判断してよいのだろうか。それを検定する方法を無相関の検定という。無相関の検定では，2変数が無相関である確率が非常に低い（たとえば5％未満）ことを示し，両者に相関関係があることを示す（●217ページ，第7章）。

2 2群間の差の検定

　2群間の差の検定とは，2つの標本からなるデータの平均値に統計学的な有意差が認められるかどうかを調べる統計方法である。2群間の差の検定にはいくつかの方法があり，分析を行うデータの条件によって適用できる検定法を選択しなければならない。

　まずは，データの分布が正規分布するかどうかを確認し（●204ページ，第7章B-③「変数の特徴をつかむ（記述統計）」），次に，比較する2つの標本データが別の集団から得られた「対応のない」データ（独立2群）なのか，同じ集団から得られた「対応のある」データなのか，確認しよう。そうすれば，次のように適した検定法が決まる。

1）「Aが増えればBも増える」「Aが増えればBは減る」のような関連性のこと。

・正規分布する，同じ集団から得られたデータの比較　→　対応のある t 検定
・正規分布しない，同じ集団から得られたデータの比較　→　ウィルコクソン検定
・正規分布する，別の集団から得られたデータの比較　→　対応のない t 検定
・正規分布しない，別の集団から得られたデータの比較　→　マンホイットニー U 検定

それぞれの検定法の詳細は，第7章を参照してほしい。

3 比率の差の検定

比率の差の検定とは，たとえば喫煙者と非喫煙者のグループ間で，肺がんを発症した人と発症しなかった人の割合を調べるときのように，2つのグループ間で「あり・なし」の割合に差があるかどうかについて調べたいときに用いる統計手法である。2つのグループ間で2つの結果の比率の差を検定する方法を，**カイ2乗（χ^2）検定**とよぶ（◯220ページ，第7章）。

4 その他

そのほか第7章でも述べたとおり，3つ以上のグループ間で比較を行う**多重比較法**や複数の要因から結果を予測・説明する**多変量解析**とよばれる手法も存在するが，詳しくは統計学の成書を参考にしてほしい。

●**看護職が行いやすい研究デザイン**　記述的相関研究は，病院のように多くの対象者が集まる施設で継続的に勤務する看護職がデータを収集しやすい研究デザインである。このデザインによって，多くの症例を集めて分析することで仮説を生成し，仮説検証型研究へと発展させることができる。そのため，臨床の看護職に取り組んでほしい研究デザインである。

相関研究の例を◯図11-5に示す。これは，「睡眠を中心とした生活習慣と子供の自立等との関係性に関する調査」（2014年）という文部科学省の実態調査に基づき，就寝前の情報機器の使用時間と看護系大学生の睡眠感の関係性を調べるという架空の研究である。

就寝前の情報機器の使用時間と看護系大学生の睡眠感との関係

Ⅰ. はじめに

　近年，科学技術の目ざましい発展に伴い，情報機器を通してさまざまな情報が得られるようになった。情報機器の形態は，固定型のパーソナルコンピュータから場所を選ばないスマートフォンへと変遷しており，情報機器の使用機会は拡大を続けている[1]。情報機器の使用によって得られる恩恵とは裏腹に，長時間の使用に伴う生活への悪影響が懸念されている。なかでも，睡眠に対する影響として，平成26年度に文部科学省が，全国800の公立小学校，中学校，全日制高等学校を対象に実施した「睡眠を中心とした生活習慣と子供の自立等との関係性に関する調査」では，携帯電話やスマートフォンとの接触時間が長い子どもには，就寝時刻や起床時刻の遅延，起床困難感，授業中の眠けの誘発などの影響が生じていると報告されている[2]。大学生を対象とした研究では……（中略）……大学生の情報機器の使用時間と睡眠の関係性は明らかにされていない[3]。

　看護系大学生は学ぶべき知識が多く，カリキュラムが過密化していることが問題となっており[4]，過密な学業を修得するためには質の高い睡眠を確保することが重要であると考えられる。しかし，就寝前の情報機器の使用が睡眠の質にどのような影響を及ぼしているのかについてはよく知られていない。

　そこで，本研究では看護学部生を対象として，就寝前の情報機器の使用時間と睡眠感の関係性についての調査を行った。

> **【はじめに】**
> 　情報機器の使用が与える睡眠への影響がどのような問題につながるか，睡眠感との関係，どのような理由で看護系大学生に対象をしぼったのかについてなどを書き記し，最終的に先行研究として位置づけた文部科学省の調査からどのようにリサーチクエスチョンを設定したのかについて記述している。

Ⅱ. 研究目的

　本研究の目的は，就寝前の情報機器の使用時間と看護学部生の睡眠感の関係性について明らかにすることである。

> **【研究目的】**
> 　「はじめに」の論述を通して得たリサーチクエスチョンから導かれるデザインは相関研究デザインであり，「それらに関連はあるか」という問いに対応した研究目的を中心に示される。

Ⅲ. 用語の定義

情報機器：パーソナルコンピュータ，スマートフォンやタブレットなどの電子機器とする。

睡眠感：起床時に生じる主観的な体験としての睡眠の質とする。今回は，山本ら[5]が作成し，信頼性や妥当性が確認されている「OSA睡眠調査票MA版」（以下，OSA）への回答から得ることができる5つの因子（第1因子：起床時眠け，第2因子：入眠と睡眠維持，第3因子：夢み，第4因子：疲労回復，第5因子：睡眠時間）得点の標準化得点（50点）からの乖離の程度として取り扱う。得点が高いほど睡眠感は良好であることを示す。

Ⅳ. 方法

1. **研究デザイン**　記述的相関研究デザイン
2. **対象**：20XX年4月において○○大学看護学部に在学している学部生411名
3. **調査期間**　20XX年4月6日から4月31日
4. **調査項目**　以下のデータを含むアンケート用紙を作成し，データを収集した。
   1)**属性項目**：性別，年齢，学年について情報を収集した。
   2)**就寝前における情報機器の使用状況**：夕食後から就寝時間までの間に情報機器を使用した時間を調査

○ 図11-5　相関研究の例

した。

3) **睡眠感**：OSA 睡眠調査票 MA 版の5因子16項目のアンケート調査を実施した。

> **【調査データ】**
> 　「情報機器の使用時間」と「睡眠感」について調べるために、アンケートを用いたデータ収集方法を選択している。調査で知りたい項目が決まっていて、多くの対象者からデータを収集したい場合には、アンケート調査が有効である。

5．データ収集方法　前期授業ガイダンスの終了後、無記名のアンケート用紙を配布した。研究への同意はアンケートの提出をもって行った。回収は留め置き法で行い、鍵のかかる提出箱を設置し、アンケート用紙を回収した。

6．データ分析方法　アンケートによって得たデータは、以下の統計学的分析を行った。データは情報機器の使用時間ごとにグループ分けを行い、一元配置分散分析により、就寝時刻、起床時刻、睡眠時間、OSA の各因子得点の平均を比較した。有意差がみとめられた群に対してはシェッフェ（Scheffe）検定による多重比較を行った。有意水準は5%に設定した。

> **【データ分析方法】**
> 　この研究では、結果に示されたように情報機器の使用時間ごとに2群以上のグループ分けを行っているため、3つ以上のグループ間での比較を行う多重比較法を用いている。

Ⅴ．倫理的配慮

　この研究は、A 大学倫理審査委員会の承認を受けて実施した。アンケート調査実施にあたり、調査目的に関する説明と自由意思による参加であること、無記名アンケートであり個人の特定は行われないことについて、口頭および文書を用いて説明し、実施した。

Ⅵ．結果

1．アンケートの回収率と対象属性

　411名の学生のうち、研究参加への同意を示した395名にアンケートを配布し、316通のアンケート（80%）が回収された。アンケートに欠損データはなく、回収されたすべてのデータを分析対象とした。性別は女性が299人、男性は17人であった。平均年齢は20.2±2.3歳であった。学年の構成は1学年が62名、2学年が72名、3学年が83名、4学年が99名であった。就寝時間前に情報機器を触らないと答えた学生は71人（21.5%）、1時間以内が129人（40.8%）、2時間以内が92人（29.1%）、3時間以内が15人（4.7%）、4時間以内が9人（2.8%）であった。4時間以上と答えた学生はいなかった。睡眠感に関するアンケート項目における全データの平均値を**表1**に示す。睡眠行動として、学生は23時ごろに就寝し、朝7時ごろに起床する生活を送っており、OSA の5因子すべての項目で標準化得点（50点）を上まわっていた。

2．アンケート項目の分析結果

　アンケートの各項目に対して、情報機器の使用時間でデータを分類し一元配置分散分析を行った結果、「3.夢み」以外のすべての項目で有意差をみとめ、これらの項目に対して多重比較を行った（**表2**）。

表1　睡眠感に関するアンケート項目の平均値

就寝時刻（時）	起床時刻（時）	睡眠時間（時間）	OSA の各因子（得点）				
			起床時眠け	入眠と睡眠維持	夢み	疲労回復	睡眠時間
23.0±1.0	6.9±0.7	7.8±1.0	52.7±4.7	53.3±5.6	50.9±7.9	51.4±5.6	51.5±6.5

◎ **図11-5（つづき）**

表2　多重比較による情報機器の使用時間と各因子との関係性

項目	触らない $n=71$	1時間以内 $n=129$	2時間以内 $n=92$	3時間以内 $n=15$	4時間以内 $n=9$	p値
就寝時刻 多重比較	22.8±0.9 a	22.9±0.9 a	23.2±0.8 a	24.1±0.5 b	24.8±0.7 b	.000
起床時刻 多重比較	6.8±0.8 a	6.9±0.7 a	6.9±0.7 a	7.0±0.4 a, b	7.6±0.3 b	.041
睡眠時間 多重比較	8.0±1.4 c	8.0±0.9 b, c	7.7±0.8 a, b	6.9±0.5 a	6.8±0.6 a	.000
OSA因子 　起床時眠け 多重比較	54.2±5.1 c	53.6±4.2 c	52.0±4.1 a	49.1±2.7 b	42.0±3.7 b	.000
入眠と睡眠維持 多重比較	55.2±3.8 c	54.8±3.6 c	52.1±5.9 b, c	46.5±6.2 b	38.1±5.6 a	.000
夢み	51.7±8.2	51.2±7.9	50.0±7.6	52.5±10.5	50.3±5.2	.707
疲労回復 多重比較	53.2±5.6 c	52.3±4.7 c	51.2±4.2 c	44.5±6.0 b	38.0±2.6 a	.000
睡眠時間 多重比較	53.5±6.5 b	52.3±5.2 b	50.7±6.1 b	49.6±4.6 b	35.2±6.6 a	.000

各項目に対して一元配置分散分析を実施後，有意差がみとめられた項目に対してシェッフェ検定による多重比較を行った。
p値は一元配置分散分析の結果を示す。
多重比較の結果はa＜b＜cの関係であり，異なるアルファベット間において有意差あり。

　就寝時刻や起床時刻は情報機器の使用時間が「3時間以内」「4時間以内」の場合で有意に遅くなっていた。また，睡眠時間は「触らない」と答えた学生が最も長く，「3時間以内」「4時間以内」の場合では有意に短くなった。「起床時の眠け」は「4時間以内」が最も点数が低く，使用時間が短くなるほど点数は上昇し，「触らない」と「1時間以内」では違いがなかった。「入眠と睡眠維持」「疲労回復」については，「4時間以内」が最も点数が低く，次に「3時間以内」が低く，「触らない」「1時間以内」「2時間以内」では違いがなかった。「睡眠時間」については，「4時間以内」で点数が低く，「触らない」「1時間以内」「2時間以内」「3時間以内」では違いがなかった。

【結果】
　結果では，調査した項目のすべてを示す。重要な結果については図表を活用する。図表は，単独で示されている意味が伝わるように作成する。自分の考えや結果の解釈は示さない。

Ⅶ. 考察
1. 対象について

　本研究におけるアンケートの回収率は80％であり，情報機器の使用時間と看護学部生の睡眠感の関係性についての分析は十分に可能であると考えられる。また，年齢分布や男女比について，母集団であるA大学看護学部全体の数値からの乖離はみとめず，調査サンプルに大きなかたよりはないと判断する。

【対象について】
　アンケート調査においては，配布した枚数のうち，回収された枚数だけではなく，どれくらいの割合で回収できたか（回収率）がデータの信頼性を示すうえで重要となる。

○図11-5（つづき）

2. 就寝前の情報機器の使用と睡眠時間や睡眠感との関係性について

　就寝時間について，情報機器の使用時間が2時間をこえると就寝時刻に遅れが生じ，起床時刻も同様に遅れていくことがわかった。これらの結果は厚生労働省の調査結果とも一致しているが，われわれの調査結果では使用時間の延長に合わせて睡眠時間が短縮する傾向がみとめられた。つまり，学生は就寝時刻の遅れに対して起床時刻を遅らせることで睡眠時間を補っているが，講義への出席などの必要性から限界があり，最終的に睡眠時間の短縮が生じているものと考えられる。

　一元配置分散分析による結果では，「夢み」以外のすべての項目で有意差をみとめた。「夢み」について，夢は心理的状態をあらわしているといわれており[6]，就寝前の情報機器の使用は学生の心理面への影響は及ぼさないと考えられる。

　OSA睡眠調査票による睡眠感を構成因子ごとに分析した結果，使用時間が長くなるに連れて得点が下がる傾向をみとめた。また，「夢み」以外の項目はすべて「3時間以内」で標準値である50点を下まわり，「4時間以内」ではさらに得点が低下していた。これらのことから，就寝前における情報機器の使用は，長時間となるほど睡眠感に悪影響を及ぼすが，とくに2時間をこえると大きな影響となることが示唆された。長時間輝度の高いディスプレイをながめることで脳が活性化されて睡眠に影響を及ぼすことが指摘されている[7]。また，就寝前に光が目に入ることでメラトニンの生成が低下し，深い睡眠である徐波睡眠が得られにくくなるといわれている[8]。OSAにおける「入眠と睡眠維持」の因子は熟睡感との関連が強く[9]，今回の研究結果で得点が有意に低下したことは，長時間の情報機器の使用が学生の眠りを浅くさせたことを示しているものと考えられる。

Ⅷ. 研究の限界と今後の課題

　本研究は1つの大学の1つの学部に在籍する学生を対象とした便宜的サンプリングによる調査であり，調査対象は大学生という母集団を完全に代表するものではない。しかし，情報機器と睡眠感の関係を明らかにするうえでは，大学生という対象の特性をある程度反映した結果であると考えられる。今後は他大学や他学部の学生に対象を拡大し，より一般性を高める調査が必要である。

Ⅸ. 結論

　看護学部生を対象として，就寝前の情報機器の使用時間と睡眠感の関係性についての調査を行った結果，情報機器の使用時間が長くなるほど睡眠感は低下することが示された。とくに2時間以上の使用は，起床時刻の遅延や睡眠時間の短縮につながっており，就寝前における情報機器の使用を控えるような啓発活動が求められる。

Ⅹ. 引用文献

（省略）※実際の論文では，上の1)〜9)の箇所に引用した文献の一覧をここに示す。

○図11-5（つづき）

第 12 章

文献研究・実践報告の進め方

本章の目標	□ 文献研究・実践報告の意義を理解する。
	□ 文献研究の進め方を理解する。
	□ 看護実践の質向上に役だつ実践報告のかたちと，進め方を理解する。

　この章では，文献研究と実践報告について取り上げる。どちらも，知の創造という研究の定義には厳密にはあてはまらないこともあるかもしれないが，積極的に取り組んでほしいスタイルである。

　文献研究は，複数の研究結果から得られる知見を統合するものであり，その成果は臨床の実践に役だてていくことができる。実践報告は，臨床で実際に行った看護ケアや看護管理の取り組みなどに関する報告である。そのなかで示される**グッドプラクティス**（すぐれた取り組み）や課題は，私たちによりよい実践のヒントを与えてくれるものである。

　第10章で取り扱ったケースレポート（●303ページ）も，広義には実践報告に含まれるが，ここで紹介するのは学生の教育目的で行われるものではなく，実践者が第三者に有益な情報を提供し，そのことを通じて看護学の発展に寄与することを目的としたものである。

A　文献研究

1　文献研究とは

　文献研究 literature-review とは，文献のみを調査対象として行われる研究の総称である。review（レビュー）とは「再び眺める（再調査する）」という意味であり，これまでに発表された研究の1つひとつを見直して，新たにわかることを提示するという形式の研究デザインである❶。

　文献研究を行う目的は，複数の研究から得られる知見を統合し，1つひとつの研究では明確に示せない新たな知見へと導くことである。

2　文献研究の分類

　文献研究は，大きくナラティブレビュー，スコーピングレビュー，システマティックレビューの3つに分類される（●表12-1）。

1 ナラティブレビュー

　従来実施されてきたスタイルで，厳格な文献の選択基準をもたずに研究者の一存で関連する文献をいくつか選び，それらを照合して論文のかたちにまとめたものである。学部生が卒業論文作成のために文献検討をする場合はこ

◻NOTE
❶文献研究について
　文献研究は広義には専門家による研究トピックの総説も含まれる。しかしここでは，研究者の主観的な判断基準による文献収集ではなく，方法論に基づいて文献を集め，分析し，結果を示す形式のものを文献研究として取り扱うこととする。

表12-1　3つのレビュースタイルの比較

	ナラティブレビュー	スコーピングレビュー	システマティックレビュー
リサーチクエスチョン	○注1)	○	○
レビュープロトコル(手順)	×	○	○
透明性の高い検索戦略(データベースおよび文献検索式等の提示)	×	○	○
フォームによるデータ抽出	×	○	○
研究の質評価	×	×注2)	○
研究の統計的統合と要約	×	×	○

○必要　×必須ではない

注1)：研究とよぶからにはリサーチクエスチョンは必須だが，ナラティブレビューの場合は，たとえば「心不全患者の倦怠感に関してどのような研究があるか」などの漠然としたクエスチョンも許容される。

注2)：研究の質評価がされないわけではないが，システマティックレビューのように厳密な評価は必須ではない。システマティックレビューは研究実施前に厳格なプロトコルを作成してPROSPERO(International Prospective Register of Systematic Reviews)に登録することが推奨されている。

のスタイルをとることが多いであろう。一方で，文献の明確な選択基準を設けないため研究者の好みが反映されバイアスを生じる可能性がある。

2　スコーピングレビュー

　スコーピングレビューは，ナラティブレビューとシステマティックレビューの中間に位置する。レビュープロトコル(手順)をあらかじめ設定し，文献の検索戦略，選択基準，データ抽出方法を明確に決めたうえで，研究テーマに関するさまざまな文献を体系的に調査し，エビデンスとなる情報を網羅的に概観(マッピング)する。ただし，システマティックレビューのように厳密な研究の質評価は行わない。スコーピングレビューは，まだ研究されていない範囲の特定を目的に行うことが多い。

3　システマティックレビュー

　ランダム化比較試験(RCT)などの，エビデンスとして質の高い研究文献を一定の基準と方法に基づいて体系的に調査し，総括して評価したものである(●141ページ)。文献研究を実施する前に厳格な手順が作成され，採択論文の質が評価される。結果は，統計的メタ分析などの手法によって統合され，要約される。

3　文献研究(スコーピングレビュー)の方法

　ナラティブレビューは，比較的手軽に行うことができるぶん，厳密には研究とはみなされないため，詳述しない。一方，システマティックレビューは，最もエビデンスレベルの高い文献研究だが，対象となる研究の質評価を厳密に行うため，テーマによっては「参照すべき論文がない」こともあり得る。そこで本章では，スコーピングレビューに焦点をあてて文献研究の方法を紹

介する。

　とくに修士論文や博士論文に取り組む際は，まずスコーピングレビューを行い，先行研究でなにが明らかにされていて，なにが明らかにされていないかを明確にすることが重要である。

　スコーピングレビューは，次の5つの過程で行う。

（1）リサーチクエスチョンの特定

（2）関連研究の特定

（3）対象文献の選択

（4）文献内容のデータ抽出と分析/統合

（5）考察

　以後，それぞれの過程について解説していく。基本的な事項は文献研究一般に共通する。

1　リサーチクエスチョンの特定

　文献研究の場合，リサーチクエスチョンは「……に関して文献でわかっていることはなにか」というかたちになることが多い。リサーチクエスチョンを明確なものにするため，対象 patient（P），概念 concept（C），文脈 context（C：地域や文化・社会的な背景など）を特定すること，介入研究を対象にするなら P（対象），I（介入），C（概念），O（アウトカム）を特定することが推奨されている。下に P（対象），C（概念），C（文脈）を明確にしたリサーチクエスチョンの例を示す。

> 〈リサーチクエスチョンの例〉
> 　日本の高齢者福祉施設入居者について，肺炎などの感染症を予防し口腔機能を向上させる効果的な口腔ケアについて文献でわかっていることはなにか。
> ※P（対象）：高齢者福祉施設入居者，C（概念）：肺炎などの感染症の減少および口腔機能を向上させる口腔ケア，C（文脈）：日本

2　関連研究の特定

● **文献検索の方法**　スコーピングレビューの対象は，これまでに発表された文献となる。文献研究においては「どのように文献を選んだのか」など，次の3点について明確にしておく必要がある。

1）**検索ソースの選定**：どのような文献検索ソース（データベースなど）を用いて検索を行うか。

2）**検索期間の設定**：何年から何年までに発表された文献を検索するか。

3）**検索式の選定**：どのような検索ワードを用いるか。

◆ 検索ソースの選択

　文献検索ソースとして，通常は文献データベースが用いられる。和文献においては医学中央雑誌（医中誌）が一般的である。英語文献に関しては，

MEDLINE, CINAHL, EBM Reviews-Cochrane Database of Systematic Reviews などを検索することをおすすめする。これらに合わせ，関連雑誌のハンドリサーチ（雑誌を1ページ1ページ，手作業で探索すること）が行われることがある。

◆ 検索期間の設定

　検索期間は扱う研究テーマと分析したい内容に応じて異なる。たとえばその研究テーマについて研究されはじめた時期がわかっていれば，その時期から現在までの文献を調べる。また，研究テーマについての考え方の大きな転換点（たとえば，研究テーマに関する画期的なアプローチ法が提案されたなど）が存在し，それ以降の知見を集約したいのであれば，その転換期から現時点までの文献を調べれば効率的である。とくにそのような時期が特定されない場合には，そのデータベースが取り扱っている全年を検索しておくことが望ましい。検索期間の設定において大切なことは，なぜその期間としたのかを根拠をもって説明できることである。

◆ 検索式の選定

　検索対象の概念（◉表12-2の#1〜4）を決め，その概念をあらわす検索ワードを設定する（◉表12-2の#1〜4下の2つのマス）。そして，概念間を「AND」，検索ワードを「OR」でつないで検索式を作成する。シソーラスを参照しながら，研究テーマに合致する論文がもれなくリストにあがるように検索ワードを工夫しよう。

　医中誌での検索は，シソーラス検索を活用するとよい（◉60ページ，第3章）。この時点ではできるだけ広く文献を網羅することが重要なので，大切な文献が落ちてしまわないよう，設定した検索ワードを加えたり抜いたりしながら試行錯誤するとよい。

　◉表12-2の和文献の検索式は「（“高齢者福祉施設”OR“老人ホーム”）AND“口腔ケア”AND（“介入研究”OR“ランダム化比較試験”）AND（“感染症

◉表12-2　文献検索式を作成するための表

概念	#1 高齢者福祉施設	#2 口腔ケア	#3 介入研究	#4（アウトカム） 感染症予防 口腔機能 口腔健康
和文献 検索ワード	・高齢者福祉施設/TH ・老人ホーム/TH 　　　……など	口腔ケア/TH	・介入研究/TH ・ランダム化比較試験/TH 　　　……など	・感染症予防/AL ・口腔機能/TH ・口腔健康/TH 　　　……など
英語文献 検索ワード	・nursing homes ・assisted living facilities ・long term care facilities 　　　……など	・oral care ・mouth care ・oral hygiene 　　　……など	・intervention ・therapy ・care ・program 　　　……など	・infection prevention ・oral function ・oral health ・pneumonia 　　　……など

※THはシソーラス検索，ALはキーワード検索を示す。

予防"OR"口腔機能"OR"口腔健康")」となる。

3 対象文献の選択

　検索された論文は多数あり，そこには実際に分析を行う価値があるものとそうでないものが混在している。そこで，選択基準や除外基準を定め，対象文献を取捨選択する。選択基準や除外基準を示すことは，その文献研究がどの範囲で行われたのかを明確に示し，方法の透明性を高める。この選択プロセスは，2名以上の研究者が基準に従って別々に行い，意見がくい違ったときは第3者を交えて決定する。「スコーピングレビューのための報告ガイドライン」(PRISMA-ScR)では，文献採用までのプロセスをフローチャートにまとめることを推奨している(◐図12-1)。

> 例〉**選択基準**：下記のすべての条件を満たすもの
> 　　　　　　(1)高齢者福祉施設における口腔ケアに関する研究
> 　　　　　　(2)介入研究であり実証データを含む研究
> 　　　　　　(3)日本語または英語で書かれている研究
> 　**除外基準**：終末期ケアに限定された研究

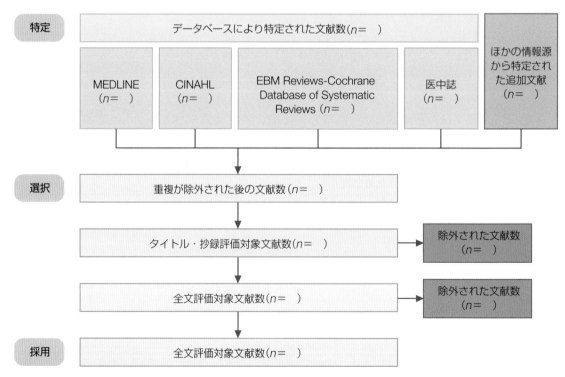

◐**図12-1　文献採用までのフローチャート**

(Peters, M. D. et al.：Guidance for conducting systematic scoping reviews. *International Journal of Evidence-Based Healthcare,* 13(3)：141-6, 2015 を参考に作成)

4 文献内容の抽出と分析/統合

◆ データフォームを用いたデータの抽出

　採用された文献の一般的な特性(著者・発行年,国,研究デザイン,調査対象の情報,調査方法の情報など)を抽出するデータフォームを設定し,それを用いて記述的な分析を行う(●表12-3)。

◆ 分析/統合

　次に研究目的を解決するための分析として,その文献で提示されている知見の内容を研究テーマの観点から分析する。文献ごとの知見の抽出が終われば,それらの情報を意味内容ごとに分類し,それぞれの知見から共通性を見いだし,個々の研究結果の統合を行う。そして,必要があれば研究内容のカテゴリー化を行い,表としてまとめてもよい(●表12-4)。

5 考察

　これまでに行われた研究を全体的にとらえることによってみえてくる新たな知見についての考察を行う。結論として「どのような動向が見いだされた

●表12-3　データフォーム例

著者 発行年	国	研究デザイン	調査対象の情報	調査方法	……
Sakashita et al., 2020	日本	準実験的研究(介入の前後比較)	平均年齢82.1±7.2歳 便宜的サンプリングによる3特別養護老人ホーム入居者で本人または家族からの同意が得られた223名(男性52名,女性171名)	入居者の状態に合わせた介入プログラムを6か月実施し介入の前後で以下の指標を測定した。①口腔衛生(歯肉炎,齲蝕,歯垢および舌苔),②肺炎の発生,発熱頻度	……

●表12-4　分析例

感染予防効果がみられた口腔ケアカテゴリー	サブカテゴリー	具体的内容
口腔衛生管理	歯垢除去	食後ブラッシングによる歯垢除去 就寝前デンタルフロスを用いた歯垢除去
	舌清掃	舌ブラシを用いた歯垢除去 ガーゼによる舌の清拭
	うがい	口腔ケア前後のブクブクうがい
摂食嚥下機能訓練	摂食・嚥下体操	腹式呼吸・首や肩の運動・舌の運動・発声からなる摂食・嚥下体操を毎食前に実施
	頭部挙上訓練	嚥下に必要な喉頭挙上を促すため仰臥位で足の先を見るよう頭部挙上を1日1回実施
……	……	……

か」「どのような意味が見いだせたか」「今後どのような研究が必要か」について示すとよい。

6 結果の発表

スコーピングレビューの結果を発表する際は，「スコーピングレビューのための報告ガイドライン」(PRISMA-ScR)を参考にしてほしい。日本臨床作業療法学会により，ポイントをまとめた日本語版が作成されている(◉表12-5)。

B 実践報告──グッドプラクティスの提示

1 実践報告の形式

実践報告とは，臨床など看護の現場で実践される看護活動に関する報告のことである。報告の目的はいろいろとあるだろうが，ここでは前述したように，看護の質向上に寄与するための実践報告について説明する。

看護実践上の問題解決やグッドプラクティスが示される実践報告は，現場での取り組みの参考になるものであり，看護実践の質向上に直結するものであるはずだ。そのため，看護系学術雑誌では「原著論文」のほかに「実践報告」というジャンルを設けているものも多い。しかし実際には，「……に取り組んでいます」というように，自分たちの実践を紹介することに焦点があてられており，ほかの人が利用できるような情報が十分示されていない場合も多い。

ここでは，よりよい実践をより普及させることができるような，実践報告の形式や基準を提案する。◉350ページ表12-6に示す明確な様式に従って意図的に実践し評価することによって，実践報告の意義は増すであろう。もちろん，その取り組みが科学的プロセスをたどり，新たな知見を生むならば，原著論文となるであろう。

2 実践報告の書き方

1 はじめに

● **記載内容**　その看護実践を紹介する意義を，先行文献を示しながら述べる部分である。臨床からの報告の場合，その病棟の事情などの個別的なことがらが動機として述べられることが多いが，第三者に役だててもらうためには，社会全体に共通する課題から，その看護実践に取り組んだ背景を述べる必要がある。そして，報告したい看護実践は従来のケアとどう違うのか，どのような点を工夫したのかなど，その看護実践の独自性を先行文献と比較し

○表12-5 スコーピングレビューのための報告ガイドライン（PRISMA-ScR）

	セクション	No.	PRISMA-ScR チェック項目
タイトル	タイトル	1	スコーピングレビューということが記載されている。
要約	構造化抄録	2	背景，目的，選択基準，文献の出典，抽出方法，結果，研究（レビュー）疑問や目的に関連した結論，などが（適宜）含まれている。構造化要約が記載されている。
序論	論拠	3	既知の事項と照らし合わせて，レビューの理論的根拠が記載されている。研究疑問/目的に対してスコーピングレビューが適している理由が説明されている。
	目的	4	研究疑問や目的が明確に述べられており，研究疑問/目的の概念化に用いられた主要な要素（母集団や対象者，概念，文脈など）や，その他の要素についても言及されている。
方法	プロトコルと登録	5	レビュープロトコルの有無，閲覧の可否やその他（Web アドレスなど），閲覧可能であれば，登録番号を含む登録情報が記載されている。
	選択基準	6	選択基準として用いられる文献（情報）の出典の特徴（検索対象期間，言語，出版形態など）が具体的に記載されている。また理論的根拠が提示されている。
	情報源	7	検索に用いた全ての情報源（データベースと対象期間，追加情報を得るために著者に連絡した，など），ならびに最新検索日が記載されている。
	検索	8	少なくとも１つのデータベースにおいて，再現できるように，使用された全ての"limits"を含む完全な電子検索式が全て記載されている。
	文献の選択	9	文献を選択したプロセス（スクリーニング，適格性など）が記載されている。
	データ抽出のプロセス	10	分析対象となった文献から，データを抽出する方法（例：調整されたフォームあるいは使用前にチームによって検証されたフォーム，データの抽出が単独あるいは複数名で行われたかどうか）や，研究者からどのようにデータの取得と確認を得たのかのプロセスが記載されている。
	データ項目	11	取得されたデータや，あらゆる仮定・簡略化された全ての変数が，リスト化および定義されている。
	特定の文献に対する批判的評価	12	もしその文献に対する批判的評価が実施されている場合は，その理論的根拠が示されている；使用された方法，そしてこの情報がデータ統合において，どのように用いられたか記載されている（該当する場合）。
	結果の統合	13	抽出されたデータがどのように扱われ，要約されたのか記載されている。
結果	文献の選択	14	フローチャートなどを用いて，スクリーニング，適格性の評価，分析対象となった文献数をそれぞれ明記し，各段階での除外理由についても記載がなされている。
	文献の特徴	15	各文献について，抽出されたデータの特徴や引用元も記載されている。
	文献の批判的評価	16	文献に対する批判的評価がなされている場合は，その情報が記載されている（No.12 参照）。
	各文献の結果	17	分析対象となった文献ごとに，研究疑問や目的に関連したデータが抽出され，記載されている。
	結果の統合	18	研究疑問や目的に対応するように抽出された結果が，表記あるいは要約されている。
考察	文献の要約	19	主要な結果（研究の概要，テーマ，利用可能な文献の種別を含む）の要約と，研究疑問や目的と対応させながら，結果（重要なグループ）の妥当性についても検討されている。
	限界	20	スコーピングレビューの方法論としての限界について検討されている。
	結論	21	研究疑問や目的に対する結果の解釈について述べられており，臨床的有用性や可能性，今後の展望についても記載されている。
資金	資金	22	スコーピングレビューおよび選択された文献に対する資金源について述べられている。スコーピングレビューにおける資金提供者の役割が記載されている。

（友利幸之介ほか：スコーピングレビューための報告ガイドライン日本語版：PRISMA-ScR．日本臨床作業療法研究 7：70-76．2020 による）

○**表12-6 実践報告の書式**

1)**はじめに/実践の背景**……看護実践の意義を述べる（文献検討を含む）
　(1)その看護実践の必要性：社会の課題など背景となる状況と合わせて示す。
　(2)その看護実践のオリジナリティ（創意・工夫）
　(3)その看護実践の目的
2)**方法**
　(1)実践モデルの提示……その実践はなにをターゲットとしてはたらきかけ，なにが動き，どのようなアウトカム
　　　　　　　　　　　　（成果）が期待されるのか提示する。
　(2)実施プロセスの明示
　(3)実践参加者とその役割
　(4)実践モデルにそった測定変数（評価指標）の設定
　　①プロセス評価
　　②アウトカム評価
　(5)分析方法
　(6)倫理的配慮
3)**結果**
　(1)参加者の特徴
　(2)プロセス評価
　　①プロセス指標の結果
　　②実施に際しての困難や対応方法
　(3)アウトカム評価
4)**考察**
　(1)実践モデルの評価（研究の限界を含む）
　(2)実践モデルの精錬/改善案の提案……1)〜3)をふまえて実践モデルを精錬，あるいは改善案を提示する。

ながら説明する。すでにどこかで実施された実践をまねただけでは公表する
意味はない。
● **具体例**　ここからは患者のセルフケア能力を高めることをねらいとした
2型糖尿病患者の血糖自己管理を促す外来ケアプログラムの実践を報告する
と仮定し，各項目の具体的な書き方を説明していこう。報告書のタイトルは
「セルフケア能力を高める2型糖尿病患者の外来血糖自己管理プログラムの
実践報告」（以下，「2型糖尿病患者の実践報告」）とする。この場合，「はじめ
に」は，次のような論旨で展開すればよい。なお，ここでは記載するポイン
トのみ箇条書きで示す。実際の報告書では文章で示す必要がある。

「はじめに」の展開例
（1）その看護実践の必要性
・糖尿病は罹患者が多く重大な疾患である（文献引用）。
・糖尿病の重症化を防ぐうえで血糖コントロールは重要で，自己管理が必
　要である（文献引用）。
・しかし，自覚症状が少ない糖尿病患者が血糖自己管理を行うのはむずか
　しい（文献引用）。
・その対策として教育入院が行われ効果を上げているが（文献引用），仕事
　をもつ人などには，外来で行える看護ケアモデルの導入が必要である。
（2）その看護実践のオリジナリティ（創意・工夫）
・外来受診時間を利用した短時間・低コストの看護ケアであり患者への負
　担が少ない。
・オレムのセルフケア不足理論を基盤にセルフケア能力の獲得に注目した

看護ケアモデルである。
（3）その看護実践の目的
・セルフケア能力に注目した外来看護ケアモデルを作成・実施し，2型糖
尿病患者の血糖自己管理を促す。
※上記の（文献引用）には実際に引用した文献を示す。

2 方法

◆ 実践モデルの提示

● **記載内容**　**実践モデル**では，実践者はなにを意図し，なににどうはたら
きかけ，どのようなアウトカムが期待されるのかを示す。

　実践モデルの提示はたいへん重要である。この部分がないと，なにを目ざ
してケアをしているのかわからず，実践がうまくいったのか，うまくいかな
かったのかという判断さえあいまいになる。研究は「理論や概念枠組みとい
う羅針盤を頼りに進まないと遭難する危険性がある」[1]といわれるが，実践
モデルは看護ケアの改善を行うときの羅針盤となる。

　ここでは，その実践における患者の役割も示す。患者中心の看護を展開す
るなら，看護職だけが実践者ではないはずであり，患者こそが主役として位
置づけられるべきだ。看護職，患者，地域住民などそれぞれの役割を明確に
示しておこう。

● **具体例**　先ほどの「2型糖尿病患者の実践報告」における具体例を示す。

実践モデルの記載例
　実践モデルは，オレムのセルフケア不足理論（1971）を参考に，患者のセル
フケア能力と治療のために必要な能力をアセスメントし，不足部分が改善さ
れるよう看護サポートを行った（●図 12-2）。

◆ 実施プロセスの明示

● **記載内容**　実践モデルにそって，具体的な**実施プロセス**を明示する。実
施プロセスとは，具体的にどのようなスケジュールで，どのような手順（プ
ロトコル）で進めるかを示すものである。また，実施できるようにする環境
整備，資金調達も含まれる。研究論文では，実践プロセスは省略されること
もあるが，実践報告はグッドプラクティスの普及，すなわち第三者の実践に
取り入れてもらうことが目的なので，実施プロセスを明示することは重要で
ある。

● **具体例**　「2型糖尿病患者の実践報告」における具体例を示す。

1）南裕子：概念枠組みと仮説. 南裕子編：看護における研究. pp.52-65, 日本看護協会出版会, 2008.

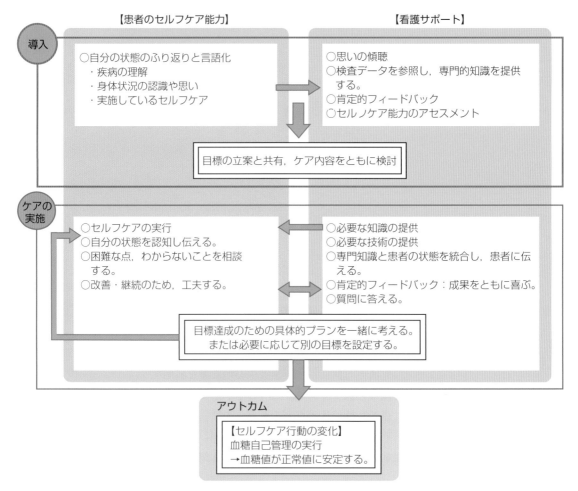

◯図12-2　2型糖尿病患者の外来血糖自己管理プログラムの実践モデル

実施プロセスの記載例

　月1回の受診の機会を使って計4回の個人介入(3か月間)を行い(◯表12-7)，6か月後の成果をみた(◯図12-3)。

　初回は患者が現在実施しているセルフケア行動やそれに対する思いからセルフケア能力のアセスメントを行い，不足を補うような看護援助を行った。必要な知識・技術を提供しながら，患者が取り組むべき目標(改善策)を1つ決定するのを支援し，具体的な方法について話し合った。

　2回目以降は，目標への取り組み状況と自己評価を傾聴しながら，努力している点があれば認めてそれをほめるという肯定的なフィードバックを行った。そして，取り組みの目標に向けて，より具体的な知識と技術を提供し，患者が実施することを支援した。また目標が達成できた場合は，新たな目標の立案と実行を促した。2回目は目標達成のための具体的な知識・技術の提供に重点をおいた。3回目以降は，セルフケアを継続するための具体的な方法，家族や医療者からの支援の受け方に重点をおいた。

　実施準備として，外来看護師を対象とする勉強会を開いた(この勉強会の内容を簡潔に説明する)。

○表12-7　2型糖尿病患者の外来血糖自己管理プログラムの概要

	計画	内容
1回目	導入・ケア 40分程度	〈セルフケア能力のアセスメント〉 ・情報収集 ・糖尿病や血糖値についての患者の認識を聞く。 ・患者の実施しているセルフケアとそれに対する思いを傾聴する。 ・実施しているセルフケアをねぎらいほめて，すぐれているところを伝える。 〈目標(改善策)の立案と共有〉 ・糖尿病についての理解を促すための知識を提供する。 ・患者が自分の生活習慣の問題点に気づくような知識を提供する。 ・改善策立案のための具体的な知識と技術を，パンフレットなどを用いて提供する。
2回目	ケア 20〜30分程度	〈セルフケア行動の確認とセルフケア能力の再アセスメント〉 ・患者が前回より実行したセルフケアとそれに対する思いを傾聴する。 ・不安，怒り，気持ちの混乱を表出できるようにたすける。 ・実施しているセルフケアをねぎらいほめて，すぐれているところを伝える。 ・データを示しながら患者の考えを聞き，状態を伝える。 〈目標(改善策)の再設定と共有〉 ・実施する困難や疑問を傾聴し，その対応を提示する。 ・できることから始め，好きなことは続けてよいことを伝える。 ・目標達成のための具体的な知識・技術を提供する。
3, 4回目	ケア 20分程度	〈セルフケア行動の確認とセルフケア能力の再アセスメント〉 ・患者が前回より実行したセルフケアとそれに対する思いを傾聴する。 ・不安，怒り，気持ちの混乱を表出できるようにたすける。 ・実施しているセルフケアをねぎらいほめて，すぐれているところを伝える。 ・データを示しながら患者の考えを聞き，状態を伝える。 〈目標(改善策)の再設定と共有〉 ・実施する困難や疑問を傾聴し，その対応を提示する。 ・できることから始め，好きなことは続けてよいことを伝える。 ・セルフケア継続のための具体的な方法をともに考える。 ・家族や医療者などリソースの活用方法を提示する。

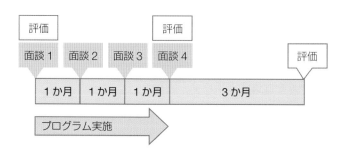

○図12-3　2型糖尿病患者の外来血糖自己管理プログラムの実施スケジュール

◆ 実践参加者とその役割

● **記載内容**　ここでは，実践に参加する者の条件と役割を明記する。

● **具体例**　「2型糖尿病患者の実践報告」における具体例を示す。

実践参加者とその役割の記載例

患者：月1回以上通院している2型糖尿病の患者で年齢が35歳以上，有職

者とし，性別は問わない，重篤なほかの疾患や糖尿病の合併症（糖尿病網膜症，糖尿病腎症，心筋梗塞，脳梗塞など）がない者を対象とし，研究の説明を行い同意が得られた者をプログラム参加者とした。患者は定期受診の機会を利用し，月 1 回，計 4 回の面談を中心としたケアに参加する。自分の状況や感じていることや考えを看護師に伝え，セルフケアに取り組む。

ケア提供者：A 病院外来に勤務する看護師全員。患者の受診時に面談し，2 型糖尿病患者の外来血糖自己管理プログラムに従い管理ケアを提供する。

◆ 実践モデルにそった測定変数（評価指標）の設定

● **書く内容**　ここでは，①プロセス（過程）を評価する指標，②アウトカム（成果）を評価する指標の 2 つの指標を示す必要がある。評価は必ずしもすべて数値で示す必要はないが，できるだけ数値を含めた説得力がある指標を設定する。

　① **プロセス（過程）の評価**　研究においては通常，アウトカムが重視される。しかし，看護実践はそのプロセスが重要であり，そこがブラックボックス（見えない状態）になったままでは，実際の現場に適用することはむずかしい。プロセスを評価する指標としては，たとえば新しいケアの実施率や，実践者のプログラムへの参加状況，実施するうえでの問題点や障害の発生などがある。

　② **アウトカム（成果）の評価**　アウトカムは，実践モデルから導かれる。アウトカムを評価する指標としては，たとえば痛みの軽減，QOL などがあるであろう。アウトカムは，実践の前後で指標を比べるとよい。実践報告では，実施した看護師の“意識調査”が自作のアンケートを用いて行われることがある。しかし自作のアンケートは信頼性・妥当性がないため，実践が効果的であった証拠にはなりにくい（◉166 ページ，第 6 章 E 節「アンケートデータの収集」）。また，意識が変化しても行動（実践）が変化しなければ意味がないため，アウトカムの評価にはなりにくい。アウトカムを評価する指標は，実践の目的に合わせ客観的な指標を設定しよう。

● **具体例**　「2 型糖尿病患者の実践報告」における具体例を示す。

実践モデルにそった測定変数（評価指標）の設定の例

①プロセス評価
　・患者の参加率，継続率
　・ケアの実施時間，面談内容
②アウトカム評価
　※プログラム開始前と終了後で比較する。
　・セルフケア能力の変化：このプログラムはセルフケア能力を高めることを目的としたものである。そこで，セルフケア能力を測定する尺度「慢性病者のセルフケア能力を査定する質問紙」[1]を使う。また，能力が高

まった成果としてのセルフケア行動をはかるほかの尺度[1]を使ってもよい。
- 生理学的指標：空腹時血糖値，ヘモグロビン A1c，総コレステロール，体脂肪率により代謝状態を評価する。

◆ 分析方法

プロセス指標の分析方法，アウトカム指標の分析方法，必要ならば使用する統計方法を記載する。

◆ 倫理的配慮

実践報告であっても，情報を公開するのであれば，倫理的な配慮は原著論文と同様に必要である。対象者へ説明し，研究参加への同意を得ることは不可欠である（○86 ページ，第 4 章「研究における倫理的配慮」）。

3 結果

ここでは，(1)**参加者の特徴**，(2)**プロセス評価**，(3)**アウトカム評価**を示す。プロセス評価としては，プロセス指標の結果だけではなく，実践を進めるうえでの困難やその対応方法も示す。

4 考察

◆ 実践モデルの評価

プロセス評価の結果，アウトカム評価の結果をもとに，今回の実践モデルの評価を行う。また，実践の限界，モデルがうまく機能した要因や今後の課題について述べる。

◆ 実践モデルの精錬/改善案の提案

最後に，「はじめに」から「結果」までをふまえて実践モデルを改善し，提案する。

参考文献
1. Orem, E. D.：*Nursing: Concepts of Practice.* Mosby, 1971.
2. 西尾ゆかりほか：糖尿病患者のセルフケアに関するアセスメントツールの文献検討. 大阪医科大学看護研究雑誌 2：74-80. 2012.
3. 本庄恵子：慢性病者のセルフケア能力を査定する質問紙の改訂. 日本看護科学会誌 21(1)：29-39. 2001.
4. 南裕子編：看護における研究. pp.52-65, 日本看護協会出版会, 2008.

1）西尾ゆかりほか：糖尿病患者のセルフケアに関するアセスメントツールの文献検討. 大阪医科大学看護研究雑誌 2：74-80. 2012.

終 章

看護研究の未来
──時代を切りひらくあなたへ

A　看護研究とそうでないもの

● **看護師の仕事とはなにか**　「医師の仕事は？」と聞かれたら，あなたは「病気を治すこと」と答えるだろう。では，「看護師の仕事は？」と聞かれたら，あなたはどう答えるだろうか。「患者さんのお世話」？，それとも「医師の手伝い」？。

● **なぜ看護が定義されたのか**　看護職を専門職として確立したナイチンゲールの『看護覚え書 Notes on Nursing』[1]には，「**看護であること，看護でないこと** What It Is and What It Is Not.」という副題が続く。ケアは，すべての動物が共有する，命をはぐくむための根源的な行為であるため，その重要性は意識されないことが多かった。またナイチンゲールが生きた時代は，「看護の暗黒時代」といわれ，看護という仕事は軽視されていた[2]。だからこそ，ナイチンゲールは，健康の回復に不可欠な要素を1つひとつ取り出し，その重要性を示し，専門性を築く必要性を感じたのだろう。

● **治療中心の医療**　感染症や外傷などにより，多くの人々の命が奪われた過去の時代を引きずり，現代の医療体制はいまだに治療中心であり，なおかつ多くの権限が医師にゆだねられたままである。加えて，「保健師助産師看護師法」は，看護師の業務の1つを「診療の補助」と定めているため，医学を修得していれば看護を教えられると勘違いしてしまう医療者も少なくない。

● **医学と看護学の大きな違い**　一般的な辞書において，医学は「生体の構造・機能および疾病を研究し，疾病の診断・治療・予防の方法を開発する学問」と定義されている[3]。一方，同じ辞書に看護学は「看護の理論および応用を研究する学問」とある[4]。看護は，看護界において「健康であると不健康であるとを問わず，個人または集団の健康生活の保持増進および健康への回復を援助すること」（日本看護協会）[5]，「看護師の独自の機能は，病人であれ健康人であれ各人が，健康あるいは健康の回復（あるいは平和な死）の一助となるような生活行動を行うのを援助すること」（ヘンダーソン V.A. Henderson）[6]などと定義されている。

　もちろん，すべての人がこれらの定義に賛成ではないかもしれない。また，将来的に医療が進歩するにつれ，いまよりもずっと医学と看護学の重なる部分は増えるかもしれない。しかし，現状では，医学は基本的に疾病の**治癒（キュア** cure）を目ざすものであり，看護学は人生やそこでの意味から織りなされる健康問題をテーマに人の**療養生活の支援（ケア** care）に焦点をあてるものである。病変が拡大すれば医学としては失敗かもしれないが，病変が拡大してもその人が日常生活を送れる援助ができるなら，看護学としては成功で

1）Nightingale, F.：*NOTES ON NURSING──WHAT IT IS, AND WHAT IT IS NOT.* HARRISON, 1860.
2）杉田暉道ほか：看護史（系統看護学講座）．医学書院，2005.
3）新村出編：広辞苑，第7版．p.136，岩波書店，2018.
4）新村出編：上掲書．
5）日本看護協会：看護職の基本的責務 2022年版．p.5，日本看護協会出版会，2022.
6）V. A. ヘンダーソン著，湯槇ます・小玉香津子訳：看護の基本となるもの（新装版）．p.11，日本看護協会出版会，2006.

ある。死は医学にとっては敗北かもしれないが，平和な死は看護にとっては成果である。このように，医学と看護学は，大きく重なる部分はあるにせよ，根本的に異なる学問分野である。

● **看護職者による看護研究でない研究**　しかし残念ながら，学術論文として公表される「看護研究」のなかには，いまだに看護の研究ではないものが存在する。それは，看護系大学院の修士論文・博士論文においても同様である。たとえばそれは，生理反応や疾患，生体機能だけを扱い，看護ケアの質向上に直接関係しない研究である。看護学を学んでいなくても書ける論文，すなわち看護の専門性に立脚しない論文は，看護研究とはよべないだろう。

● **看護研究を行ってほしい**　もちろん，そのようなかた苦しいことを言わず，患者のためになるならいいではないかという立場はあるだろう。時代が進み，看護の重要性を示す研究が 巷（ちまた）にあふれ，看護学が社会において高い評価を受けるようになったなら，看護領域の研究者が看護以外の研究を行うのもよいだろう。しかし，少なくともいまは，私たち看護職者に他分野の研究を行う余裕はない。どう支援したら人々は健康な生活習慣を実行・維持できるのか，治療が日々複雑になるなかで患者・家族の意思決定をどう支援したらよいのか，治療に伴う患者の苦痛をやわらげるにはどうすればよいのか，障害をかかえた人が失われた機能と向き合い，生活をたて直す勇気をもってもらうためにはどう支援すべきなのか，人々のセルフケア能力を高めるにはどうかかわったらよいのか，人々の平和な死をどう実現するのか――。これら現在の健康問題を解決するためには，看護学の貢献が不可欠なのである。皆さんには，ぜひ看護研究を行ってほしいと思う。

B　質の高い看護実践のために

1　EBP の定着を目ざして

第1章で，科学的根拠（エビデンス）に基づく医療実践 evidence -based practice（EBP）という考え方を紹介した（●21ページ）。EBP は，経験や直感で医療を行うのではなく科学的根拠に基づき，効果がある医療を行おうという考え方である。この考え方には，誰しも賛同するだろう。しかし残念ながら，EBP は臨床現場であまり実践されていないのが現実である。

確かに治療方針のガイドラインは，研究をもとにつくられるようになった。そしてその効果も検証されている。しかし，ガイドラインが遵守されている割合は，平均50%程度という報告がある[1]。また，アメリカにおける全国調査では，小児科医の89%はガイドラインに従えば成果が上がると知ってい

1）Grilli, R. & Lomas, J.：Evaluating the message：the relationship between compliance rate and the subject of a practice guideline. *Medical Care*, 32（3）：202-213, 1994.

るにもかかわらず，実際に従っている医師は 35％ しかいないという[1]。このように多くのガイドラインが発表されているが，実践率は低い。これは，看護の分野でも同様である[2]。看護研究は臨床の看護の向上のためにある。どんなにすぐれた研究であろうが，それが，患者に届かないのであれば意味がない。

　では，なぜ，EBP は実践されないのだろうか。それを次に考えてみよう。

2 EBP をはばむもの

1 看護師個人の問題

　EBP を妨げる看護師個人の問題として，研究に価値を感じていないこと，研究成果の情報を手に入れる能力や評価する技能がないこと，研究が必要であると気づかないことがあげられている[3]。だからこそ，臨床の看護師には，文献をさがし，研究の意味を吟味し，臨床実践に応用できる力（「研究力」）が必要なのである。

2 組織的な問題

　根拠となるエビデンス（研究成果）を知るためには，容易に情報源にアクセスできる環境が必要である。医学中央雑誌などの文献検索データベースにアクセスできる環境，必要な論文をすぐに閲覧できる環境などである。

　また，EBP をはばむものとして，現場の医療者に「時間がないこと」が指摘されている[4]。しかしこれは，そもそも EBP の優先順位が低いこと（価値がおかれていないこと）を示している。時間がないからといって点滴を中止しないように，その価値が十分わかっているなら，どんなことをしてもその時間を確保するはずである。EBP を促進するためには，臨床施設が EBP の実現に向け，環境を整備するとともに，外部の専門家のサポートを受けながら，EBP を実施できる体制をつくることが必要である。

3 EBP の推進のために必要な要素

1 EBP は役にたつと実感すること

　EBP がうまく進まないさまざまな要因のなかで，「エビデンスが重視されない」という現状は深刻である。これはある意味，科学への信頼がないということでもあると考えられる。科学は，それぞれの現象は一度きりであるが，

1）Flores, G. et al.：Pediatricians' attitudes, beliefs, and practices regarding clinical practice guidelines: a national survey. *Pediatrics*, 105：496-501, 2000.
2）Boström, A. M. et al.：Registered nurses' application of evidense-based practise: a national survey. *Journal of Evaluation in Clinical Practice*, 15（6）：1159-1163, 2009.
3）Funk, S. et al.：BARRIERS: the barriers to research utilization scale. *Applied Nursing Research*, 4（1）：39-45, 1991.
4）Retsas, A.：Barriers to using research evidence in nursing practice. *Journal of Advanced Nursing*, 31（3）：319-322, 2003.

それはなんらかの秩序に従い，必然的におこったと考える。そして，その秩序（法則または理論）がわかれば，未来をかえられると考えるものである。

　科学は確かに万能ではないかもしれない。地球上での物体の落下速度は，物体の形状や風などに影響を受け，ニュートンの公式どおりにはおこらない。しかし，さまざまな条件下で研究された結果を用いて補正することにより，未来はかなり正確に予測できる。科学という思考体系は確実に，そして効果的に，多くの問題を解決するものである。だからこそ，医療において EBP が推奨されているのである。

● **教育の重要性**　信頼は，簡単には形成されない。エビデンスを尊重し，実践に取り入れようとする態度は，まずは教育によってはぐくまれるものであろう。だからこそ，EBP 教育への取り組みが急速に進められており，海外はもちろん，わが国の大学や臨床現場でもさかんに実施されている。教育は，時間はかかるかもしれないが着実な方法であるので，いずれその効果が発揮されることを期待したい。

● **臨床で効果を実感することの大切さ**　また，研究成果を実践に適用することで，臨床実践家が EBP の効果を実感することも，EBP を促進させる大きな要因になる。このことについて，アブラハム I. Abraham は，**マイクロトライアリング，マイクロエビデンス**という方法を提唱している[1]。研究やランダム化比較試験（RCT），メタアナリシスから得られたエビデンス（マクロエビデンス）と，マイクロエビデンスを対比したものが●**表1**である[2]。

● **マイクロエビデンス**　アブラハムが提唱するのは，研究で効果が確立された新しいケアを「臨床で担当の患者に適用してみる」（マイクロトライアリング）こと，そしてそれを「自分の目で見て確認する」（マイクロエビデンス）ことを積み重ねる方法である。この過程で看護師は，必要な情報のさがし方，臨床への適用の仕方，成果の評価の仕方を学ぶだろうし，効果を実感することで EBP の効果を認識するであろう。

　わが国の病院のほとんどで実施されている看護研究は，マイクロトライア

●**表1　マクロエビデンスとマイクロエビデンスの比較**

マクロエビデンス	マイクロエビデンス
研究からのエビデンス	その看護師自身の経験や実践（介入）からのエビデンス
学習により得られる。	実践に応用した結果から得られる。
「多くの患者」による，「より一般的な像をみる」ことで，介入に「患者がどう反応するか」という知識を得る。	「自分の目で見て実感する」ことで，「私の患者ではどうか」を知る。
RCT または厳密な研究結果から。	マイクロトライアリングの結果から。

（Abraham, I. 著，坂下玲子訳：なぜ看護は effectiveness research をリードしなければならないのか．看護研究 41：453-463, 2008 による）

1）Abraham, I. 著，坂下玲子訳：なぜ看護は effectiveness research をリードしなければならないのか．看護研究 41：453-463, 2008.
2）Abraham, I. 著，坂下玲子訳：上掲書．

リング，マイクロエビデンスを実践する最良の機会となる。その実践方法については，第 12 章 B 節「実践報告」に示した（◯348 ページ）。

2 プロフェッショナルとしての影響力と責任の自覚

アメリカを代表する 89 人の看護研究者によって書かれた『患者の安全と質：看護職のためのエビデンスに基づくハンドブック Patient Safety and Quality：An Evidence-Based Handbook for Nurses』の序文には，「看護職は，患者ケアの中心に位置しており，それゆえケアの質向上のための重要な実行者である」[1]と書かれている。皆さんには，患者ケアの中心を担っているという感覚，自分のケアで患者の QOL が大きくかわるのだという実感をもって臨床に出てほしい。治療という身体への侵襲が繰り返される医療のなかで，看護師は患者の安全をまもり回復を促すことを職務としている。1 人ひとりの看護師が，自分たちの影響力の大きさとそれゆえの責任を自覚することが，EBP の促進には欠かせない。

そのためには，看護職の業務と役割を明確に他職種に伝えることや，ケアの評価と工夫・改善を奨励すること，個々の看護師が自律して働けるような病棟の文化を築くことなどといった組織的な取り組みが重要である。

C 看護研究における今後の課題

1 看護の力を示す指標の開発

◆ なにによって看護を評価するのか

医学において最も重視される成果は，生存率である。確かに生存率は社会にインパクトを与える指標である。社会に看護の役割を示すには，それを指標にするのも大切なことだ。しかし，私たち看護職は生存率をゴールとしているのだろうか。「平和な死」も成果とする私たち看護職の仕事は，生存率だけでははかりきれない。

◆ 看護の力を示す指標の探索

看護の成果を示す指標を，皆さんは，「患者さんの笑顔」と答えるかもしれない。筆者もそう思う。そして私たち看護職はさらに，患者の毎日の笑顔のなかから，「今日は気持ちが沈んでいるな。なにかあったのかな？」「今日は家族の顔を見て安心されたんだな」などと，多様な情報を読みとっている。
● 人間の感性にまさる測定器はまだない　看護師は感性をすべて使い，患

1）Clancy, C. M. and Lavizzo-Mourey, R.：Foreword. In Hughes, R. G.（Ed.）：Patient Safety and Quality：*An Evidence-Based Handbook for Nurses*. AHRQ Publication No. 08-0043. Agency for Healthcare Research and Quality, 2008（http://archive. ahrq.gov/professionals/clinicians-providers/resources/nursing/resources/nurseshdbk/）.

者の治癒力を感じとっている。卓越した看護師は患者の顔を見ただけで異変を察知し，事態の取り返しがつかなくなる前に手当てをする。それを科学的ではないと言う人がいるかもしれないが，それは科学が私たちについてきていないだけともいえる。においひとつをとっても，人間にまさる測定器はまだないのである。私たちが真に知りたいものの多くは，まだ測定することができない。もし「笑顔」を測定できたら，それが疾患からの回復に本質的な意味をもつことを証明できるかもしれない。薬物と生化学データで彩られている医療に，人間性を取り戻せるかもしれない。

●**複雑な現象を解明するには**　現実世界のさまざまな現象や人の動きは，非常に多くの要素がからみ合っており，複雑である。いままでの科学は，複雑な現象そのままを対象にしたのでは解明できなかったため，それを分解して分析できる部分を取り出し，単純化して解明してきた。統計学の限界とコンピュータの処理能力の限界があり，その先に進むことはむずかしかった。しかし，膨大な情報の処理が可能になったいま，複雑系のもたらす膨大な情報の解析と，そこからの有用な情報の抽出が可能となった。神経学・生物学はもちろんのこと，社会学・心理学・経済学など応用範囲は広がっているが，看護学にこそ，複雑系科学の導入が必要である。

2　人々が中心の看護

アブデラ F.G. Abdellah は 1960 年に，『患者中心の看護』を発表した[1]。最近では患者中心の医療という言葉や**ピープルセンタードケア** people-centered care[2]，認知症をもつ人を対象とした**パーソンセンタード** person-centered[3] という言葉もよく聞かれるようになった。人々はお金を支払って医療サービスを買っているのだから，理論的にもまた倫理的にも人々が中心なのはあたり前だと誰もが思うだろう。また，人々が医療の中心になることで，その自立と回復を促し，医療費削減につながることも期待されている。しかし，現実には，患者中心の医療はなかなか進んでいない。

そうした状況のなかで，患者中心の看護を進めていくための有効な研究法が提案されている。それが，**CBPR** と**当事者研究**である。

1　CBPR(community-based participatory research)

CBPR とは，特定のコミュニティの課題解決と能力開発を目的とした研究方法である。当事者であるコミュニティ構成員が研究のすべてのプロセスに主体的に参加し，コミュニティと研究者とのパートナーシップによって課題を解決しようとする[4]。まず，コミュニティにとっての最優先課題を設定

1）Abdellah, F. G. ほか著(1960)，千野静香訳：患者中心の看護．医学書院，1963.
2）小松浩子ほか：聖路加看護大学 21 世紀 COE プログラム国際駅伝シンポジウム(第 1 報)．聖路加看護学会誌 9：84-89，2005.
3）Kitwood, T.：*Dementia reconsidered: the person comes first.* Open University Press, 1997.
4）Israel, B. A. et al.：*Methods in community-based participatory research for health.* Jossey-Bass, 2005.

してもらう。そして，コミュニティからの意見や調査を参考に具体的な計画がたてられ，実施される。実施内容はコミュニティによって評価される。

　当事者であるコミュニティ構成員が研究に参加し，彼らの意見を取り入れることで，彼らがエンパワメントされ，その結果，実践の改善につながることが期待できる。

2　当事者研究

　当事者研究とは，苦悩をかかえる当事者が，苦悩や問題に対して「研究」という態度によって向き合うことである[1, 2]。当事者研究を提唱した向谷地は，当事者研究を「統合失調症などをもちながら地域で暮らす当事者の生活経験から生まれた自助——自分を助け，はげまし，活かす——のプログラムである」と述べている[3]。苦悩や問題をかかえる当事者，たとえば精神疾患や認知症をもつ人は，自分のことが一番わかりにくい状態にある。そのような当事者が，研究的な第三者の視点をもって自分を観察し，表現し，みずからに介入を行う。そして，その結果を検証することを通じ，自分を再発見していくのが当事者研究である。この手法を用いて，精神疾患や認知症をもつ人々の研究が進められている。

　この方法は従来の厳密な意味での「研究」に該当するのか疑問をもつ人もいるであろうし，その手法もまだ十分に確立されているわけではない。しかし，この研究手法によって，当事者のみが知る新しい世界が示されることが期待される。研究対象者が研究から真の利益を得る方法として，注目されている。

3　アートとサイエンスの融合

●**アートとはなにか**　ペプロウ H.E. Peplau は，**アート** art と **サイエンス** science を再び実践の場で統合させる知的活動が看護であると述べた[4]。ここでいうアートとはなにをさすのだろうか。アートの定義はさまざまあるだろう。

　たとえば写真家の杉本博司は，「アートとは技術のことである。眼には見ることの出来ない精神を物質化するための」[5]と述べている。私たちは「人間尊重」という精神をもって看護にあたっている。現場において，それを物質化する，つまり目に見え感じられるかたちにしたものが技術（アート）であるといえる。いいかえれば，患者が自分は尊重されていると感じるためにはアートが必要なのである。

●**トランスレーショナルリサーチ**　このアートとサイエンスの融合は，看

1）石原孝二編：当事者研究の研究. 医学書院，2013.
2）向谷地生良：浦河べてるの家の当事者研究. 医学書院，2005.
3）向谷地生良：当事者研究とは，当事者研究ネットワーク.（http://toukennet.jp/?page_id=56）（参照 2016-01-28）
4）Peplau, H.E.：The Art and Science of Nursing Similarities, Differences, and Relations. *Nursing Science Quarterly*, 1：8-15, 1988.
5）杉本博司：アートの起源. p.10, 新潮社，2012.

護研究の大きなテーマでもある。その解決の一助になるのが，**トランスレーショナルリサーチ** translational research だろう。トランスレーショナルリサーチは，研究で得られたエビデンスを臨床実践へ応用させていくための研究の総称である。

　片田らは，「小児の疼痛緩和方法の開発」にトランスレーショナルリサーチを用いた[1]。このなかで片田は，研究で見いだされた知識を臨床へ導入するためには「知識を現実のなかで意味づけし，その必要性をじかに感じ，『これなら使える』と判断できたところで実践を開始し，その効果を実感する」ことが重要だと述べている。

　また，研究と実践とのギャップを埋める研究方法として，日々の臨床から「生きた」エビデンスを生み出そうとする**実践に基づくエビデンス** practice-based evidence（PBE）が提唱されている[2]。その1つの取り組みは，臨床家（医師，看護職，栄養士など）と研究者がタッグを組んでプロジェクトチームをつくり行う**PBE-CPI**（practice-based evidence for clinical practice improvement）[3]という研究である。臨床の問題を取り上げ，臨床家の意見や経験を尊重しデータ収集を行い，どの要因が問題の発生に大きな影響を与えているのかを明らかにする。明らかになった要因をもとに，研究を行った施設で実践を改善し，実際に効果がみられたのかを評価するという研究方法である。

● **看護に携わる人すべての目標のため**　1人ひとりの患者に合った最善のケアを提供することは，看護に携わるすべての人の最終目標であろう。そのために研究者は，日々研究を重ねている。自分が目にする現象はたった一度きりかもしれないが，その現象から明らかにされた知はケアの改善に役だつと信じ，そのエビデンスが複雑な現実世界で悪戦苦闘する臨床家のゆく手を少しでも照らすともしびになることを願っている。

　実践家と研究者，双方がお互いを信頼し，そのはたらきがうまくかみ合ってこそ，この複雑な現実世界をよりよい方向へかえていくことができるのではないだろうか。これからの皆さんの活躍に期待したい。

1）片田範子：translational research としての小児の疼痛緩和方法の開発．看護研究 42(6)：387-396，2009.
2）Westfall, J. M. et al.：Practice-based research——"Blue Highways" on the NIH roadmap. *The Journal of the American Medical Association*, 297(4)：403-406, 2007.
3）Horn, S. D. and Gassaway, J.：Practice-based evidence study design for comparative effectiveness research. *Medical Care* 45(10 Supl 2), S50-57, 2007.

用語解説

EBP →科学的根拠に基づく実践

因果関係 一方が原因で，他方が結果であるというつながり。

エビデンス 科学的根拠

オリジナリティ 研究テーマや研究方法において独創性や新規性があること。

介入 原因に研究者がはたらきかけを行うこと。たとえば，「食物繊維を多く摂取する（原因）」と「便秘は軽減される（結果）」という仮説を明らかにする研究において，研究対象者に食物繊維を多く摂取してもらうこと。

概念 ものごとに共通する（本質的な）意味内容を言葉として昇華したもの。たとえば私たちは「犬」という概念をもっている。そのため，セントバーナードやチワワを見ても，ほかの動物と区別して「犬」と認識する。

概念モデル 理論ほど確立されていない，つまり適応範囲や一般性は保障されていないが，ある現象に関連する概念の諸要素とそれら相互の関係をあらわしたもの。

概念枠組み 概念モデルに基づく枠組み。研究しようとする現象をどのようにとらえるかという考え方の大筋。

科学的根拠に基づく実践 evidence-based practice（EBP）。入手可能で最良の科学的根拠を把握したうえで，特有の臨床状況と臨床上の実践の根拠として，科学的な研究結果を用いていこうとする考え方。

可視化 人間が直接見ることのできない現象を見えるようにすること。

仮説 現象を説明するために仮に設ける説。検証して確からしさが確認されれば，仮説は新たな理論となる。

客観性（検証可能性） 論文に示された方法に従えば，誰が行っても同じ結果が出ること。

クリティーク →文献クリティーク

研究課題（研究問題） 研究し解決する必要がある困りごとや問題のこと。一般的には研究の主題の紹介，重要性の説明や理論的根拠などを含む，研究で明らかにしたい内容の説明。

研究疑問 →リサーチクエスチョン

研究設問 →リサーチクエスチョン

研究テーマ 研究の主題，研究の中心となる問題。たとえば「放射線治療を受ける頭頸部がん患者の口腔粘膜炎の軽減」など。

研究デザイン 研究の型（スタイル／形式）であり，研究の全体的な設計をいう。リサーチクエスチョンに応じて選ばれる。

研究トピック 研究の主題だが，研究テーマよりも小さなもの。たとえば「放射線治療を受ける頭頸部がん患者の口腔ケア」など。

研究方法 研究の具体的なやり方，つまり，誰を対象に，どのように情報を集め，どのように分析するかなど。

現象 人間によって観察あるいは認識されたできごとやありさま。

検証可能性 →客観性

構成概念 概念よりさらに抽象度が高く，包括的な意味をもつ概念。科学的目的から研究者が考案・構造化した大きな概念。

交絡因子 年齢や性別のように，原因ではないが，結果に影響を与える変数。

コントロール 広い意味では実験状態をコントロールすることをいうが，実験（介入）群に対してコントロール（対照）群を設定することをさす。

再現可能性 研究結果を誰でも再現できること。本当に正しいかを誰もが確かめられること。

サブストラクション 研究における理論，デザイン，分析モデルの一貫性をアセスメントする1つのテクニック。研究の枠組みをいったん解体して組みたて直すこと。研究の理論的基盤（理論的システム）と，それを具現化するために計測される実証的指標（操作的システム）との整合性を検討することができる。

サンプル →標本

実証的指標（操作的システム） 概念を具体的に観察・測定できるようにしたもの。

尺度（スケール） 数値化がむずかしい抽象的な現象を測定するツール。

スケール →尺度

操作 研究者が，研究参加者になんらかの介入または処置を行うことをさす。よい結果をもたらすと考えられる状況をつくり出したり，わるい結果をもたらすと考えられる要因を減らしたりする。

操作的定義 概念を，具体的に，誰でも測定できるように定義したもの。

独自性 →オリジナリティ

反証可能性 理論や研究結果などが，第三者が実験や観察によって誤っているかいないかをチェックできる状態にあること。

標本（サンプル） 母集団の特徴をあらわすと考えられる一部分。

文献クリティーク 論文の長所や限界，内容を正確に理解するために，研究をあらゆる側面から吟味し，事物の真価を見きわめ，読み手である自分にとっての意味を判断すること。

文献検討 興味ある話題に関する文献を探索し，その内容を検討すること。文献クリティークとほぼ同義で用いられるが，批判的な吟味までは行わないことをいう。

文献レビュー 興味ある話題に関する文献を網羅的に探索し，それらの内容を吟味（クリティーク）し，まとめること。

変数　変化しうる値や種類をもつ言葉のこと。たとえば年齢はさまざまな値をとるので変数であり，性別も男性，女性と変化しうるので変数である。変数の特徴を数字で示すこととは，平均年齢を示したり，割合を示したりすることをいう。

母集団　研究者がリサーチクエスチョンをとくために関心をもつ対象者の全体。

無作為化　→ランダム化

モデル　ものごとのしくみをわかりやすいかたちで簡単に示したもの。理論や概念を図式化したり数式化したりしたもの。

有意　統計上において，その結果が偶然におこったとは考えにくいこと。「有意である」とは「確からしい」ことをさす。

ランダム(無作為)化　対象者を無作為に実験(介入)群とコントロール群に割りつける方法。

リアルリーズン　その研究を行おうとする本当の理由。

リサーチクエスチョン　研究によって明らかにしたい問い。クエスチョン(問い)であるので疑問形で考える。たとえば「放射線治療を受ける頭頸部がん患者に口腔ケアプログラムを実施することによって口腔粘膜炎の発症，重症化を軽減することができるか」など。

理論的システム　概念間の関連をいう。

索引